VIANGAMIZI VYA MTANDUKO
Kiongozi cha Mwandaaji

Eddie Ramirez, M.D. Cari Haus

Visaidizikinga 22 Sahili na Rahisi Unavyoweza Kuvifanya Nyumbani

YALIYOMO

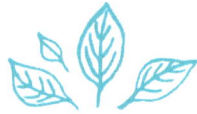

HEALTHWHYS
LIFESTYLE MEDICINE

JIFUNZE HISTORIA
Vinginevyo Unaweza Kufutwa

JE HILO HALIPASWI KUWA *"Jifunze historia vinginevyo utairudia?"*

Ni kitu kilekile

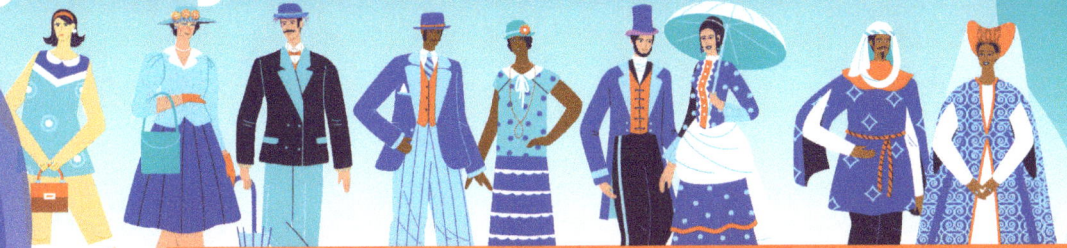

Kwa Nini Historia ya Homa ya Mafua *(Kisa cha Homa ya Mafua)* ni Muhimu...

1 Magonjwa ya mtanduko mengi zaidi yanaweza kutokea.

Wataalam kadhaa wanaamini kuwa UVIKO-19 ni "zoezi hatari la mwisho" kwa ajili ya mtanduko mkubwa - na wa kufisha zaidi - unaokuja. Na samahani kulisema, lakini kuna sababu nyingi za kuamini kuwa hiyo ni kweli.

2 IKatika karne zilizopita, watu wamestahimili mitanduko mingi.

Kuna mengi ya kujifunza kutokana nayo.

5 Zilikuwepo dalili chache za tumaini!

Bweni moja la chuo lenye wanafunzi 90 lililokumbwa Homa-Mafua ya Hispania halikuwa na vifo vyovyote kabisa - kwa kutumia tiba zilizoelezewa katika kitabu hiki.

3 Homa-Mafua ya Hispania ya mwaka 1918 ilikuwa ya kufisha mno.

Theluthi ya ulimwengu tuliambukizwa homa hii ya kufisha, iliyoua askari wengi zaidi kuliko vifo katika Vita vya Kwanza vya Dunia.

4 Dawa isingeweza kufanya mengi katika kudhibiti homa hii ya kufisha.

Madaktari na wauguzi walisimama bila msaada ilhali wagonjwa wakifa kwa maelfu. Hakuna yoyote kati ya tiba za kawaida iliyosaidia hasa.

6 Baadhi ya sanitariamu zilikuwa na rekodi ya kushangaza katika kutibu hii homa ya mafua!

Kiwango cha vifo kwenye vituo vya afya kilikuwa chini sana kuliko katika hospitali za kawaida za siku hizo.

7 Tiba zilezile zilizoleta ufanisi mwaka 1918 zimeoneshwa kufanya kazi vizuri sana dhidi ya UVIKO-19.

Kwa kuchunguza na kuelewa tiba hizi zenye ushahidi na zilizothibitishwa, unaweza kujenga kinga-mwili imara itakayokusaidia:

- Kukabili virusi na vijidumaradhi katika nyakazi zijazo
- Kupunguza ukali wa vijidudu vyovyote utakavyopata
- Kupunguza changamoto za kiafya za muda mrefu ambazo vinginevyo ungezikabili kama matokeo ya kuambukizwa virusi au vimelea hatari

3

Visa & Taarifa
za Kushangaza Kuhusu Homa ya Mafua

VIWANGO VYA VIFO VYA HOMA-MAFUA YA HISPANIA VILIATHIRIWA NA MAHALI PA TIBA

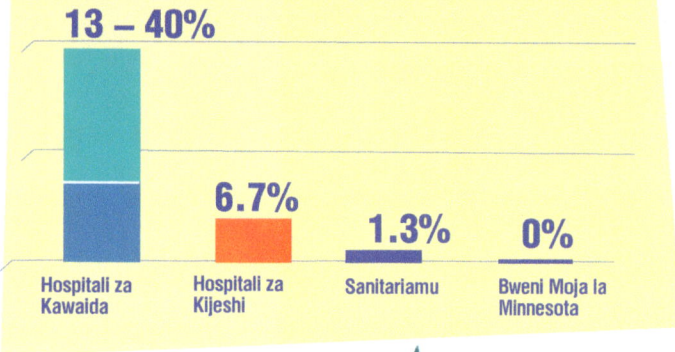

13 – 40%

6.7%

1.3%

0%

Hospitali za Kawaida

Hospitali za Kijeshi

Sanitariamu

Bweni Moja la Minnesota

Baadhi Walikuwa na Hali Mbaya Zaidi Kuliko Wengine

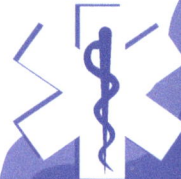

Wakati wa Homa-Mafua ya Hispania ya mwaka 1918:
- 50% ya watu wazima raia wa Alaska waliangamia
- Watoto 21,000 waliachwa yatima katika Jiji la New York pekee
- Vijana waliathiriwa zaidi, ambapo nusu ya wale waliokuwa wakiwa kati umri wa miaka ya 20 na 30

Uponyaji Kambini

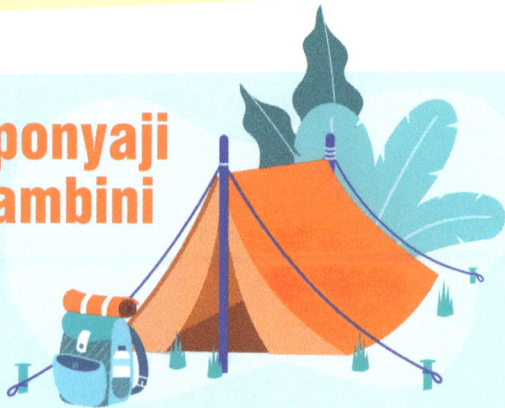

Askari mmoja Mwingereza, Patrick Collins, alikokota hema lake akikwea kilima mbali na kikosi chake mara baada ya kuonekana dalili ya kwanza ya Homa-Mafua ya Hispania. Alikuwa mmoja wa watu wachache kwenye kikosi chake kusalimika – jambo ambalo pengine lilisababishwa na hewa safi, mwanga wa jua, na pumziko la amani kilimani hapo.

Kiwango cha Kupona cha 100%

Wakati wanafunzi 90 kwenye seminari fulani huko Hutchinson, Minnesota walipopatwa na Homa-Mafua ya Hispania, daktari husika alichukua hatua haraka.
Aliwapeleka wagonjwa kupumzika kitandani baada ya kutokea dalili ya kwanza ya homa ya mafua kisha akampangia muuguzi afuatilie hali ya joto lao. Wagonjwa walitibiwa kwa haidrotherapi, walipewa maji ya kutosha, walisha chakula rahisi cha mimea, na walitakiwa kuwa kitandani siku 2-5 baada ya homa yao kupungua. Matokeo yake yalikuwa kiwango cha kushangaza cha 100% cha uhai. Hayakuwepo matatizo yoyote taklifu, na takriban hakuna kabisa maradhi kujirudia. Kwa kuzingatia uharibifu ambao homa ya mafua iliusababisha kwingineko, rekodi hii ilikuwa ya kushangaza hasa!

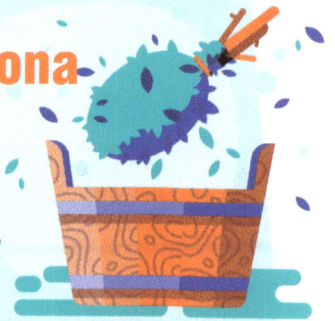

Magonjwa ya Mlipuko Ambayo Yamebadili Historia

- Kifo cha robo ya askari wa Athene kwa sababu ya Homa ya Taifodi mnamo mwaka 430 B.K. kilibadili kabisa uwiano wa mamlaka kati ya miji ya Uigiriki ya Athene na Sparta.

- Dola ya Kirumi ilidhoofishwa sana mara mbili baada ya kupoteza kati ya robo na theluthi ya idadi ya watu wake kwa magonjwa ya mlipuko.

- Ugonjwa wa ndui na tetekuwanga ulioujeruhi ufalme wa Kirumi vibaya sana pia uliendeleza harakati ya Ukristo.

- Ilhali wapagani walitaharuki na kuwatelekeza wagonjwa wao, Wakristo waliwahudumia wagonjwa wa dini zote. Wapagani wengi walionusurika kifo hiki waliliona hilo, wakaamua kuwa Wakristo!

- Magonjwa yaliyoletwa kutoka Ulaya yaligharimu maisha ya wazawa wa Amerika wengi zaidi kuliko walivyofanya washambuliaji (90-95%).

- Mnamo mwaka 1812, maambukizo ya Taifodi yalichangia kwa sehemu kubwa kuliangamiza jeshi la Napolioni nchini Urusi.

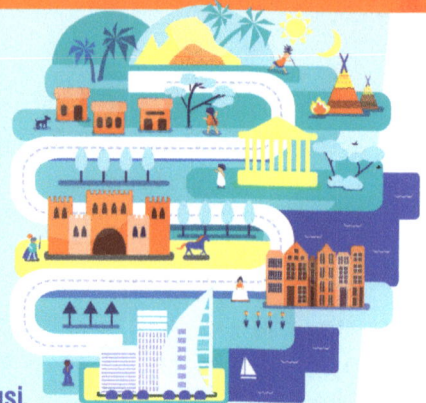

TIBA 7 ZILIZOFANIKISHA KUKABILI
Homa-Mafua ya Hispania

Mtanduko wa Homa-Mafua ya Hispania wa mwaka 1918 lilikuwa baa la kufisha zaidi katika nyakati za sasa - iliyowaua watu wanaokadiriwa kuwa milioni 50-100.

Baadhi ya watu walipata ufanisi zaidi katika kupambana na homa ya mafua kuliko wengine. Hivi ndivyo walivyofanya wahanga.

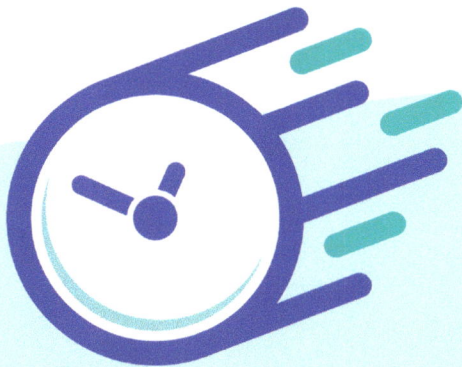

1 Walichukua hatua haraka

Kwenye kampasi ya chuo kikuu cha Minnesota ambapo wanafunzi 90 walipata homa hatari ya mafua, wale waliougua walipelekwa kitandani mara hiyo! Sanitariamu kote nchini ziliripoti kuwa kadiri ambavyo walimtibu mgonjwa mapema zaidi ndivyo kiwango cha kuishi kilivyokuwa juu zaidi. Watu walioendelea tu na maisha, wakidhani wangeweza "kuikabili homa hiyo" hawakusalimika!

Madaktari mahiri huwapatia wagonjwa dawa chache zaidi.
- Benjamin Franklin

2 Walienda kitandani… wakadumu huko muda kitambo

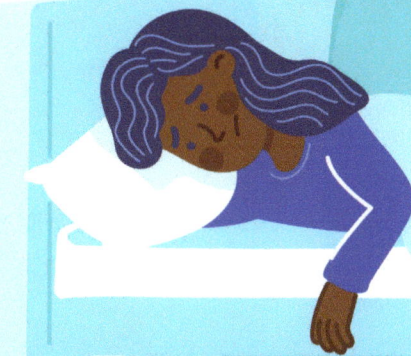

Pamoja na kwenda kitandani mara tu baada ya kuanza dalili, wahanga kwenye kampasi ya Minnesota (ambapo 100% walinusurika na hakuna hata mmoja aliyeugua sana) walidumu kitandani siku 2-5 baada ya homa yao kuondoka. Matokeo ya furaha? Hakuna magonjwa kujirudia tena.

3 Walitumia haidrotherapi

- Migandamizo ya joto iliwekwa kooni na vifuani kwa wagonjwa.
- Unaweza kufanya tiba kama hiyo leo kwa kuchovya ama kuogesha kwa majimoto, uloweaji, vifukizi au vibamba vya kukandia.
- Joto huua bakteria na kuhasimilisha virusi, na joto lenye unyevu ni bora kuliko kavu.

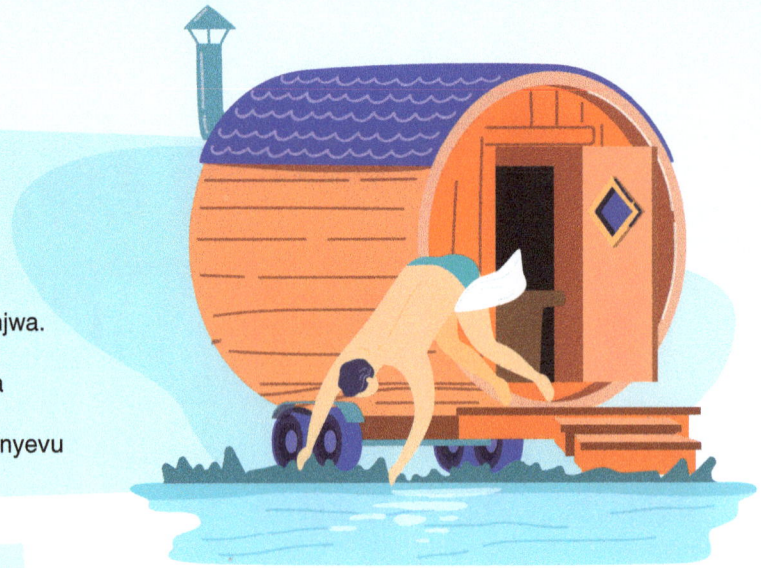

4 Walipata hewa safi kwa wingi

Wakati wa Vita vya Kwanza vya Dunia, askari waliojeruhiwa waliotibiwa katika hospitali za hemani walikuwa na kiwango cha chini sana cha vifo kuliko wale waliotibiwa ndani ya nyumba. Hospitali moja ya nje pia ilikuwa na ufanisi sana wakati wa Homa-Mafua ya Hispania. Sanitariamu ziliiga tiba ya nje kwa kufungua wazi madirisha makubwa, dari za juu, na vyumba vyenye mzunguko mzuri wa hewa.

5 Walilowea juani

Katika siku zenye hali nzuri ya hewa, hospitali za hema ziliwaweka wagonjwa nje juani. Ndani ya siku moja tu, wengi miongoni mwa wagonjwa waliopelekwa nje walionesha tahafifu ya kushangaza. Saniteriamu zilifungua wazi madirisha yao makubwa ili kuruhusu viangaza vya jua kuingia ndani, na waliwaweka wagonjwa karibu na madirisha kadiri iwezekanavyo.

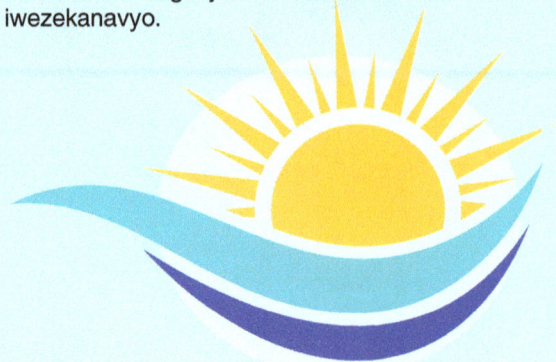

6 Walikula mlo rahisi

Saniteriamu zilizokuwa na kiwango cha chini kabisa cha vifo, pamoja na kampasi ya chuo kikuu ambacho hakikuwa na vifo kabisa, vyote vilikuwa vikiwapatia wagonjwa vyakula rahisi vitokanavyo na mimea. Milo ilikuwa myepesi kwa asili, ili kusaidia mifumo-kinga ya wale waliokuwa wagonjwa ijizatiti kuikabili homa.

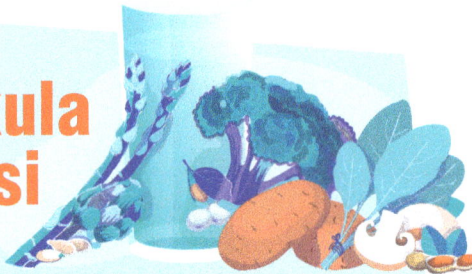

7 Walikunywa maji mengi

Kuwahimiza wagonjwa wanywe maji mengi ilikuwa hasa sehemu muhimu ya tiba mahususi ya katika seminari na saniteriamu.

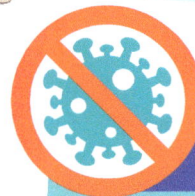

Mpango wa Utekelezaji

→ Tafuta njia unazoweza kupata kiwango kikubwa zaidi cha hewa safi nyumbani na kazini, na uziweke kwenye vitendo. Fanya vivyo hivyo kwa mwanga wa jua.

→ Fikiria namna yako ya kawaida ya utendaji unapokabiliana na maradhi. Endapo pumziko na tiba zisizotumia dawa hazijawa kipaumbele katika orodha yako hapo zamani, fanya mpango mapema ili kujaribu vitu vipya kadhaa.

→ Pata chochote unachohitaji - na uwe nacho mkononi, kwa matibabu yoyote unayopanga kujaribu.

NENDA KITANDANI

Jipatie Nguvu ya Uponyaji wa Usingizi

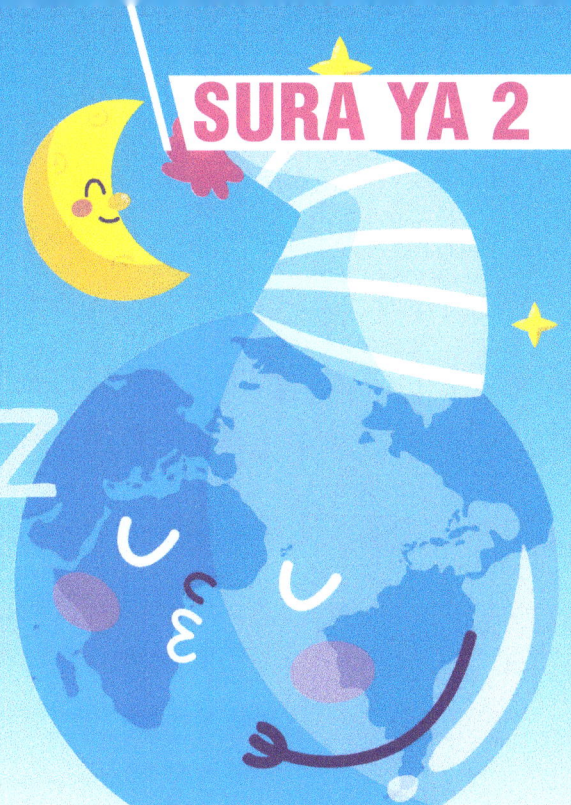

Kicheko kizuri na usingizi mrefu ni tiba bora katika kitabu cha daktari.
- Mithali ya Kiairishi

Mambo Mazuri Yanayotokea Unapopata Usingizi wa Kutosha

1 Mwili wako hupata uwezo mkubwa na "kusafisha nyumba"

Kama vile afanyavyo mzazi baada ya watoto kulazwa kitandani, mwili wako hujihusisha na usafishaji mwingi, ukarabati, na kuokota vitu vingi wakati umelala.

2 Mfumo-kinga wa mwili wako huchechemka

Mwili wako hutengeneza protini zinazoratibu michakato ya seli (saitokaini), zinazouimarisha na kuuponya usiku.

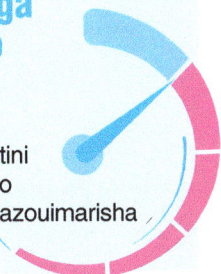

3 "Kumbukumbu" mfumo-kinga huimarishwa zaidi

Hii huusaidia "kukumbuka" jinsi ya kuvikabili virusi na vimelea vya magonjwa ambavyo umeviona hapo awali.

4 Misuli ya mwili na shughuli za kupumua hupungua

Hii huvipatia vilinzi vya mwili nguvu zaidi ili kufanya matengenezo yanayohitajika.

5 Melatonini zaidi inazalishwa

Melatonini inafanya kazi ya kupunguza utilifikaji (inflamesheni) mwilini. Pia huusaidia mwili kulala vizuri zaidi ili uweze kuzalisha kiasi kingi zaidi cha melatonini

6 Usingizi na mfumo-kinga wako husaidiana

- Kadiri unavyolala vizuri zaidi ndivyo mfumo-kinga wako unavyokuwa imara zaidi.
- Kadiri mfumo-kinga wako unavyokuwa imara zaidi ndivyo wewe unavyolala kwa ubora zaidi.

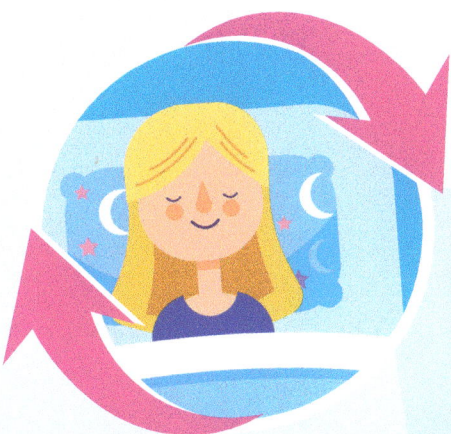

Usingizi ni mojawapo ya zana muhimu zaidi zinazosaidia mwili kukabili virusi (kama vile UVIKO-19) na vitisho vingine.

7

Jinsi Mitanduko Inavyochochea
INSOMNIA

Pale "saa kuu" ya mwili (ridhimu sikadia) inapokosa upatanifu, kila kitu kingine huanza kuharibika.

Matokeo yake ni kwamba insomnia – ambayo tayari ni shida kubwa - huwa hata mbaya zaidi.

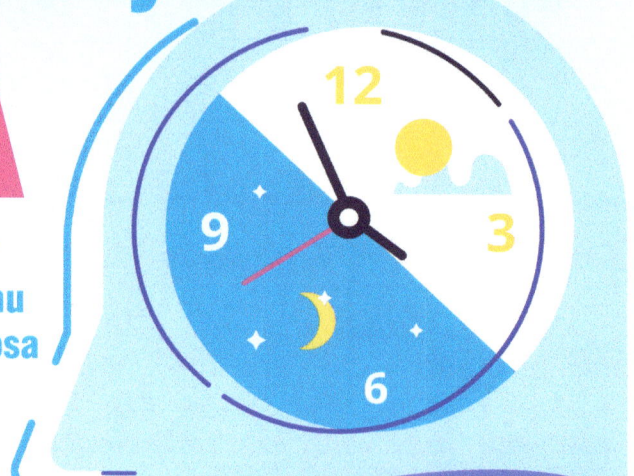

Kwenda kitandani mapema na kuamka mapema, humfanya mtu apate afya njema, awe tajiri, na mwenye hekima
- Benjamin Franklin

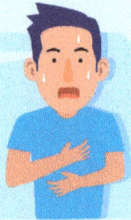

Wakati wa mtanduko, watu wengi hupata wasiwasi, hofu, na/au mfadhaiko zaidi kuliko kawaida.

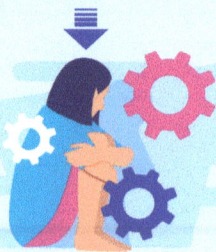

Amri za kukaa nyumbani na kufanya kazi nyumbani huharibu mazoea ya kawaida, na pamoja nayo, huvuruga ridhimu sikadia.

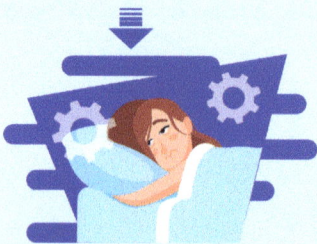

Kwa sababu ridhimu sikadia hudhibiti kila seli mwilini, mvurugo huu una athari mbaya kwa mmeng'enyo wa chakula, mwitikio wa kinga, na usingizi.

Akili iliyovurugika hufanya mto usiotulia.
- Hekima ya Kale

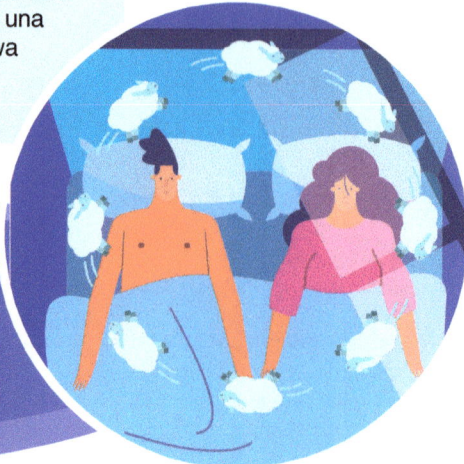

Matatizo Changamani Yatokanayo na Kukosa Usingizi

- Matatizo ya kisaikolojia kama vile mfadhaiko na wasiwasi
- Kuchelewa kwa muda wa utilifiko
- Utendaji wa chini zaidi
- Mfumo-kinga duni zaidi
- Unene kupita kiasi
- Shinikizo la juu la damu
- Kuongezeka kwa hatari ya ugonjwa wa moyo
- Hatari kubwa ya ugonjwa wa kisukari

Insomnia & Mfadhaiko Vinahusiana kwa Ukaribu sana

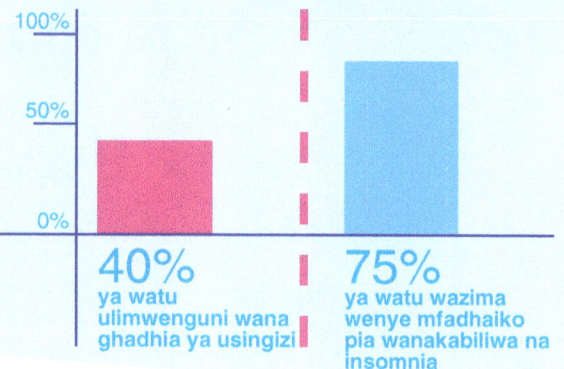

100%
50%
0%

40%
ya watu ulimwenguni wana ghadhia ya usingizi

75%
ya watu wazima wenye mfadhaiko pia wanakabiliwa na insomnia

Uhusiano Baina ya Usingizi na Afya

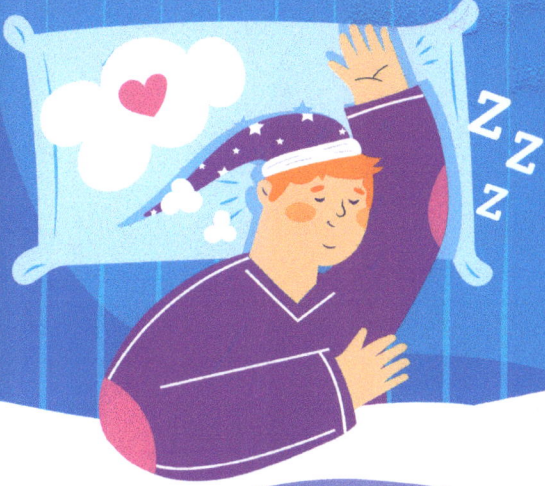

Watafiti wamegundua kwamba:

- Usingizi wa ziada wa dakika 60-90 kwa usiku mmoja huwafanya watu wawe na furaha na afya njema zaidi.

- Watu wanaopata saa 5-6 tu za usingizi kwa usiku mmoja wana uwezekano mara 4.2 wa kuugua kuliko watu wanaolala saa 7+.

- Wale wanaopata wastani wa chini ya saa 7 za usingizi wana uwezekano zaidi wa kuripoti kupata uzito juu ya wastani (33%), uasimilifu (ufafamavu) wa kimwili (27%), wavutaji sigara wa sasa (23%), na wanywaji pombe kupita kiasi (19%).

- Watu waliopata "usingizi wa ndoto" wenye mkutuko radifu walifana kwa ubora wa 32% katika utatuzi wa mafumbo kuliko wale ambao hawakufanya hivyo.

- Saa zilizotumika kulala kabla ya usiku wa manane zina thamani kubwa zaidi kwa pumziko kuliko zile baada ya muda huo.

- Watu wanaolala kwa muda chini ya saa 6 kila usiku mmoja wana uwezekano wa 12% wa kufa mapema.

- 75% ya watu wenye mfadhaiko wana matatizo sugu ya usingizi, ikilinganishwa na 40% ya idadi ya watu kijumla.

ONYO:
Watu wanaopata usingizi chini ya saa 7 kila usiku mmoja wamethibitishwa kuwa na hatari kubwa zaidi kuambukizwa maradhi.

Watafiti wamehusianisha mazoea duni ya kulala na:

- Mfadhaiko
- Ugonjwa wa kisukari
- Ugonjwa wa moyo
- Maradhi ya muda mfupi

Manufaa ya Usingizi Kiafya

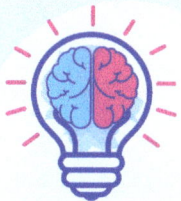

▲ KUMBUKUMBU KUBORESHWA:
Kupata usingizi wa kutosha huusaidia ubongo kuchakata taarifa mpya. Kulala usingizi murua baada ya kujifunza tu kitu fulani kunaamarisha habari hii kwenye kumbukumbu ambazo baadaye zinahifadhiwa kwenye ubongo wako.

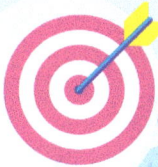

◄ MUDA MREFU ZAIDI WA STAHAKIRI:
Usingizi wa kutosha huboresha kiwango cha umakini kwa watoto na watu wazima.adults.

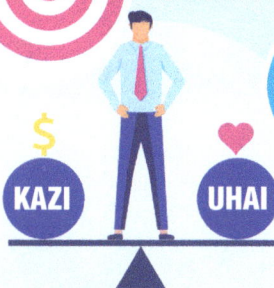

▲ MSONGO KUPUNGUA: Usingizi ni kitulizo madhubuti cha msongo. Pamoja na uwezo bora wa kusuluhisha matatizo, watu ambao wamepumzika vizuri wana ujuzi bora zaidi wa kukabiliana na mambo.

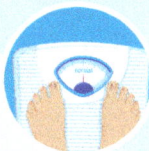

KAZI UHAI

◄ UZITO SAWIFU WA MWILI:
Watafiti wamegundua uhusiano wa karibu kati ya kiwango cha chini cha usingizi na hatari ya kupata uzito kupitia kiasi.

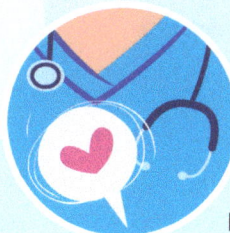

◄ AFYA BORA ZAIDI:
Tafiti nyingi zimegundua kwamba kukosa usingizi huchangia matatizo taklifu ya kiafya. Usingizi wa kutosha hufanya hasa kinyume chake.

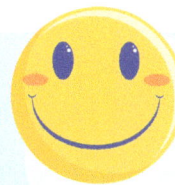

◄ MAISHA YA FURAHA ZAIDI: Utafiti umedhihirisha uhusiano wa karibu kati ya kiwango cha usingizi na furaha kijumla. Watu ambao wamekosa usingizi wa kutosha wana uwezekano mkubwa zaidi wa kupata msongo - na mfadhaiko.

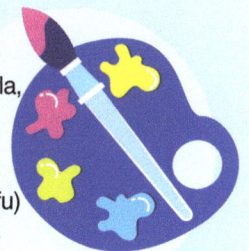

▶ KUHAMARISHA UBUNIFU: Unapolala, awamu kuu mbili za usingizi (hali ya mkutuko radifu na pasipo mkutuko radifu) hufanya kazi pamoja ili kupata viunganisho visivyojulikana kati ya taarifa zinazohusiana. Matokeo ya usingizi mzuri ni ubunifu zaidi, pamoja na ufumbuzi makini na anuwai kwa matatizo yanayosumbua.

Masuala ya Afya ya Kufanya & Kutofanya

✓

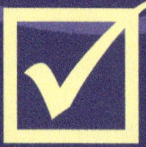 **Hewa Safi**

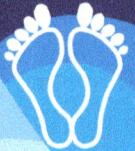 **Kutembea Kwenye Mwanga wa Jua**

Kusoma Kabla ya Kulala

Desturi ya Kila Muda wa Usiku

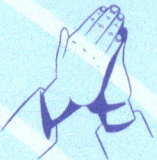 **Kutafakari**

Joto Stahibi

✗

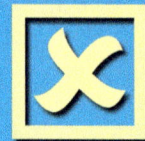 **Pombe Sigara**

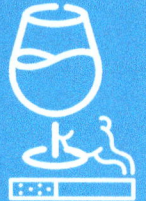 **Kahawa Chai**

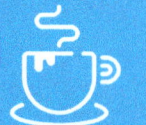 **Kula Kupita Kiasi**

Viada

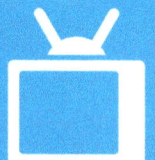 **TV**

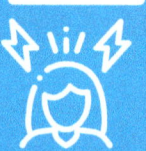 **Matukio Yaletayo Msongo**

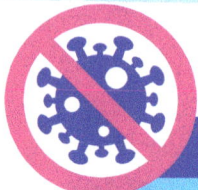

Mpango wa Utekelezaji

→ Endapo usingizi si kipaumbele maishani mwako, weka mpango husika na kutimiza hilo.

→ Linganisha mazoea yako ya usingizi na mazoea mazuri na mabaya kwenye picha hapo juu. Unda na kutekeleza mpango wa kuboresha usingizi wako.

→ Zingatia na kuandika manufaa yapo uwezayo kufaidika nayo kwa kupata usingizi mwingi na bora zaidi. Tumia hii kama hamasa yako!

RUHUSU HOMA IENDELEE
Wakati Mwingine Ndicho Hasa Unachohitaji

JE WAYUNANI WALIKUWA SAHIHI KIASI FULANI KUHUSU HOMA??

Katika nyakati za kale, Wayunani walidhani homa ziliwatibu wagonjwa kwa kupika na kuwaondolea "utemwili" mbaya. Maneno ya Parmenides, mwanafalsafa Myunani, huakisi fikra fahanani ya wakati wake: *"Nipatie fursa ya kutengeneza homa, nami nitautibu ugonjwa wowote."*

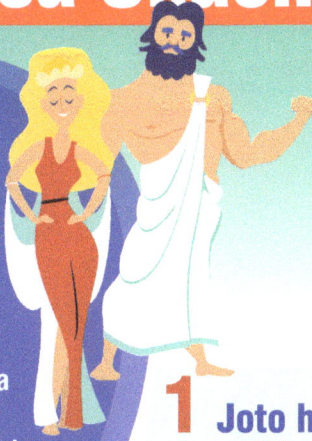

Sababu 7 za Kuruhusu "Homa Ijiendee Kivyake"

1 Joto huua vijidudu vya maradhi.

Kiwango cha juu cha joto la mwili hutenda kazi mbili muhimu kwa:
- Kusisimua mfumo-kinga
- Kuongeza ugumu wa kuishi vijidudu vya maradhi

2 Homa huongeza kasi ya kiwango cha metaboli mwilini.

Kiwango cha metaboli kinavyofanyika kwa kasi zaidi huchagiza uharaka wa utendaji wa seli, na hivyo kuzifanya seli zipate ufanisi zaidi katika kupambana na vimelea.

3 Homa hushadidi uzalishaji wa antibodi.

Antibodi ni seli za mfumo-kinga ambazo kwa namna mahususi zimefunzwa ili kupambana na tishio fulani ambalo mwili unakabiliana nalo. Antibodi huusaidia mwili "kukumbuka" jinsi ya kukabili virusi na vijidumaradhi zilizoviona hapo kabla.

4 Homa huatua uzalishaji wa seli nyeupe za damu kwa wingi zaidi.

Chembe nyeupe za damu ni kama askari wanaopambana ili kuusaidia mwili kuvikabili virusi au vijidumaradhi vyovyote vinavyokatiza karibu nazo.

5 Homa huchagiza uzalishaji wa inteferoni.

Inteferoni ni dutu kinzani asilia cha saratani na virusi iliyopata jina lake kwa kuingilia kati (interfer) pale inapotokea kwamba "washambuliaji" wanaodhuru afya (kama vile virusi) wanapojaribu kuenea kwenye seli zenye afya.

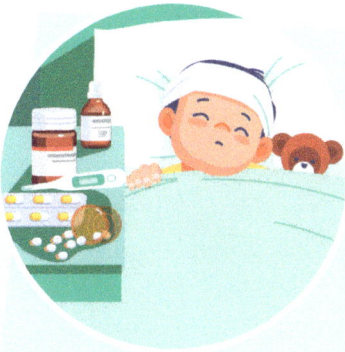

6 Kurusu homa iendelee huweza kufupisha maradhi.

Tafiti zimeonesha kwamba dawa zinazopunguza homa kwa kweli huchelewesha uponyaji, hivyo kurefusha muda unaopotezwa kwenye maradhi.

7 Homa ni "njia asilia" ya kupambana na maambukizi.

Takriban wanyama wote hupata homa kiasili wakati wowote wanapoanza kuugua. Mwitikio huu hutokea kwa sababu huwapatia fursa bora kabisa ya kuyakabili maradhi wanayopambana nayo. Vilevile, kirusi fulani kinapokujia, kikabisha hodi mlango pako, mara nyingi homa ndiyo tiba hasa inayohitajika.

HOMA KAMA TIBA ZA KITABIBU

Katika Historia Yote

- Hippocrates, tabibu Myunani anayehesabiwa na wengi kama Mwasisi wa Utabibu, alibaini kwamba homa ya malaria ingeweza kuwa na matokeo ya kuwatuliza watu wenye kifafa.

- Karne kadhaa baadaye, Galen (tabibu mwingine Myunani) alielezea jinsi ambavyo tatizo la mfadhaiko lilitibiwa pale mgonjwa alipokumbwa na shambulio la homa inayohusiana na malaria.

- Mnamo karne ya 19, msaikitrisia Mfaransa mashuhuri Philippe Pinel aliangazia matokeo yenye manufaa ya homa kwa ajili ya tiba ya kisaikitrisia katika tasnifu yake kuhusu ukichaa.

- Katika miongo ya awali ya karne ya 20, homa za kuhilisi zilitumiwa kwa mafanikio makubwa katika tiba ya maradhi ya akili.

> *Homa ni injini ya Uumbajiasilia ambao huileta kwenye uwanja wa mapambano ili kumwondoa adui yake.*
> – Thomas Sydenham, Tabibu Mwingereza wa karne ya 17

Unapopata homa, mwili wako hujaribu kupandisha juu joto lake!

- Vasokonstrikisheni hupunguza kiwango cha damu kinachopita kwenye ngozi katika juhudi ya kuihifadhi kwa ajili ya ogani muhimu (hii ndiyo hufanya ngozi ya mtu mwenye homa isawijike).

- Piloerekisheni huvifanya vinyweleo visimame wima (njia nyingineyo ya kuhifadhi joto kwa ajili ya mwili).

- Endapo vasokonstrikisheni ama piloerekisheni isipokamilisha kazi, mwili hutumia njia ya kutetemeka kama namna ya kuzalisha joto.

Kama unapambana na kimelea na mwili wako "haukuzawadii" homa, unaweza kutengeneza homa yako! Njia ya kupandisha joto kwa makusudi huitwa **TIBA HOMA HILISI.**

TIBA HOMA HILISI:
Sababu ya Kuitaka & Kile Ifanyacho

- Huchochea mfumo-kinga
- Huboresha mzunguko wa damu
- Husaidia kuondoa toksini
- Huchagiza afya ya kiakili
- Husababisha stahamuli
- Huawini usingizi bora na wa kina zaidi

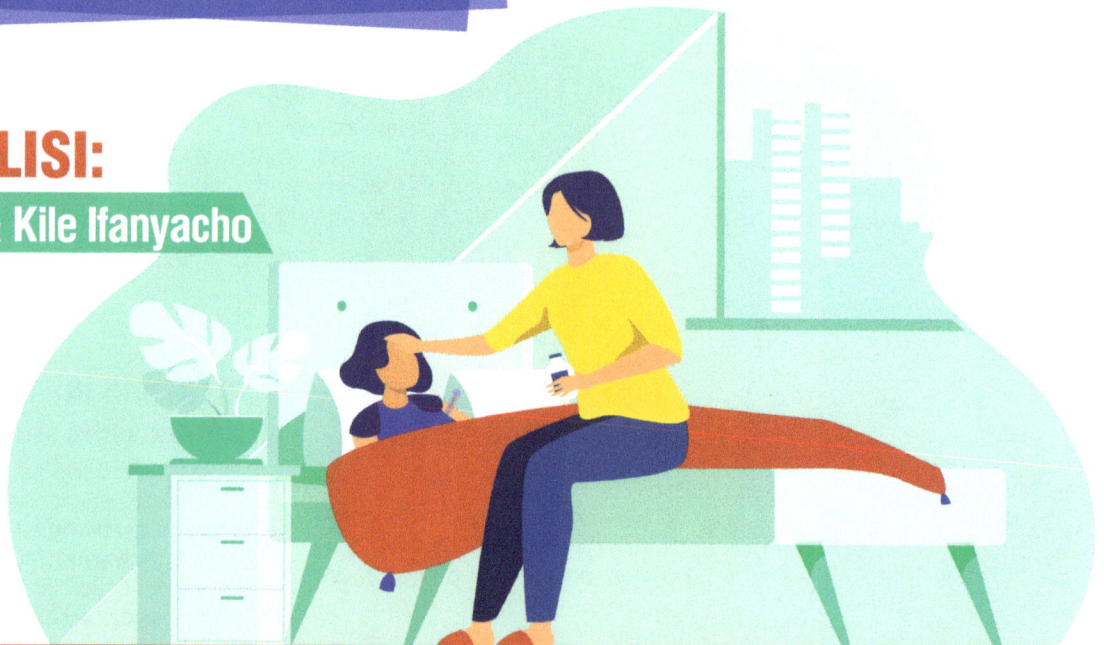

NJIA 5

za Kupandisha Joto la Mwili

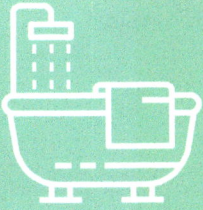

| KULOWEA MAJI VUGUVUGU | CHUPA YA MAJIMOTO | KUJIFUKIZA AU KULOWEA MVUKE | MIVIRINGO, VITUMBA AU VIBAMBA VYA JOTO | MAZOEZI |

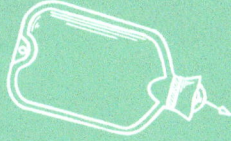

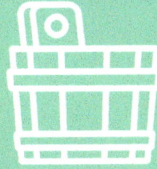

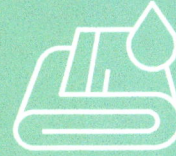

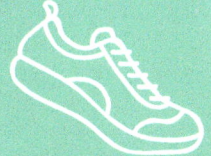

LENGO NI KUDUMISHA JOTO LA MWILI WAKO WA NDANI KATIKA KIWANGO BORA KWA AJILI YA AFYA SADIHIFU. ENDAPO JOTO LIKO JUU ZAIDI, MARA ZOTE JARIBU KULIPUNGUZA KWA NJIA ZA ASILI KWANZA!

4 Matatizo Yasababishwayo na Ushushaji Joto kwa Dawa

1. Dawa za homa huzuia kutokea dalili. Kwa vile mara zote watu hujisikia vizuri, huwa wanaendelea kujifukiza joto kamili wakati ambapo wangepaswa kupumzika. Hili limetokea mara nyingi kuhusiana na UVIKO-19.

2. Utafiti umeonesha kwamba wale wanaomeza dawa za mafua na homa wana uwezekano wa kueneza kwa wengine kirusi husika.

3. Mara nyingi huchukua muda mrefu zaidi kupona maradhi baada ya dawa kunyamazisha mfumo-kinga wa mwili.

4. Kushusha homa kwa dawa pengine imechangia mafuriko ya saitokaini unaodhahimiwa na wagonjwa wengine wa UVIKO-19.

Matokeo ya homa yenye manufaa katika kukabili virusi na vijidumaradhi huibua maswali makini kuhusu busara ya kumeza dawa za tiba zinazotuliza homa kwa halijoto chini ya 104° F (40° C).

DAWA KAMA HIZO, ENDAPO ZIKILAZIMU, ZINAPASWA KUTUMIWA KWA HADHARI.

Kijumla homa hazina haja ya kutibiwa kwa dawa isipokuwa pale ambapo mwanao ana hali ya kutwesha au ana historia ya mitukutiko ya homa. Homa inaweza kuwa muhimu katika kumsaidia mwanao kupambana na maambukizi.
— Akademi ya Marekani ya Matibabu kwa Watoto

13

Jedwali la Utambuzi wa Homa

	Fahrenheit	Selsiasi	
Joto Hafifu	<95°	<35°	Muda wa kuwasiliana na daktari wako!
Joto la Kawaida	95.1-99.1°	35.1-37.3°	Wewe ni mzima sana – au angalau, joto lako ni tahafifu.
Homa Nyepesi	99.2-100.4°	37.4-38°	Loh. Ni muda wa kupunguza kazi na kupata pumziko.
Homa ya Wastani	100.5-103°	38.1-39.4°	Pumziko ni la dhati. Kuwa mwangalifu kwa joto hilo. Endapo likiendelea kwa siku tatu au zaidi, tafuta awani ya kitabibu.
Homa ya Juu	103.1-105.8°	39.5-41°	Pumzika sana! Jaribu kushusha joto kwa njia za asili. Kama huwezi kulishusha ndani ya saa 24, tafuta awani ya kitabibu.
Homa Kali Sana	>105.8°	>41°	Itisha gari la wagonjwa! Unaenda Chuma cha Dharura!

KANUSHO: Jedwali hili la homa kwa watu wazima ni kwa makusudi ya taarifa tu. Halijoto mwili zitatofautiana kidogo kutegemea njia za upimaji. Miongoni itakuwa tofauti kwa watoto wachanga, watoto wadogo, au watu wenye matatizo mengine ya kitabibu. Kama ukipata utata, tafuta ushauri wa kitabibu.

TIBA TARAJIWA YA SARATANI

HAIPATHEMIA: Tiba ya saratani ambapo tishu za mwili huanikizwa kwenye joto la juu (hadi 113°F). Utafiti umeonesha kwamba joto la juu huweza kuharibu na kuua seli za saratani, mara nyingi pamoja na majeraha machache kwenye tishu za kawaida. Tiba hii pia inaitwa tibajoto na/au themotherapi.

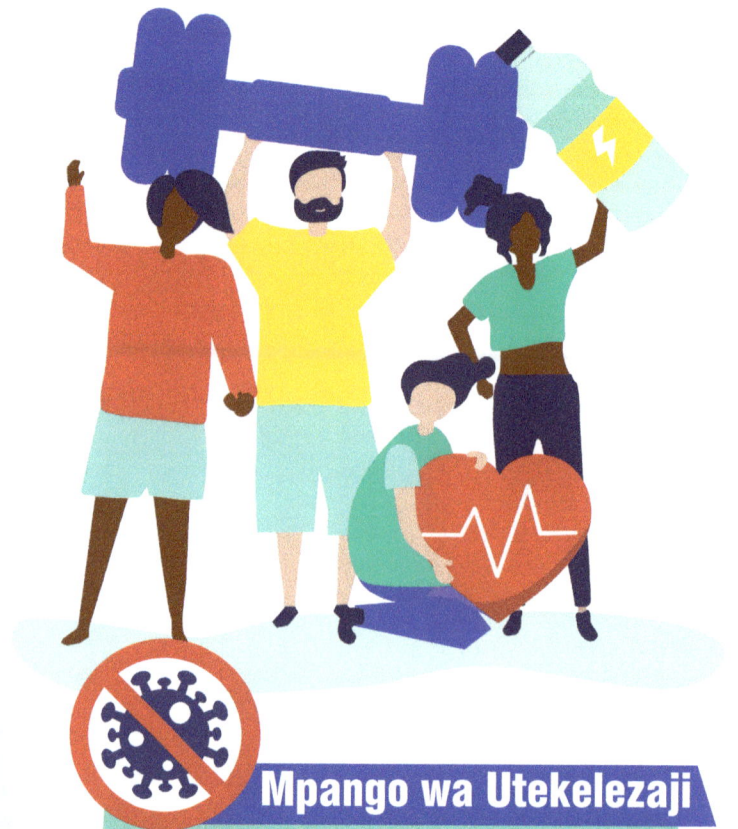

Njia Asilia za Kushusha Homa

- Lowea kwa hodhi ama sponji kwa kutumia maji vuguvugu.
- Kamwe usitumie maji baridi wakati wa kukabili homa.
- Vaa nguo nyepesi au pajama.
- Epuka kujirundikia blanketi nyingi kupita kiasi, hata kama unahisi baridi.
- Kunywa maji mengi mwanana au yenye joto la kawaida.
- Zungusha hewa taratibu kwa kutumia feni.
- Pata pumziko la kutosha.
- Epuka vyakula vinavyoshusha kinga (mfano: sukari na pombe).

Mpango wa Utekelezaji

→ Wakati mwingine unapoanza kupata homa, fikiri mara mbili kabla ya kutumia dawa za tiba.

→ Jifunze njia zisizotumia kwa ajili ya kushusha homa, na uwe na vifaa vinavyohitajika karibu nawe.

→ Zingatia njia unazoweza kutumia ili kupandisha joto la mwili ili kukabili maambukizi, na kuwa na vifaa vyovyote vinavyohitajika karibu nawe.

LOWEKA•VUKIZA•SIBUA

Nguvu Madhubuti ya Uponyaji wa Maji

Nyuma isiyokuwa na bafu ya kujifukiza siyo nyumba.
– Mithali ya Finlandi

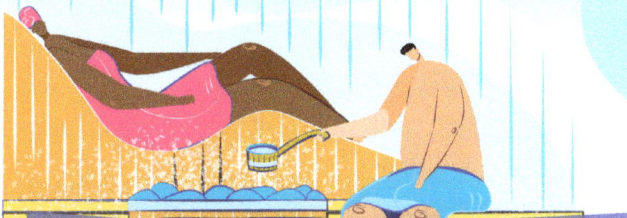

HAIDROTHERAPI:
Matumizi makini ya maji ili kuchagiza uponyaji na afya.

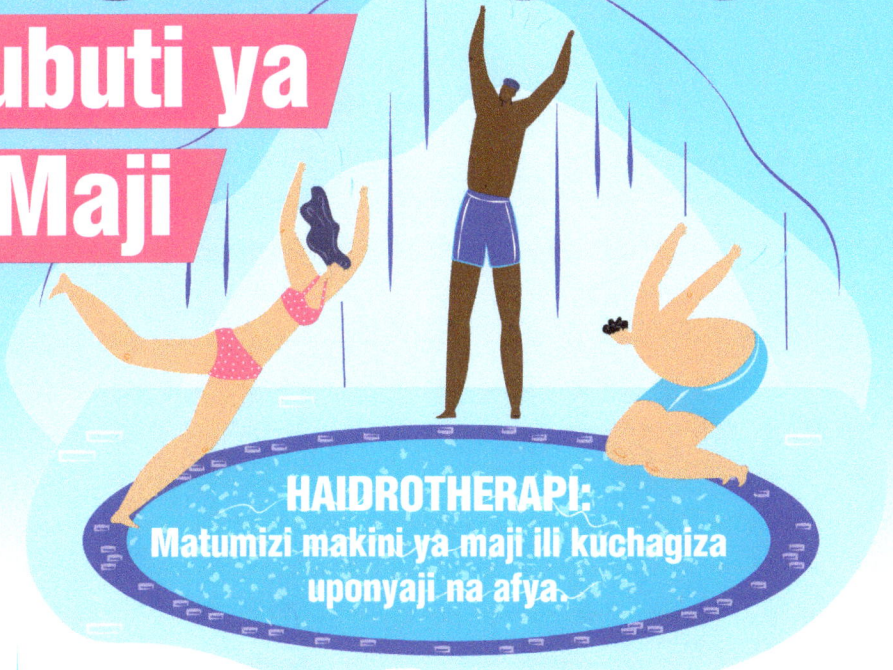

Taarifa za Kifinlandi Kuhusu Kujifukiza

Utaratibu wa mara kwa mara wa kujifukiza ni sehemu ya asili ya utamaduni wao kiasi kwamba Wafinlandi:

- Wana bafu nyingi za kujifukizia kwa kila mtu mmoja kuliko mahali popote duniani (milioni 2, au takriban moja kwa kila nyumba)
- Huzitazama bafu za kujifukizia kama "famasia ya maskini," yenye uwezo wa kuponya maradhi mengi
- Mara nyingi (hapo zamani) walizaliwa kwenye bafu ya kujifukizia
- Huko zamani walitumia "diplomasia ya sauna" ili kuafikiana na wanadiplomasia wa Kirusi.

6 Mambo ya Kujua Kuhusu Maajabu ya Uponyaji wa Maji

1. Maji ni mojawapo ya kiasili madhubuti zaidi cha uponyaji. Pia ndiyo yenye gharama nafuu zaidi na upatikanaji kirahisi.

2. Kuna njia nyingi ambapo maji huweza kusaidia na kuharakisha uponyaji.

3. Tamaduni nyingi kihistoria wametumia baadhi ya aina za maji (haidro) kama tiba ya maradhi.

4. Wafinlandi kwa namna mahususi hujulikana kwa matumizi yao ya ufukizaji ukifuatiwa na "kujitosa" kwenye barafu kama namna ya tiba.

5. Kwa sababu ya dhahama yao ya muda mrefu kuhusu kujifukiza, Wafinlandi wamekusanya kiwango cha kuvutia cha ushahidi wa kisayansi unaoandika kuhusu manufaa husika kiafya.

6. Kujifukiza ni jambo bora, lakini huhitaji mojawapo ili kufanya tiba ya maji.

Baadhi hupenda joto…Baadhi baridi…

Pamoja na upendo wao juu ya joto la kujifukiza, Wafinlandi wanajulikana kwa furaha wanayoizidua kwa kujitumbukiza kwenye ziwa, mto, au mkondo wa maji baada ya kujifukiza kwa barafu. Lakini hawako peke yao…

- Mdachi, Wim Hof, amejulikana kama "Mtu wa Barafu" kwa kuonesha na kuhamasisha manufaa ya tiba kwa maji baridi.

- Wakati wa zahama ya UVIKO-19, umashuhuri wa kuogelea msimu wa winta, kujitumbukiza kwenye baridi, na "wazimu wa kuogelea" (kama ambavyo uogeleaji huitwa katika Himaya ya Uingereza) viliongezeka sana ulimwenguni kote.

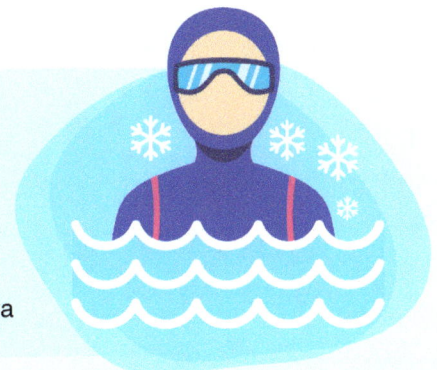

MAMBO 8
Ambayo Haidrotherapi
Huweza Kukufanyia

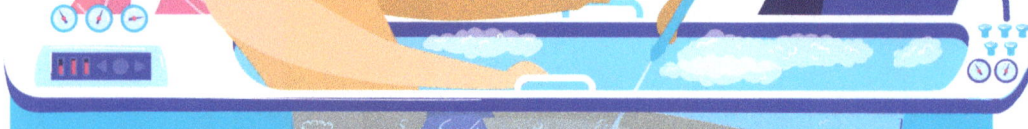

1 Kuboresha Utendaji wa Mfumo Kingan

Haidrotherapi (ama kwa sauna, hodhi ya kulowea, au aina fulani nyingineyo) ni mojawapo ya njia bora kabisa za kuamilisha mfumo kinga na kuepuka kabisa vitisho taalibu dhidi ya mwili.

2 Kuongezeka Mzunguko wa Damu

Kwenye joto la kawaida la ndani, takriban 10% ya damu ya mtu huzunguka karibu na ngozi. Joto la sauna, hodhi ya joto, au tiba ya jinsi hiyo huvuta takriban 50% ya damu kwenye tabaka la juu la mwili. Kitendo hiki kwa chenyewe husababisha damu kuzunguka.

3 Usibuaji

Sauna na tiba zingine zitoazo jasho ni baadhi ya njia bora za kuondoa sumu mwilini kwa namna ya seli mfu za ngozi, uchafu, mafuta, virusi, na hata metali nzito.

4 Kutuliza Maumivu

Pale ambapo tishu za kina za mwili zinapofikia joto la takriban 100° F (37.8° C), ncha za neva huwa na mwitikio mdogo kwa maumivu. Beta-endofini na norepinefrini, viasili mwilini vitulizavyo maumivu, pia humiminwa.

5 Nahima Bora Zaidi

Watafiti wamegundua kwamba tiba kwa majimoto (kama vile sauna) huamilisi homoni za mwili ziletazo hisia njema kama vile dopamini, serotonini, endofini, na oksitosini.

6 Kupoza Misuli Inayouma

Joto mwanana lipenyalo ni kitulizo makini sana kwa misuli ya mwili. Tishu unganishi pia zinakuwa hamilifu zaidi, matokeo yake ni kupungua kwa mkazo kwenye misuli na viungo.

7 Metabolizimu kwa Kasi Zaidi

Wakati ambapo baadhi ya watu hupinga manufaa ya haidrotherapi au sauna kwa ajili ya kupunguza uzito, tiba hizi huamilisi metabolizimu.

8 Kuboreshwa Utendaji wa Moyo

Joto la juu na unyevu kidogo katika tiba faanani ya haidrotherapi husababisha mishipa ya damu kutanuka, ambapo huongeza utendaji wa moyo na mishipa yake ya damu bila kuongezeka kwa msukumo wa damu.

Dubu wa Kujitumbukiza kwenye Barafu – Ni Kundi kwa Wenyewe!

Watafiti huko in the Nedhalandi wamegundua kwamba "kujitumbukiza kwenye barafu" (kama jitihada ya mshtuko kwenye maji ya barafu wakati fulani huitwa) husababisha:

- Ongezeko la adrenalini ambalo huchochea uzalishaji wa saitokaini IL-10 inayodhibiti inflamesheni, ambayo matokeo yake ni kudhibiti mwitikio wa inflamesheni.
- Mabadiliko makubwa katika viwango vya oksijeni na CO_2 ambavyo huweza kuwa na manufaa kwa namna mahususi katika kuboresha utendaji wa mfumokinga.

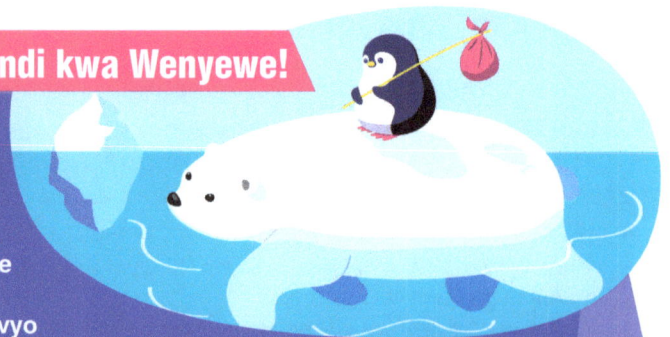

Njia 4 Rahisi za Kufanya Haidrotherapi Nyumbani

Hakuna Sauna? Hamna Tatizo! Sauna ni mojawapo tu ya njia 5 rahisi za kujipatia manufaa kutokana na nguvu za uponyaji za majimoto na/au baridi:

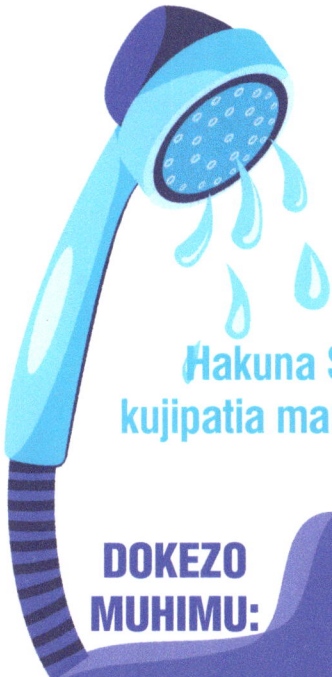

DOKEZO MUHIMU: Endapo afya yako haitaruhusu, au hupendi upande wa baridi wa tiba hizi, angalau tumia joto. Baridi asilia unapokuwa umemaliza tiba za joto utaleta matokeo yenye manufaa (japo yasiyoshangaza sana).

MBINU №1: Oga Maji Mkinzano

- Jaribu kuongeza joto la maji kadiri uwezavyo kulistahimili bila kubabuka.
- Dumu kwenye majimoto kwa takriban dakika 2-3, au hadi unapokuwa umevihilia na kuvukizwa.
- Fungua maji baridi kwa takriban sekunde 30.
- Rudia hivi mara 3-5. (Unaweza kuhitaji kuendelea katika hatua za awali!)

MBINU №2: Ingia kwenye Hodhi ya Majimoto (au Maji Vuguvugu)

Hodhi za Moto na Kulowea Majimoto ni njia bora za kuongeza joto la mwili.

MBINU №3: Jaribu Thermophore®

Watafiti wamegundua kwamba joto la unyevu hupenya mwili mara 27 zaidi kuliko joto kavu. Mojawapo ya njia rahisi na nafuu zaidi katika kusafirisha joto la unyevu ni kupitia kifaa cha fomentesheni ya joto kiitwacho Thermophore®. Vifaa hivi, ambavyo vina udhibiti wa joto na vinavyoonekana kama kibamba cha kupashia joto, havina gharama na vinahitaji juhudi kidogo kuliko muomeko wa joto na baridi uliokuwa ukitumika katika siku zilizopita.

MBINU №4:

Dakika 15-25 kwenye sauna, ikifuatiwa na sekunde 30-60 kwenye maji baridi, ni utaratibu wenye manufaa makubwa zaidi kiafya. Pamoja na kwamba huimarisha sana, mshtuko wa tiba baridi kwa muda mfupi baada ya kutumia joto huleta msukumo mkubwa kwenye uwezo wa mfumokinga kupambana na maradhi.

MBINU №5: Jaribu Fomentesheni

Miomeko ya joto na baridi, pia hujulikana kama fomentesheni, ni njia nyingine rahisi ya kutekeleza haidrotherapi nyumbani kwako. Katika nyakati za zamani, taulo zilizotumika kwa ajili ya miomeko zilizamishwa kwenye maji, zikakamuliwa, kisha zikapashwa joto kwenye kichanja juu ya birika la maji yachemkayo. Ujio wa maikrowevu ulifanya mchakato huu uwe rahisi zaidi. Ili kutengeneza muomeko wa joto kwa kutumia maikrowevu:

- Loweka taulo la ukubwa wa kati, kisha likamue kidogo tu ili lisiwe chepechepe kupita kiasi.
- Weka taulo ndani ya mfuko wa plastiki kisha funga kifundo ili kuuziba mfuko kabisa.
- Weka ndani ya maikrowevu mfuko wa plastiki pamoja na taulo kisha pasha joto kwa dakika moja au mbili—vyovyote itakavyohitajika kupasha joto fulani.
- Tumia glavu za oveni ili kuondoa taulo lenye joto kwenye mfuko.
- Viringishia taulo kavu kwenye taulo lowefu na lenye joto kisha weka moja kwa moja kwenye katika ngozi sehemu ya mwili unapotaka kutibu.

Kijumla, tiba ya fomentesheni ingeweza kujumuisha dakika 3-5 za tiba joto ikifuatia na sekunde 30-60 kwa baridi. Mzunguko huu ungeweza kurudiwa angalau mara 3.

SURA YA 4

ONYO: Usijaribu tiba za joto na baridi kama una matatizo ya moyo au arithimia. Japo watu walio imara kimwili wanaweza kuhimili vizuri sana tiba kinzani, mshtuko unaosababishwa na baridi huweza kuwa kadhia kubwa kwa baadhi ya watu.

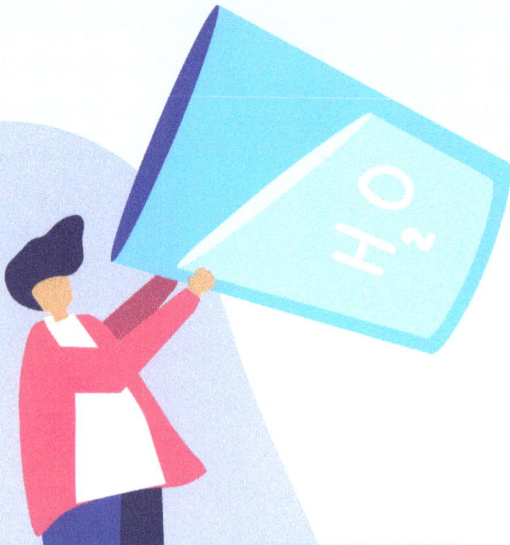

Kuwa Mwangalifu kwa Haya

Mazingatio mengine kwa yeyote atumiaye haidrotherapi:

- Kuhimili joto, kuhimili baridi, umri, na utanafushi (uamilifu) wa mgonjwa (uangalizi maalum unapaswa kuzingatiwa kwa watoto, wazee, na wale walio wembamba)
- Chumba kitumikacho kwa ajili ya tiba kinapaswa kudumishwa katika joto na bila mkondo wa upepo.
- Miguu ya mgonjwa inapaswa kudumishwa katika joto
- Baada ya tiba, wagonjwa hawana budi kuvaa nguo kavu na zenye joto na kupumzika angalau kwa dakika 30

NINYWE MAJI KIASI GANI?
Jibu: Kiasi cha kutosha ili kuufanya mkojo wako uwe angavu. Kanuni nyingine ya msingi ni kunywa nusi aunsi ya maji kila siku kila pauni ya uzito wa mwili.

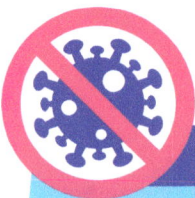

Unywaji wa Maji au "Haidrotherapi ya Ndani" Pia ni Muhimu Sana kwa Afya Njema

HIZI HAPA SABABU 5 HUSIKA:

1. **Kama umekaukiwa maji, mfumo wako wa limfu hupungua kasi.** Hii ni habari mbaya sana, kwavile mfumo wa limfu husaidia kukamili washambulizi waletao magonjwa. Pia hudumisha viwango vya uowevu mwilini, hufyonza fati, na kuondoa taka za seli.

2. **Unywaji wa maji vuguvugu huyeyusha kohozi na husaidia kukiondoa kwenye njia ya upumuaji.** Matokeo yake, unywaji wa maji vuguvugu kwa kweli huweza kuleta ahueni dhidi ya kikohozi, vidonda kooni, au pua lenye kamasi.

3. **Unywaji wa maji ya moto husaidia kuongeza joto la mwili.** Matokeo yake, hii husaidia mwili kuondoa toksini na kusafisha damu.

4. **Unywaji wa maji ya moto huweza kuamarisha mzunguko wa damu kwa kuvunjavunja mrundikano wa fati kwenye damu.** Maji baridi kwa ndani, kwa upande mwingine, huweza kuhadidisha mafuta yaliyomo kwenye chakula kinachomeng'enywa. Matokeo yake ni fati kurundikwa kwenye kuta za matumbo.

5. **Unywaji wa maji ya moto huweza pia kusaidia kufanya haja kubwa iwe hawani, yenye afya na isiyokuwa na maumivu.** Glasi moja au mbili za maji vuguvugu mara tu baada ya kuamka

Mpango wa Utekelezaji

→ Angalia kuzunguka nyumbani kwako kisha tambua kile unachoweza kutumia kwa ajili ya haidrotherapi.

→ Fanya mpango wa vile ambavyo ungependa kutumia haidrotherapi.

→ Fanya "zoezi la jaribio" la tiba ya haidrotherapi uliyoichagua. Ili kushamirisha mfumo kinga na kuboresha afya kijumla, zingatia kujihusisha katika haidrotherapi hii mara kwa mara, ama unaumwa au la.

→ Zingatia ni maji kiasi gani unayokunywa (au usiyokunywa). Kama hunywi ya kutosha, fikiri na kutekeleza mazoea fulani

18

PUMUA ILI KUPONA

Siri ya Kulowea Msituni

> *Huko msituni, tunarejesha akili na imani.*
> – Ralph Waldo Emerson

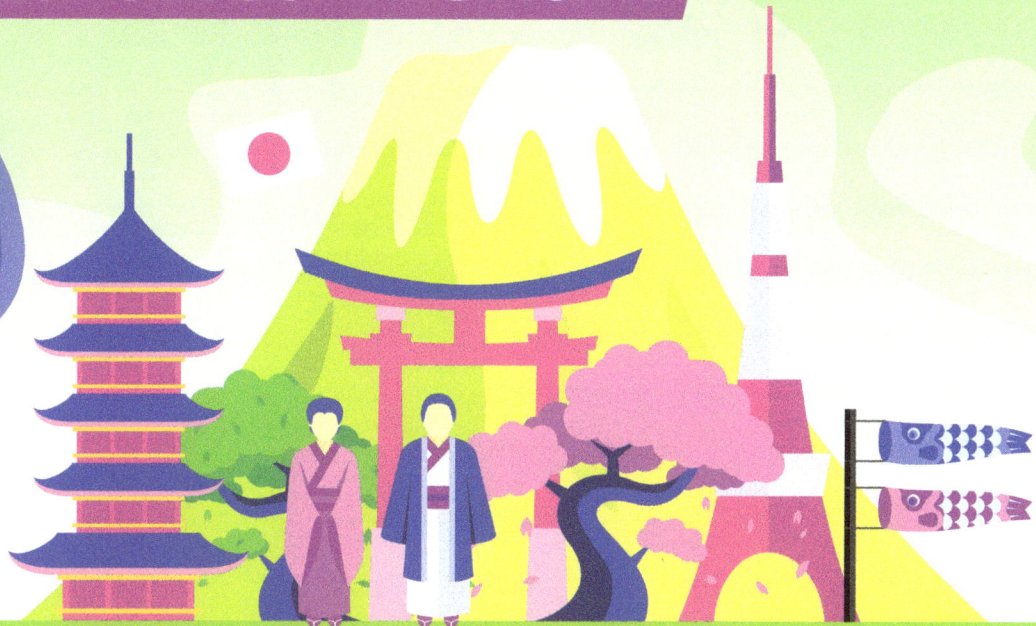

KULOWEA MSITUNI =
Kutumia Muda Nje Chini ya Kanopi ya Miti

Kijapani hugundua tena tabia ya zamani ya kujenga afya

- Mnamo 1982, Japani ilizindua mpango wa kitaifa wa kuhimiza kuoga misitu.

- Mnamo 2004, tafiti za kisayansi za uhusiano kati ya misitu na afya ya binadamu zilianza huko Iiyama, Japani, sehemu inayojulikana haswa kwa misitu yake ya kijani kibichi.

- Leo, kuoga msitu ni shughuli maarufu ya kudhibiti mafadhaiko katika nchi hiyo, kwani zaidi ya watu milioni 2.5 hutembea kwa njia kila mwaka kama njia ya kupumzika na kuongeza afya.

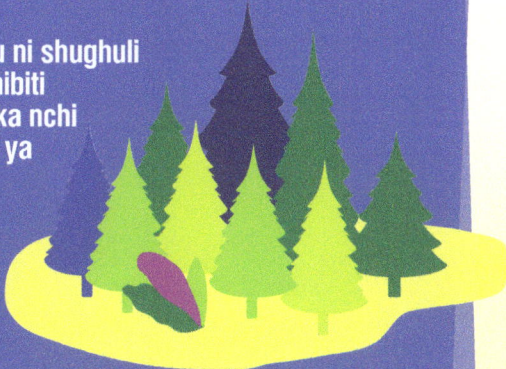

Siri Mbili ya Miti

Siri za afya za miti zinaonekana ziko katika mambo mawili:

1. Mkusanyiko mkubwa wa oksijeni ambao upo msituni, ikilinganishwa na mazingira ya mijini
2. Uwepo wa kemikali za mimea inayoitwa phytoncides - mafuta asilia ambayo ni sehemu ya mfumo wa ulinzi wa mmea dhidi ya bakteria, wadudu, na kuvu.

Watafiti wa Kijapani wamegundua kuwa kufichua phytoncides kunaweza kuwa na faida za afya kwa wanadamu. Dawa za kijani kibichi kama vile pine, mwerezi, spruce, mikaratusi, na conifers ndio wazalishaji wakubwa wa phytoncides. Ndiyo sababu kutembea katika msitu wa kijani kibichi kila wakati kunaonekana kuwa na faida kubwa zaidi kiafya.

SABABU 7

Kwa nini Kuoga Misitu ni Nzuri kwako?

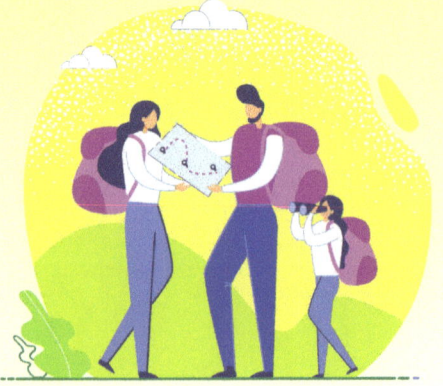

1 Kuongeza Mfumo wa Kinga

Katika utafiti mmoja wa Japani, masomo walipata kinga kali zaidi kwa wiki nzima baada ya ziara moja ya msitu. Imeandikwa kuwa misitu hutoa mali ya kupambana na virusi ambayo huchochea mfumo wa kinga.

2 Kuboresha Sampuli za Kulala

Utafiti mmoja uligundua kuwa watu walilala vizuri na zaidi usiku ikiwa walikuwa wakitembea msituni mapema mchana. Matembezi ya alasiri yaliripotiwa kuwa ya faida haswa (hata zaidi kuliko matembezi ya asubuhi).

3 Kupunguza Stress

Utafiti unaotegemea ushahidi unaonyesha kuwa kitendo rahisi cha kuwa msituni husaidia watu kupumzika na kuongeza mafuta. Wanasayansi pia wamegundua kuwa tiba ya msitu hupunguza cortisol, homoni ya mafadhaiko.

5 Kuboresha Afya ya Kimetaboliki

Wanasayansi wameripoti kuwa tiba ya msitu ina athari nzuri kwa adiponectin, protini ambayo husaidia kudhibiti viwango vya sukari kwenye damu.

6 Kupunguza Wasiwasi, Unyogovu & Hasira

Phytoncides ambayo iko kwenye misitu, na haswa kati ya kijani kibichi, imeonyeshwa kusaidia viwango vya chini vya wasiwasi, unyogovu, na hasira.

4 Kuboresha Afya ya Mishipa ya Moyo

Wanasayansi wamegundua kuwa tiba ya misitu hupunguza kiwango cha moyo na shinikizo la damu.

7 Kuongeza Nguvu kwa Afya na Ustawi

Watafiti wamegundua kuwa watu ni "ngumu-waya" kujibu ulimwengu wa asili – kiasi kwamba kitendo rahisi cha kuwa nje katika maumbile kina athari nzuri kwa afya. Wakati tafiti zingine zimeonyesha kuwa kutembea mahali popote nje kunapunguza unyogovu, wasiwasi, na hasira, wanasayansi wa Japani wanaamini kuwa msitu ndio mahali pazuri zaidi kuboresha nguvu na nguvu kwa kutembea.

Fresh Air – the Elixir of Health

Wingi wa hewa safi, safi ndio sababu kuu ya uponyaji ambao wengi hupata msituni. Imani ya hewa ya nje kama suluhisho la magonjwa mengi sio jambo jipya:

- Katika miaka kabla ya viuatilifu kupatikana kwa urahisi, tiba wazi ya hewa ilikuwa matibabu ya kawaida kwa magonjwa mengi ya kuambukiza, pamoja na kifua kikuu. Vitanda vya wagonjwa viliwekwa karibu na kufungua windows kwenye wodi za hospitali zilizo na hewa safi, au hata kuwekwa nje.

- Wakati wa Vita vya Kwanza vya Ulimwengu, majeruhi ambao walitibiwa katika hospitali za wazi walikuwa na viwango bora vya kuishi, maambukizo machache, na kupona haraka kuliko wale ambao hawakuwa.

- Katika hospitali ya wazi ya Camp Brooks, ambayo ilifanya kazi huko Boston wakati wa janga la mafua ya Uhispania ya 1918, asilimia ndogo sana ya madaktari na wauguzi walipata homa hiyo kuliko katika hospitali zingine ulimwenguni. Kiwango hiki cha maambukizi ya chini sana kilitokana na hali ya hewa wazi hospitalini.

- Katika nyakati za hivi karibuni, watafiti wameandika kwamba watoto wanaokua karibu na "nafasi za kijani" (na hewa safi wanayozalisha) wana hatari ya chini ya 15-55% ya kupata ugonjwa wa akili baadaye maishani. Ulevi, wasiwasi, na unyogovu pia zote zilihusishwa na kukua mbali na "nafasi za kijani" (k.m mashamba na misitu).

IONI HASI

Mambo Matano Unayopaswa Kujua

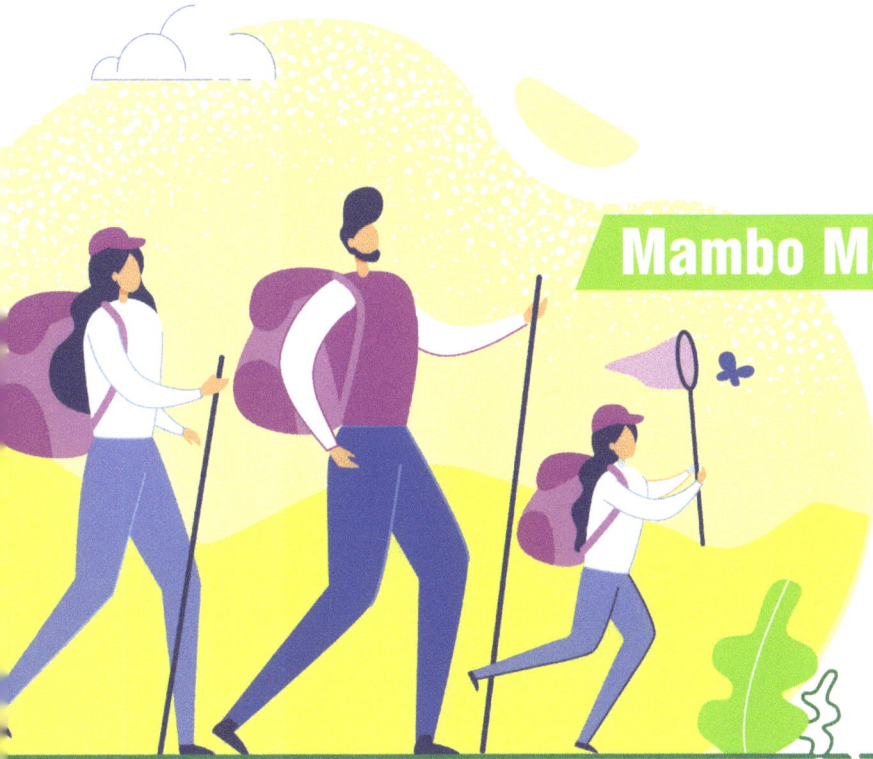

Ions hasi ni:

- Molekuli zinazoelea hewani au anga ambazo zimetozwa umeme
- Asili nyingi, haswa karibu na maporomoko ya maji, bahari, milima na misitu
- Inafaida kwa afya (tofauti na ioni chanya, ambazo sio)
- Moja ya sababu kwa nini misitu ni uponyaji sana
- Wasilisha ndani ya hewa tunayopumua na ndani ya miili yetu

Faida za kiafya za Ion hasi

Athari za ioni hasi kwa ustawi wa jumla na afya imethibitishwa kisayansi. Watafiti wamegundua ions hasi kwa:

- Usawazisha mfumo wa neva wa kujiendesha
- Kuongeza kazi ya kinga
- Kuboresha digestion
- Neutralize itikadi kali za bure
- Kukuza usingizi mzito
- Jitakasa damu
- Kufufua kimetaboliki ya seli

TIBA YA NDD (HASARA YA ASILI YA ASILI)

Ulimwenguni kote, mtu wastani anasemekana kutumia 90% ya wakati wao ndani ya nyumba. Hii imeunda ugonjwa mpya, unaogunduliwa mara kwa mara unaojulikana (ulimi-katika-shavu) kama NDD (Matatizo ya Upungufu wa Asili). Kwa bahati nzuri, "shida" hii inaweza kuponywa kwa urahisi na kutembea rahisi kupitia misitu!

Hakuna Msitu? Hakuna shida…

Ingawa misitu - haswa misitu ya pine – hubeba ngumi yenye nguvu ya kiafya kwa sababu ya mafuta muhimu, bakteria, na ioni hasi wanazozalisha, sio mahali pekee pa kupumua kwa ioni hasi. Hapa kuna maeneo mengine yenye utajiri wa kutembelea:

- Milima
- Maporomoko ya maji, chemchemi, na chemchemi
- Bafuni yako ya kuoga
- Sauna za jadi (na maji hutiwa juu ya kuanika
- miamba - tofauti na umeme)
- Nje baada ya mvua ya mvua
- Fukwe na surf ya kupiga
- Upepo, hewa inayotembea
- Dunia (kwa mfano kuzungusha miguu yako kwenye uchafu!)

KUMBUKA:

Ions hasi hupatikana zaidi nje, kwani hewa ya ndani hupoteza polarity yake hasi. Viyoyozi hubadilisha ioni hasi kuwa chanya, ndiyo sababu hewa ya nje hufanya tofauti kama hiyo kwa kufikiria wazi na afya kwa ujumla.

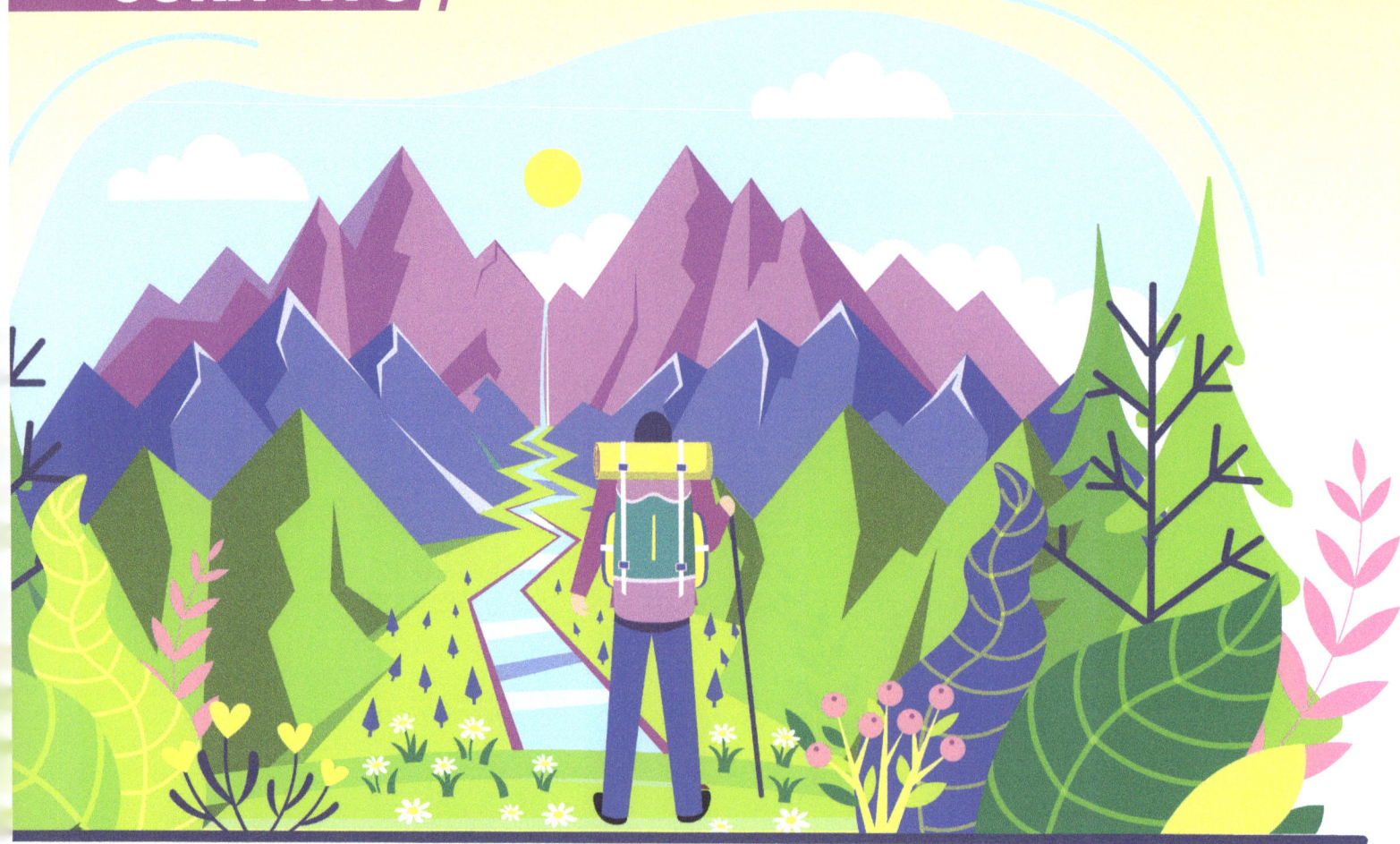

Jinsi ya Kulowea Msituni

1. **TAFUTA MADOA.** Huna haja ya kusafiri ndani ya msitu ili kupata faida za hewa safi ya nje. Angalia tu eneo lolote la kijani kibichi. Inaweza kuwa bustani ya mijini, kuhifadhi asili, au njia kupitia misitu ya miji. Tafuta tu mahali pako pa furaha! Doa bora kwako inaweza kuwa glade ya msitu, au inaweza kuwa nafasi ya jua.

2. **WEKA MAANA YAKO YOTE.** Wacha asili iingie kupitia masikio yako, macho, pua, mdomo, mikono, na miguu. Sikiza kikamilifu, unukie, gusa, na uangalie. Kunywa katika ladha ya msitu, na upumue kwa maana ya furaha na utulivu.

3. **USIHARIKI.** Kutembea polepole kunapendekezwa kwa Kompyuta. Pia ni vizuri kutumia muda mwingi iwezekanavyo. Utaona athari nzuri baada ya dakika ishirini, lakini ziara ndefu, haswa masaa manne, ni bora.

4. **JARIBU SHUGHULI MBALIMBALI.** Unaweza kusoma kitabu msituni, kusoma mimea, kuandika shairi, au kupata masomo mazuri katika maumbile. Unaweza kujitokeza peke yako, au na mwenzako. Japani, wataalamu wa kutembea kwa misitu wanapatikana.

5. **THAMINI UKIMYA.** Moja ya kushuka kwa maisha ya mijini ni kelele za kila wakati. Ikiwezekana, jaribu kupata eneo lenye miti ambalo halina sauti inayotengenezwa na wanadamu. Ukimya yenyewe unaweza kuleta urejesho. Kulingana na msitu, kunaweza kuwa na sauti nyingi za uponyaji. Majani yanayotetemeka, vijito vya maji, nyimbo za ndege, na baraka zingine nyingi za hisia zote hutusaidia kuungana na maumbile, ambayo nayo huleta utulivu na amani.

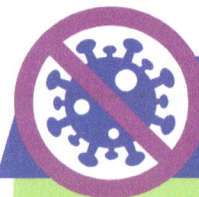

Mpango wa Utekelezaji

→ Fikiria juu ya asilimia ya muda unaotumia ndani na nje. Je! Unakabiliwa na "Shida ya Upungufu wa Asili"? Ikiwa ndivyo, fikiria njia ambazo zinaweza kubadilishwa.

→ Tengeneza orodha ya njia ambazo unaweza kupatikana kwa ions hasi zaidi, na uamue jinsi ya kuanza.

→ Fungua madirisha yako kwa muda wa dakika 10-20 kila siku ili uingie hewa safi (isipokuwa unakaa mahali pa moto sana).vv

→ Fanya azimio la kutoka nje kwa mazoezi mepesi na hewa safi angalau mara kadhaa kila siku.

LINDA PUA ZAKO:
Na Njia Yote ya Upumuaji

Yote Yanaanza Na Pua

- Pua ni maambukizo makubwa na sehemu ya maambukizi ya homa, mafua, na virusi kama vile COVID-19.

- Moja ya sababu ambazo zilifanya COVID-19 kuwa ya udanganyifu na mbaya ni kwamba watu walioambukizwa wanaweza kuwa na kiwanda cha virusi kinachofanya kazi puani lakini wanajisikia vizuri kabisa.

- Watengenezaji wa chanjo nyingi wamegundua umuhimu wa kifungu cha pua katika kupigana na coronavirus kwa kuzingatia chanjo za pua.

- Kulinda pua, mapafu, na njia zote za kupumua ni moja wapo ya hatua muhimu zaidi tunazoweza kuchukua katika vita dhidi ya wavamizi wa virusi.

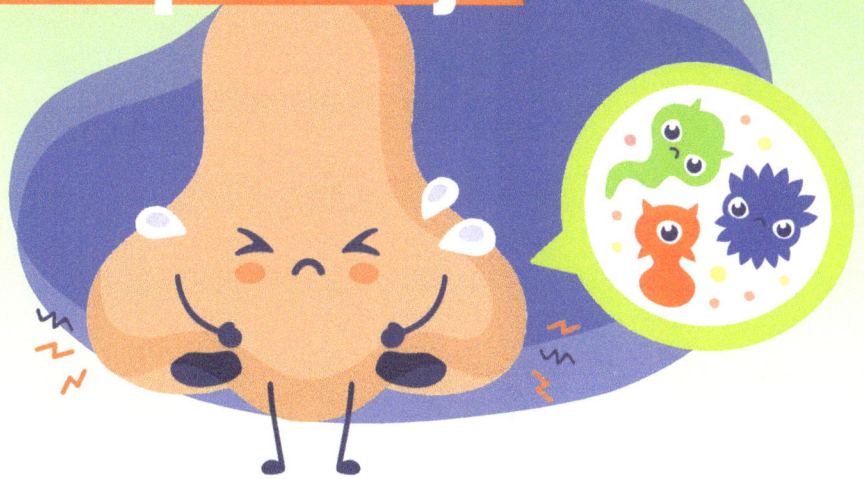

MAELEZO YA PUMZI 101:
Unachopaswa Kujua

- Kwa sababu ya jukumu lake kama kichungi cha hewa (kuondoa uchafu na vijidudu kutoka hewa kabla ya kuingia kwenye mapafu), pua ni moja wapo ya viungo vichafu zaidi vya mwili.

- Mucus, ambayo ni sawa na mwili wa kuruka karatasi, hupiga pua kwa kujaribu kunasa uchafu na viini kabla ya kufika kwenye mapafu. Mucus ni kweli kubeba na protini za kinga ambazo huua bakteria, virusi, na vimelea vya magonjwa.

- Unapopuliza pua yako (au vinginevyo uondoe kamasi kutoka kwa mwili), unaondoa taka ambazo kamasi "zimefungwa" kwa juhudi ya kukukinga na maambukizi.

- Anti-expectorants, ambayo husimamisha au kupunguza kasi ya kamasi wakati una homa au mafua, kwa kweli hufanya kazi dhidi ya juhudi za mwili za kuondoa maambukizo.

- Wakati kutokwa kwa pua kunaweza kuwa "kwa jumla," ni kazi muhimu ya mwili wako kukusaidia kuondoa virusi hatari na wavamizi wengine.

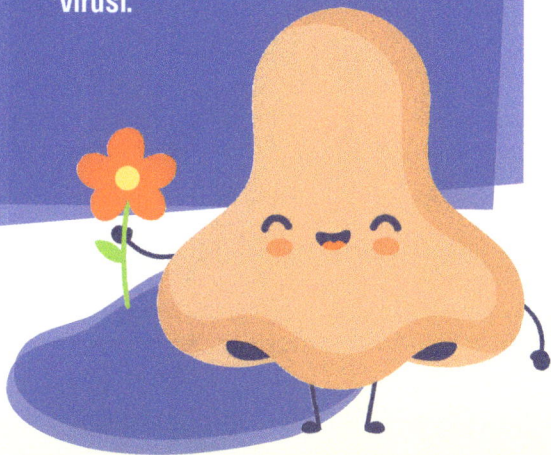

"Minuso" Yako Pia ni "Vionjo"

- Vipokezi vidogo vya harufu kwenye pua yako hufanya mengi zaidi kuliko kuwaambia kama hazina za jokofu zimepita wakati wao wa kwanza.

- Protini zinazotumiwa kugundua harufu fulani (na ladha) ni sehemu muhimu ya mfumo wetu wa kinga.

- Matunda ya ladha ya wanadamu ni mahiri sana katika kugundua machungu, na kwa sababu nzuri, kwani sumu nyingi zinazosababishwa na chakula ni chungu kwa ladha.

- Mtafiti Dkt. Noam Cohen, ambaye alienda "kutokwa" kwa mwili wa mwanadamu ili kuona jinsi pua ikilinganishwa na mdomo na mapafu, aligundua kuwa vipokezi sawa vya kugundua ladha viko katika sehemu zote tatu.

- Wanasayansi wanaamini kuwa mapokezi ya ladha ya pua na mapafu, ambayo kwa wazi hayatumiwi kuonja, husaidia mwili kugundua na kupigana na vimelea.

23

SURA YA 6

Jinsi Tunapumua

- Tunapovuta na kuvuta pumzi, mfumo wa upumuaji huleta oksijeni kwenye miili yetu na kutuma kaboni dioksidi nje.
- Kubadilishana kwa oksijeni na dioksidi kaboni ambayo hufanyika tunapopumua inaitwa "kupumua."

Pua Dhidi ya Kinywa Kupumua

- Wakati hewa inapoingia kupitia pua, huchujwa, hutiwa moto na humidified.
- Kupumua kinywa sio faida kama kupumua kwa pua kwani inapita michakato hii.
- Kupumua kupitia kinywa pia kunaweza kuiacha kavu, na kuongeza hatari ya kunuka kinywa na kuvimba kwa ufizi.

MCHORO WA MFUMO WA UPUMUAJI

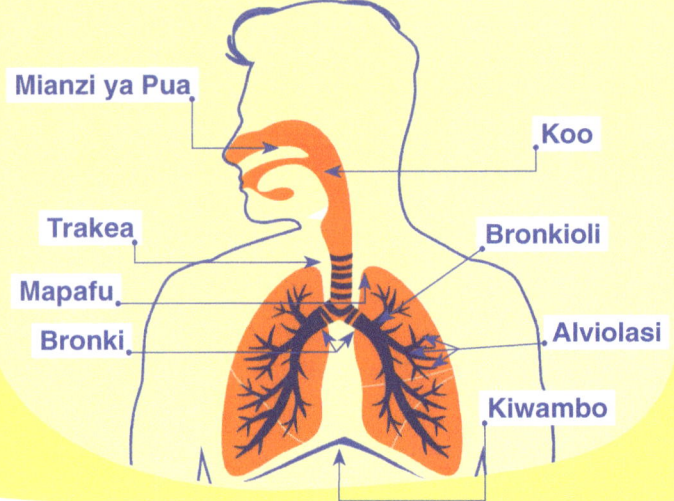

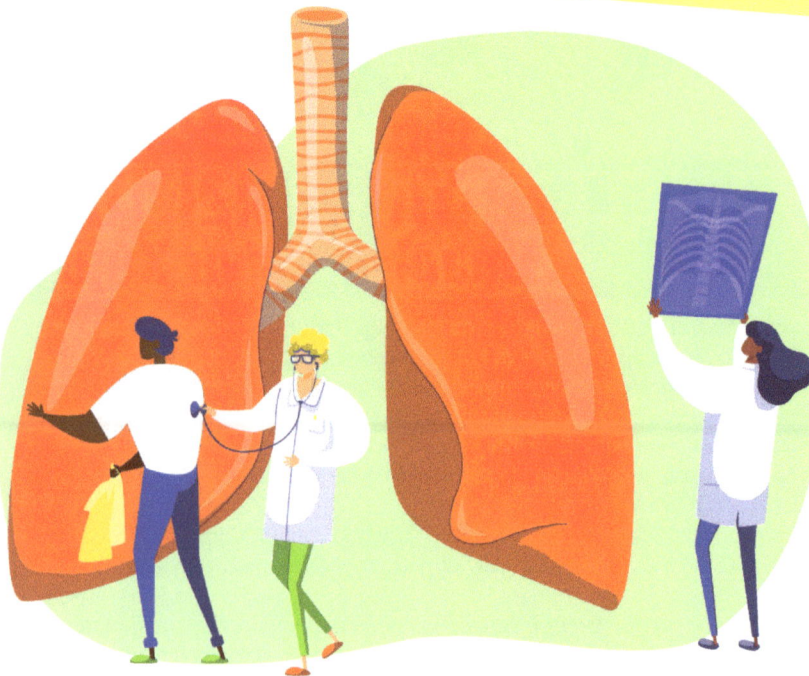

- Mianzi ya Pua
- Koo
- Trakea
- Bronkioli
- Mapafu
- Bronki
- Alviolasi
- Kiwambo

Ukweli wa haraka juu ya mapafu

- Sehemu ya juu ya mapafu yako ni kubwa ya kutosha kufunika uwanja wa tenisi
- Ikiwa njia zako zote za hewa za mapafu zingewekwa kwenye mstari, zingeweza kusafiri karibu maili 1,500
- Wanadamu kawaida hupumua kwa kiwango cha karibu mara 15 kwa dakika
- Mtu wa kawaida huvuta pumzi karibu 22,000 kwa siku na kuvuta pumzi zaidi ya galoni 2,000 za hewa

Namna Mapafu Yako Yanavyokusaidia

Tunapofikiria mapafu, kawaida tunafikiria kupumua au kupumua. Walakini, mapafu hufanya kazi zingine muhimu za mwili pia:

HIFADHI YA DAMU: Mapafu yanaweza kutofautiana ni damu ngapi wakati wowote, kazi ambayo ni muhimu sana wakati wa mazoezi. Mapafu pia hufanya kazi kwa karibu na moyo, na kuusaidia kufanya kazi kwa ufanisi zaidi.

UCHUNGUZI: Mapafu hufanya kazi ya kuchuja vidonge vidogo vya damu pamoja na mapovu madogo ya hewa.

USAWAZISHAJI WA PH: Mapafu hulinda dhidi ya dioksidi kaboni iliyozidi mwilini (ambayo inaweza kuufanya mwili kuwa tindikali) kwa kuongeza kiwango cha kupumua wakati wowote ongezeko la asidi hugunduliwa. Kwa kuongeza kiwango cha

uingizaji hewa, mapafu hufanya kazi ya kutoa gesi nyingi zisizohitajika.

ULINZI: Mapafu husaidia kulinda dhidi ya maambukizo kwa kutoa kinga ya mwili A (kinga ya kinga ya mwili). Ute katika njia za hewa za mapafu pia husaidia kunasa vumbi na bakteria, na kuzisogeza kwenda juu hadi mahali ambapo zinaweza kukohowa au kumezwa. Kwa kuongezea, mapafu yanaweza kutenda kama mshtuko wa moyo wakati mgongano wa mwili (kama ajali) unatokea.

HOTUBA: Mapafu hutoa mtiririko wa hewa kwa usemi.

Mikakati 4 ya Kuweka Mapafu Yako Yenye Afya

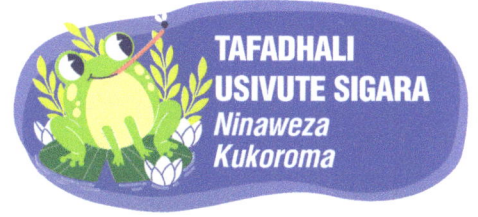

TAFADHALI USIVUTE SIGARA
Ninaweza Kukoroma

MKAKATI №1: Usivute Moshi au Kupumua Moshi wa Pili

- Moshi wa sigara husababisha ugonjwa wa mapafu kwa kuharibu njia za hewa za mapafu. Moshi wa sigara utafanya vivyo hivyo.
- Uvutaji sigara husababisha karibu 90% ya vifo vyote vya saratani ya mapafu.
- Uvutaji sigara hulemaza mfumo wa utakaso wa mapafu (cilia).
- Kwa sababu uvutaji sigara huharibu utendaji wa mapafu, wavutaji sigara wana hatari zaidi ya magonjwa ya kupumua kama vile nimonia na COVID-19.

MKAKATI №2: Epuka Vichocheo vya Mapafu ya kupumua

Uchafuzi wa mazingira hukasirisha njia za hewa na husababisha uchochezi, ambayo inaweza kusababisha mshtuko wa pumu, maumivu ya kifua, kukohoa, kupumua kwa muda mfupi, au kupumua. Mifano ya kuwasha mapafu ni pamoja na:

- Harufu za bandia
- Asbestosi (kemikali yenye sumu inayopatikana katika majengo mengi ya zamani)
- Mvuke wa kemikali, vumbi na ukungu
- Radoni (gesi yenye mionzi inayopatikana kwenye mchanga)

MKAKATI №3: Pata Mazoezi ya Mara kwa Mara

Zoezi la kawaida linaweza kusaidia:

- Kuimarisha misuli ya kupumua
- Mwili hupata oksijeni ndani ya damu kwa ufanisi zaidi

Unapofanya mazoezi, mapafu yako hufanya mazoezi na wewe!

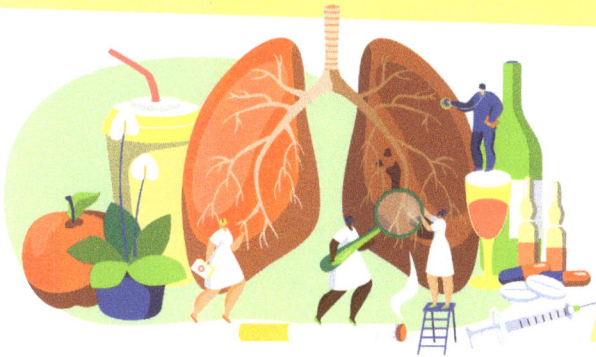

MKAKATI №4: Kula Kuboresha Afya ya Mapafu

Kama viungo vingine vya mwili, mapafu yako yanahitaji mafuta yenye afya. Vyakula vyenye virutubishi vingi huongeza kinga ya mwili, ambayo hupunguza maambukizo. Ifuatayo ni orodha ya chaguzi saba za lishe ili kuepuka:

1. **VYAKULA NA VINYWAJI VYA ASIDI:** Hizi zinaweza kusababisha kiungulia, ambayo (ikiwa inatokea zaidi ya mara mbili kwa wiki) inaweza kusababisha ugonjwa wa asidi ya reflux. Watu walio na ugonjwa wa mapafu mara nyingi hupata kwamba kuzuia au kupunguza vyakula vyenye tindikali (kama machungwa, kahawa, juisi ya matunda, vyakula vyenye viungo, na mchuzi wa nyanya) hupunguza tindikali ya asidi, na dalili za ugonjwa wa mapafu.

2. **VINYWAJI VYENYE KABONI:** Vinywaji vya kaboni husababisha kuongezeka kwa gesi na uvimbe ambao unaweza kuweka shinikizo kwenye mapafu. Wanachangia pia upungufu wa maji mwilini.

3. **KUPUNGUZA BARIDI:** Watafiti wamegundua uhusiano kati ya nitrati katika nyama iliyosindikwa na utendaji duni wa mapafu. Nitrati hizi ambazo hazina afya, ambazo husababisha uvimbe na mafadhaiko kwenye mapafu, hupatikana kwenye bacon, nyama ya kupikia, ham, sausage, na nyama zingine zilizosindikwa.

4. **BIDHAA ZA KIJANA:** Kasomofini katika maziwa huongeza kamasi kwenye matumbo, ambayo inaweza kuwa shida ya kweli kwa watu wanaopambana na utendaji wa mapafu.

5. **ULAJI WA CHUMVI KUPITA KIASI:** Uhifadhi wa maji unaosababishwa na lishe yenye chumvi nyingi huweza kuongeza shinikizo kwenye mapafu, na kuifanya iwe ngumu kupumua.

6. **VYAKULA VYA KUKAVU:** Uvimbe unaosababishwa na nauli iliyojaa grisi huwa unasisitiza kwenye diaphragm, na kufanya kupumua kutosumbuka. Uzito unaosababishwa na chakula cha kukaanga pia huongeza shinikizo kwenye mapafu, ambayo hufanya kupumua kuwa ngumu zaidi.

Ugonjwa Wa Mapafu Wa Kuangalia

- Ingawa saratani ya mapafu, emphysema, na COPD vimekuwa kwenye habari kwa miaka, ugonjwa mbaya wa mapafu ambao haujapata vyombo vya habari vingi umepata umakini zaidi kama matokeo ya janga la UVIKO-19.

- Karibu kesi mpya 50,000 za ugonjwa huu, Idiopathic Pulmonary Fibrosis (IPF), hugunduliwa huko Merika kila mwaka.

- "Fibrosisi" katika IPF inawakilisha tishu nyekundu kwenye mapafu, ambayo inaendelea hadi mahali ambapo inazuia sana kupumua na kuchukua oksijeni.

- Waathirika wengi wa UVIKO-19 kali wameibuka na uharibifu wa mapafu wa muda mrefu sawa na IPF.

- Ugonjwa mbaya, IPF haina tiba inayojulikana na kiwango cha wastani cha kuishi cha miaka 2.5-3.5 tu.

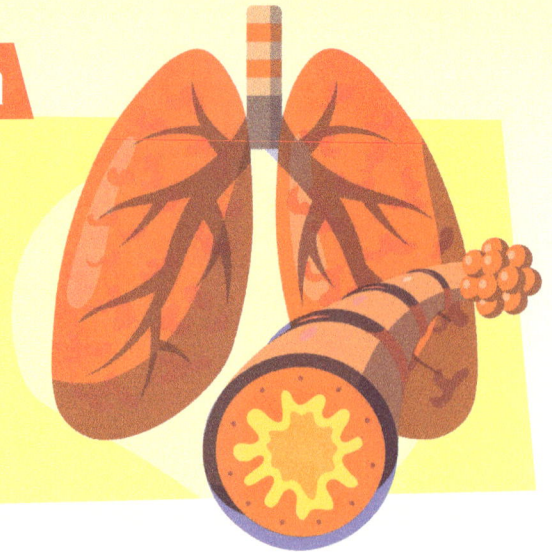

KWA NINI HILI NI MUHIMU?

- **Tunapaswa wote kulinda dhidi ya kitu chochote na uwezo wa kuunda tishu nyekundu kwenye mapafu, pamoja na UVIKO-19, GERD, na kuvuta moshi hatari.**

- **Mkakati bora ni kuwa na bidii juu ya afya yetu ya njia ya upumuaji kwa kuelewa jinsi inavyofanya kazi na kuendelea kufanya kazi ili kuongeza kazi yake**

Uunganisho wa GERD - IPF

- Katika miaka ya hivi karibuni, wanasayansi wamegundua uhusiano mkubwa kati ya IPF na Gastroesophageal Reflux Disease (GERD).

- Inakadiriwa kuwa 90% ya watu walio na IPF wana GERD, ambayo pia inachukuliwa kuwa hatari kwa IPF.

- Katika mjadala wa "ambayo inakuja kwanza", wanasayansi wengine wanadhani GERD inasababisha IPF, wakati wengine wanasema kuwa IPF inasababisha GERD.

- Hii inaweza kuwa kwa sababu kutamani ndogo ya chembe za chakula kwenye mapafu (ambayo hufanyika wakati watu wana GERD) inaweza, baada ya muda, kusababisha kovu kwenye mapafu na mwishowe fibrosis ya mapafu.

- Watafiti wamegundua kuwa wagonjwa wa IPF ambao walisimamia GERD yao waliishi karibu mara 2 zaidi kuliko wale ambao hawakufanya hivyo.

Acha Pua Yako Ifanye Kazi Yake

- Katika miaka ya 1820, mwanasheria mchanga aliyeitwa George Catlin alivutiwa sana na sura nzuri ya Wamarekani wengine hivi kwamba alibadilisha kazi na kutumia maisha yake yote akiandika tabia za Wamarekani Wamarekani.

- Catlin, ambaye alipigwa sana na maisha marefu na kiwango cha chini cha vifo vya watu wa kabila hilo, alielezea afya yao ya kushangaza na mila ya kikabila ya kuhimiza kupumua kwa pua tangu utoto (kati ya tabia zingine).

- Mtafiti huyu wa mapema aliamini kuwa kupumua kwa pua kulisababisha vifungu pana vya pua na uwezo wa kupumua wa kushangaza ambao uliwaruhusu Wamarekani Wamare kuteleza kwa maili bila kuonekana kukosa pumzi.

- Catlin aliandika uchunguzi wake katika kitabu chake cha karne ya 19 "Funga Kinywa Chako na Uokoe Maisha Yako."

- Leo, wengi wanatambua uhalali wa wazo kuu la Catlin: kwamba njia moja bora ya kulinda mapafu yetu na njia ya upumuaji ni kuruhusu pua zetu zifanye kazi yake - kwa kupumua kupitia hiyo badala ya vinywa vyetu (hata wakati wa kulala).

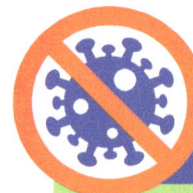

Mpango wa Utekelezaji

→ Ikiwa "umeishi na" maambukizo sugu ya sinus, jaribu kuzingatia hilo kwa nuru mpya. Je! Kweli unataka kiwanda cha virusi halisi kinachoishi ndani ya pua yako?

→ Kuchukua maoni yaliyotolewa katika sura hii, fanya na utekeleze mpango wa kuboresha afya ya pua yako na njia nzima ya upumuaji.

→ Ikiwa una reflux ya asidi mara kwa mara, au unapumua kinywa kawaida, fikiria jinsi unaweza kuboresha tabia zako katika maeneo hayo.

PONYA TUMBO LAKO

Vidudu Ni Rafiki Zako

TUMBO LAKO = MFUMO WAKO WA UMENG'ENYAJI

Kidokezo: Ikiwa sio afya, huwezi kuwa pia.

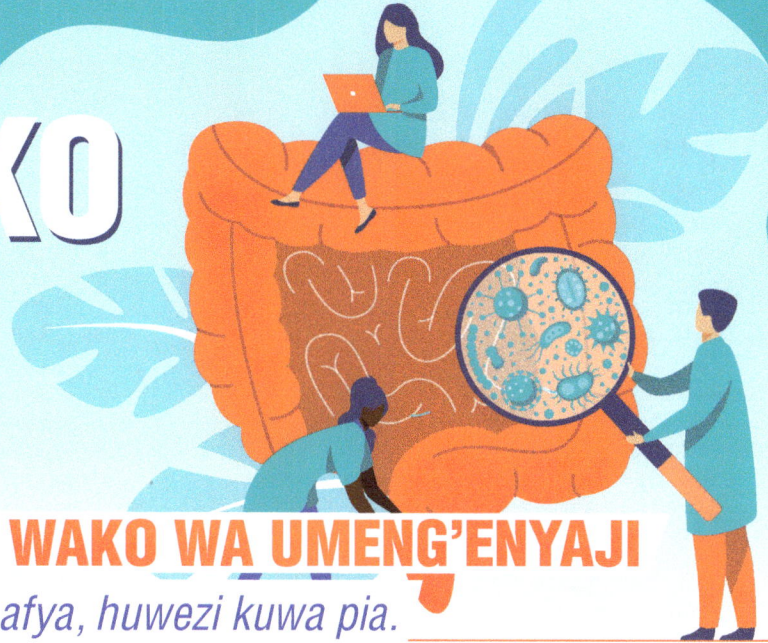

Mambo 7 Muhimu Unayopaswa Kujua Kuhusu Utumbo Wako

1 Viumbe karibu trilioni 40 huishi ndani ya utumbo wako!

Mwili wa mwanadamu una bakteria nyingi sana ambazo tumeitwa "matembezi ya kutembea ya bakteria." Chachu, kuvu, na vimelea pia vyote viko kwenye mchanganyiko wa vijidudu. Wahusika wengine wanaopenda kuingia ndani ya utumbo wako ni pamoja na:

- Bacteriophages (teeny monsters ndogo za virusi ambazo huambukiza na kula bakteria wazuri)
- Archaea (vijidudu vyenye kupenda asidi ambavyo hutoa gesi ya methane, ambayo hutolewa wakati "unavunja upepo")

2 Mfumo-ikolojia unaokaa ndani ya utumbo wako, au "maikrobaiomu" kama inavyoitwa, ni sawa na ile ya mama yako.

Watoto waliozaliwa kawaida hutiwa chanjo ya kwanza na microbiome ya mama yao wakati wanapitia njia ya kuzaliwa. Uunganisho hauishii hapo. Watafiti wamegundua kuwa, microbiome yako ya utumbo, ambayo ni ya kipekee kwako, itakuwa sawa na ya mama yako (ikifuatiwa na ndugu zako). Kwa hivyo yote ambayo huzungumza juu ya ushawishi wa kabla na baada ya kuzaa sio bandia baada ya yote. Kwa kufanana kwa familia, zinafika hadi kwenye matumbo yetu!

3 Maikrobaiomu ndani ya utumbo wako "imeibuka" tangu utotoni, na bado inaweza kubadilika.

Kabla ya kuzaliwa, watoto hawana microbiome ya utumbo kabisa. Baada ya chanjo ya mfereji wa kuzaliwa, microbiome ya mtoto inaathiriwa sana na lishe na usafi zaidi ya miaka saba ya kwanza ya maisha. Mfiduo wa bakteria zingine (kwa mfano kucheza kwenye uchafu au na wanyama wa kipenzi wa nyumbani) pia huimarisha microbiome ya utumbo. Msingi wa microbiome ya mtoto umeathiriwa sana na mahali anapoishi na sababu zingine za mtindo wa maisha. Wakati mimea na mimea inaweza kuboreshwa baadaye maishani, kila wakati itaweka alama ya kidole kutoka kwa miaka ya kwanza - ambayo inafanya kuwa muhimu sana.

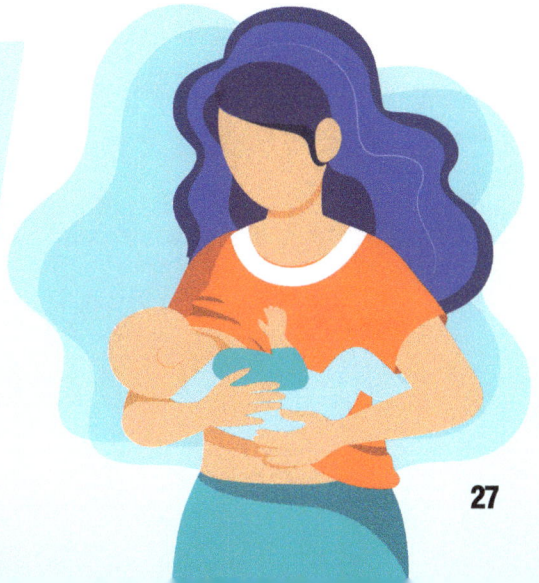

27

4 Maikrobaiomu yako ya utumbo ina athari kubwa kwenye ubongo wako.

Microbiome yako ya matumbo huathiri mhemko wako, furaha, motisha, na hata utendaji wa akili. Hiyo ni kwa sababu karibu 90% ya serotonini, au "nyurotransmita ya furaha" katika mwili wako, hutengenezwa na vijidudu kwenye utumbo wako. Halafu kuna "ujasiri wa vagus," ambayo bakteria kwenye utumbo wako huwa katika mawasiliano ya kila wakati na ubongo. Ingawa hii inaweza kusikika kuwa ya kutisha, habari njema ni kwamba unaweza kudhibiti mengi yanayoendelea ndani ya utumbo wako, na athari inayoathiri michakato yako ya kufikiria, na kile unachokula! Ndiyo sababu utumbo umeitwa "ubongo wa pili."

5 Kuna "vita vya bakteria" vinavyoendelea ndani ya mwili wako.

- "Wavulana wazuri" na "wabaya" wanapiga vita kwenye utumbo wako.
- Wakati "watu wazuri" wanapoangalia "watu wabaya", mfumo wa ikolojia wa mwili uko katika usawa na yote ni sawa. Lakini wakati "watu wabaya" walipozidi "watu wazuri," ugonjwa unagonga mlangoni.
- "Watu wabaya" inaweza kuwa bakteria, virusi, vimelea, vimelea, au mawakala wengine wa kuambukiza.
- "Wavulana wazuri" ni seli nyeupe za damu na bakteria wazuri, ambao huepuka virusi kwa njia ile ile kama maelezo ya usalama yangeweza kupigana na kundi la wezi.
- Ulinzi wa asili wa mwili wako, ambao ulibuniwa kuwazuia wavamizi wa kukuza magonjwa, huitwa kinga.
- Maambukizi ni vita tu kati ya viumbe vinavyovamia na "watetezi wazuri" ndani ya mwili wako.

6 Utungaji wa utumbo wako ni utabiri mzuri wa ikiwa wewe ni mcheshi au konda.

Watafiti wamegundua kuwa, wanapoangalia microbiome ya utumbo wa mtu, wanaweza kusema kwa usahihi wa 90% ikiwa mtu huyo ni chubby au konda. Hii inasababisha athari za kupendeza kwa wale walio na uzito kupita kiasi, kwa athari ya kufanya lishe na mabadiliko ya mtindo wa maisha ambayo yanaathiri vyema kemia ya utumbo.

7 Utumbo wako huamua jinsi mwili wako unavyolishwa vizuri.

Afya ya utumbo wako mdogo huathiri jinsi mwili wako unatoa nguvu na virutubishi kutoka kwa chakula unachokula. Utumbo wenye afya pia umefungwa kwa karibu na kimetaboliki yenye afya.

Jihadharini na "Matangazo Yako Dhaifu"

- Karibu na mwisho wa siku, watu wengi huhisi wamechoka na wamechoka.
- Hali hii ya uchovu hudhoofisha kinga ya mwili.
- Kuhisi udhaifu huu, kuvu na bakteria mbaya wanaruka juu ya fursa ya kuzidisha.
- Kama wavamizi wanavyosasisha injini zao, ndivyo hamu ya carbs iliyosafishwa, sukari, chokoleti, bia, divai, au pombe kali.
- Ikiwa unalisha tamaa hizi - haswa wakati wa usiku - unalisha kweli vijiumbe vibaya ndani ya mwili wako.
- Ndio maana hata glasi moja ya divai jioni, ambayo inaonekana na wengi kama njia isiyo na madhara ya kupumzika, inaweza kufanya maisha kuwa magumu sana kwa "watu wazuri" wanaopambana na utumbo wako.

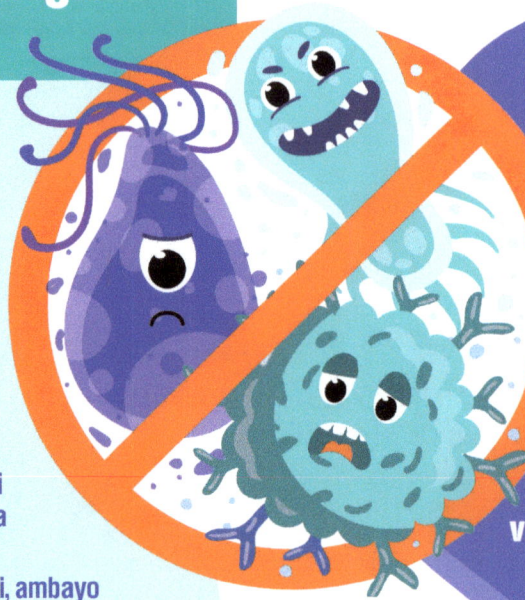

Mmarekani wastani anakula gramu 15 za nyuzi kwa siku, badala ya 35 ambazo wanahitaji kwa utumbo wenye afya. Kwa kuongezea, lishe ya wastani ya Amerika ni 10% ya vyakula vya mmea, 60% ya vyakula vilivyosindikwa, na 30% ya bidhaa za wanyama.

KAZI MUHIMU AMBAZO MFUMO WA TUMBO HUFANYA

Kwenye mfumo wa tumbo, bakteria wazuri:

- Tambua "watu wabaya" na uwatoe nje ya mfumo.
- Saidia mwili katika mchakato wa kunyonya virutubisho na kugeuza kuwa nishati.
- Fanya kazi kuweka bakteria mbaya ndani ya utumbo ambapo inaweza kushughulikiwa - na mbali na viungo muhimu vya mwili.

Ndio sababu vita vingi kwa afya yako - na kudhibiti mfumo wako wa kinga - hushindwa au kupotea kwenye utumbo.

Jinsi wakati wa kula huathiri afya ya utumbo:

- Usiku unapoenda kulala mwili wako huingia katika pumziko, ukarabati, na kurudisha awamu ya uponyaji.
- Wakati mwili wako na akili yako iko katika "hali ya kuzima," nguvu yoyote ya ziada hupelekwa kwa sehemu kubwa zaidi ya mfumo wako wa kinga - utumbo mkubwa.
- Kama kawaida, bakteria wako wa "matumbo mzuri" wamesimama walinzi, tayari kushambulia na kula idadi kubwa ya vijidudu vya vimelea (kama vile bakteria "mbaya" na kuvu) wanaokuja.
- Ikiwa unakula kabla ya kwenda kulala, na haswa ikiwa unachokula ni sukari iliyosafishwa au wanga, umezidiwa tu na bakteria wabaya wanaoishi kwenye njia yako ya kumengenya.
- Nishati muhimu ambayo ilihitajika kula wavamizi wa vimelea lazima sasa iwe imeelekezwa kuchimba chakula ulichokula tu.

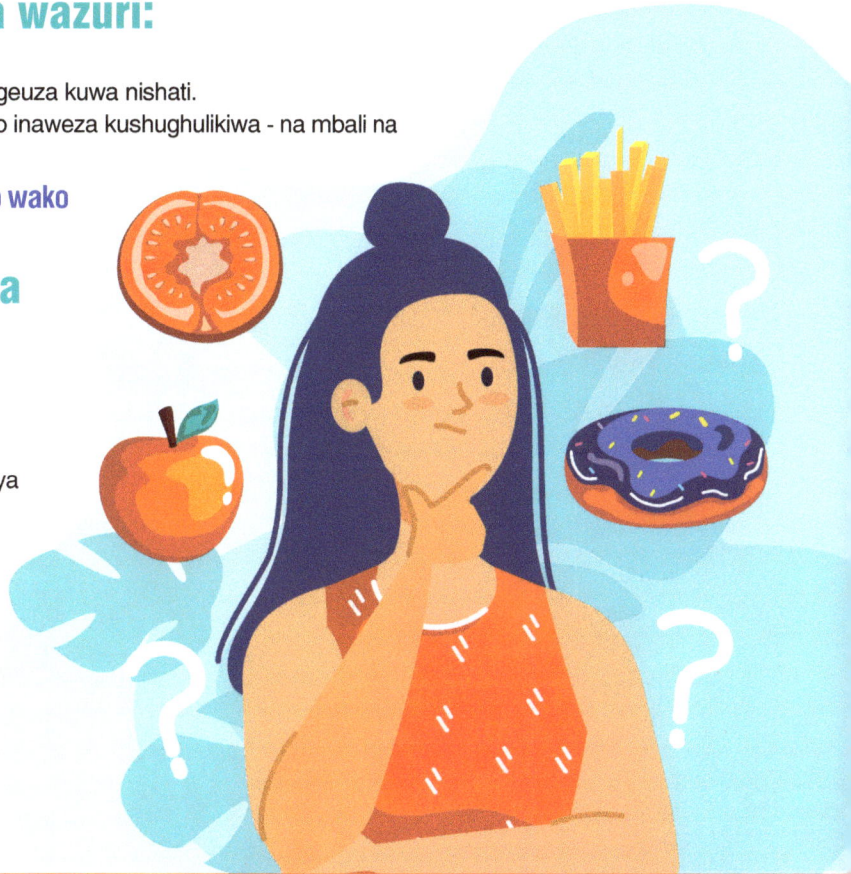

Utumbo Wako Unaobadilika

Vidudu vinavyoishi ndani ya utumbo wako sio wakaazi wa kudumu. Kama wakaazi wa jiji linalostawi, "wakaazi" katika makazi yako ya vijidudu huja na kupita kwa muda. Watafiti wameripoti kwamba microbiome tofauti zaidi ni microbiome yenye afya. Kwa maneno mengine, aina zaidi ya bakteria wa gut wenye afya wanaofanya kazi ndani ya mfumo wako, ni bora zaidi. Utofauti huu husababisha utumbo wenye uwezo zaidi na ushupavu. Habari njema ni kwamba tunaweza kudhibiti aina ya bakteria wanaoishi ndani ya utumbo wetu. Wakati vitu kadhaa vinavyoathiri microbiome yetu ni ngumu ikiwa haiwezekani kubadilika (k.v. maumbile, ugonjwa, au hafla za kusumbua), tunaweza kurekebisha na kudhibiti lishe yetu na tabia zingine za mtindo wa maisha.

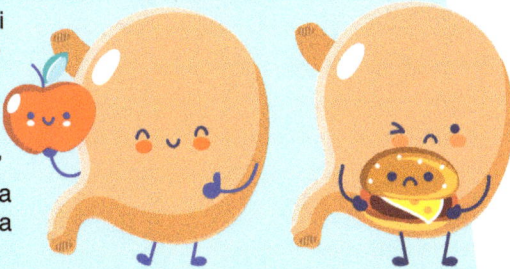

Vyakula 3 Vinapendwa na Bakteria "Mbaya" wa Utumbo

1. Vyakula vilivyosindikwa sana na / au wanga iliyosafishwa
2. Sukari (pamoja na bandia vitamu)
3. Bidhaa za wanyama

Vichocheo vingine vya kawaida vya Tumbo isiyofaa

- Vinywaji vya pombe
- Antibaiotiki
- Dawa fulani
- Viwango vya juu vya mafadhaiko
- Utaratibu wa kulala na kula
- Chakula cha chini cha nyuzi
- Ukosefu wa usingizi

MIKAKATI 5 YA AFYA LA TUMBO

1. **MLO UTOKANAO NA MIMEA.** Chakula cha msingi wa mmea ambacho ni pamoja na matunda anuwai, jamii ya kunde, mboga mboga, na nafaka nzima huongeza utofauti wa utumbo mdogo, na kuifanya chakula bora kabisa kwa kuboresha afya ya utumbo.

2. **VYAKULA VYOTE:** Kwa sababu tu chakula ni cha mimea haimaanishi kuwa ni afya. Muhimu ni kula vyakula "kamili" vya mimea, ambayo inamaanisha kula vyakula hivyo katika hali ya asili, isiyojitayarisha iwezekanavyo. Kwa utumbo wenye afya, mboga za bustani ziko ndani na vyakula vya kusindika viko nje.

3. **PUNGUZA MFIDUO WA DUNIA.** Unaweza kujaribu pia kuosha mboga ambazo sio za kikaboni na suuza ya kuoka.

4. **VYAKULA VYENYE FAIBA KWA WINGI:** Wakati probiotics imepata umakini mwingi, nyuzi ni "kazi" katika kudumisha utumbo wenye afya. Vyakula vyenye nyuzi nyingi, haswa mimea, ni orodha ya chaguo kwa bakteria wazuri.

5. **UANUWAI WA MLO:** Bakteria tofauti - hata zile nzuri - hupenda vyakula tofauti. Kwa hivyo kula upinde wa mvua! Unaweza pia kuchanganya vitu kwa kula kwa msimu, epuka "safu" za lishe, na kujaribu vitu vipya. Kula safu anuwai ya matunda na mboga ni moja wapo ya mambo bora unayoweza kufanya kwa utumbo wako.

Dazani Chafu

STROBETI

SPINACHI

KALE KOLADI NA MAJANI YA HARADALI

NAKTERINI

TUFAHA

ZABIBU

CHERI

MIPICHI

MAPEA

PILIPILI KENGELE NA KICHAA

FIGILI

NYANYA

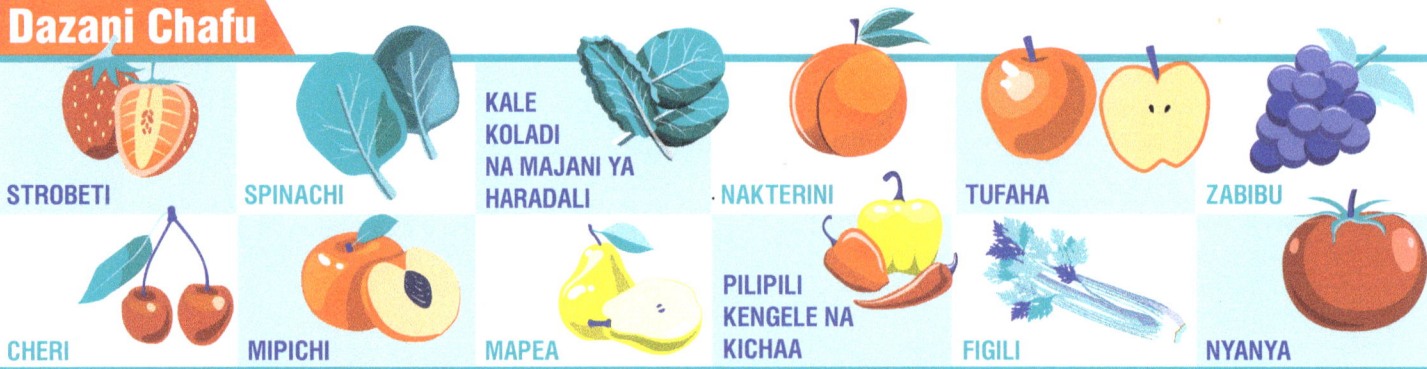

VYAKULA MADHUBUTI VINAVYOLISHA BAKTERIA WAZURI KIAFYA

Vyakula hivi vinavyoongeza kinga pia huongeza kimetaboliki, kupambana na uvimbe, na kusaidia kuzuia saratani ya koloni:

NDIZI: Hupambana na kuvimba, utulivu bakteria ya utumbo

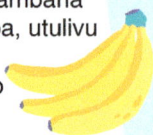

MAHARAGWE: Kuongeza shibe na ngozi, toa asidi ya mafuta mafupi

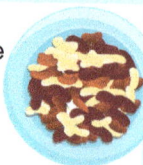

BLUUBERI: Kuongeza mfumo wa kinga, kuharibu bakteria hatari

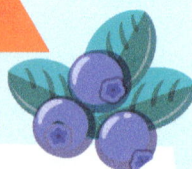

MBEGU ZINAZOSULIKWA KAMA BROKOLI: Vyakula vyenye sulfuri, hupambana na uvimbe na saratani.

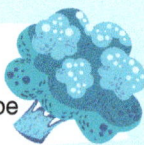

NAFAKA NZIMA: Saidia kulisha, kukua, na kudumisha bakteria wa tumbo wenye afya

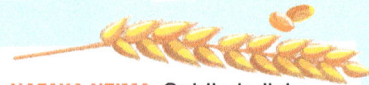

POLENTA: Kiwango cha juu cha faiba, ladha murua

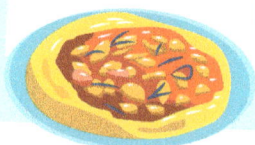

YOGATI YA MIMEA: Inaboresha afya ya njia ya matumbo, inasaidia utendaji wa mfumo wa kinga

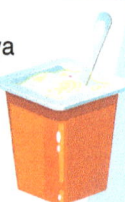

TEMPEHA: Inaondoa bakteria mbaya, huongeza ngozi ya virutubisho

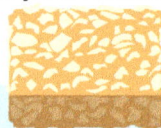

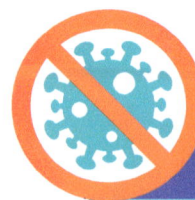

Mpango wa Utekelezaji

→ Fikiria afya ya utumbo wako, na uamue ikiwa inaweza kuboreshwa au la.

→ Pitia sura hii, na ufanye orodha ya mabadiliko ya lishe unayoweza kufanya ili kuboresha utumbo.

→ Panga jinsi unaweza kuweka mabadiliko hayo katika hatua, na kuanza!

MLO USIOTAKIWA NYAKAZI ZA MTANDUKO

Faida za kushangaza za Kutoa Vitu

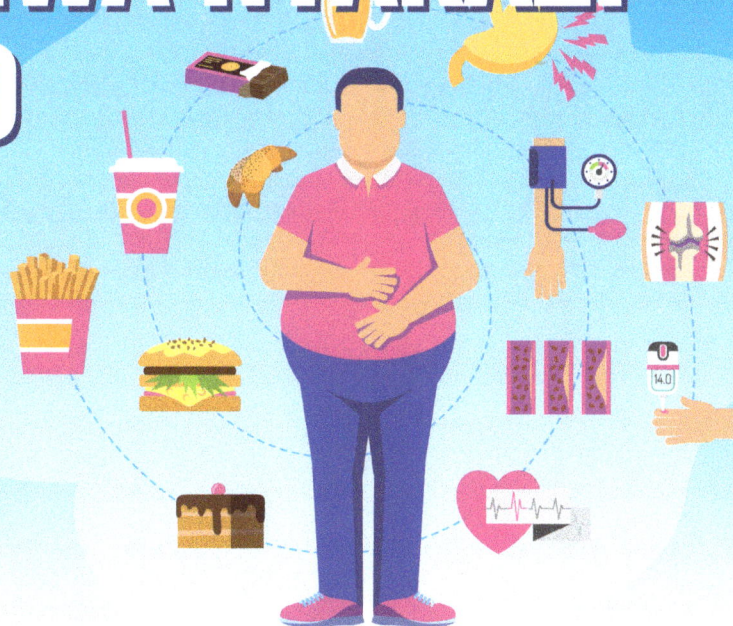

"Nyakati za Mtanduko" Zinafananaje na Kwaresima, Ramadhani, na Yom Kippur?

Kila mwaka, wafuasi wa imani fulani "huacha" kitu kama sehemu ya mazoezi yao ya kidini:

- Wakati wa sherehe ya mwezi mzima ya Kwaresima kila mwaka, Wakatoliki wengi huacha "jambo moja."
- Mnamo Yom Kippur, siku takatifu zaidi ya mwaka kwa imani ya Kiyahudi, mcha Mungu huepuka chakula na vinywaji kwa masaa 24.
- Wakati wa mfungo wa Ramadhan wa mwezi mzima, Waislamu hawali, kunywa au kushiriki katika shughuli yoyote ya mapenzi kati ya kuchomoza kwa jua na machweo.

Kujikana hii yote kumefungua milango kwa wanasayansi kusoma athari za "kutoa" hata jambo moja tu kwenye mfumo wa kinga. Kama inavyotokea, kufanya hata mabadiliko moja ya lishe inaweza kubeba ngumi yenye nguvu ya kuongeza kinga. Ambayo inaibua swali muhimu:
Je! Ikiwa - ikiwa ni nini - kutoa hata kitu kimoja kawaida
Je! inaweza kutoa msaada mkubwa kwa afya yako na maisha marefu

→ Huku watu wengi wakijiburudisha kwa njia kali (kwa mfano kutumbukia polar!) Wakati wa "Nyakati za Gonjwa," ni nini kinachotikisa dunia juu ya pink-kuteleza chakula au kinywaji kinachopendwa kawaida? Kwa faida kubwa ya afya yako, unaweza hata kuchukua "kutumbukia" na kufuta orodha nzima ya vyakula vyenye madhara. Nyakati ngumu zinahitaji hatua kali. Kwa nini usipe mfumo wako wa kinga kila faida inayowezekana katika kupambana na virusi vyovyote vinavyoweza kukujia?

Maendeleo kidogo kila siku huongeza matokeo makubwa.

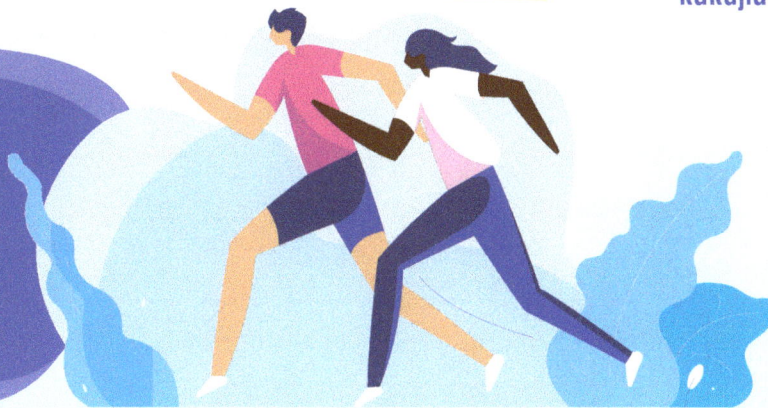

WEWE UNA MWILI MMOJA TU, HEKALU MOJA KUJALI. NI SAWA KUANZA LEO!

MLO HAPANA-KWENDA №1: Sukari

Ingawa sukari inaweza kuonekana kama faraja, sio yako rafiki. Sukari hufanya mambo mabaya kwa mwili kwa:

- Kupunguza utendaji wa kinga kila wakati inaliwa
- Kupunguza uwezo wa seli nyeupe za damu kupambana na bakteria wa kigeni
- Kuongeza alama za uchochezi katika mfumo wa damu
- Kuingilia usafirishaji wa mwili wa vitamini C ya kuongeza kinga
- Kuharibu mimea nzuri ya utumbo, ambayo huzidisha zaidi utendaji wa mfumo wa kinga
- Kuchochea madini kutoka kwa mwili (kuupa uwezo wa kipekee wa kuwafanya watu wanene na wasio na lishe kwa wakati mmoja)

JARIBU HII: Ili kukidhi jino tamu, kula tende, asali, mananasi kavu, au mguso wa siki ya maple.

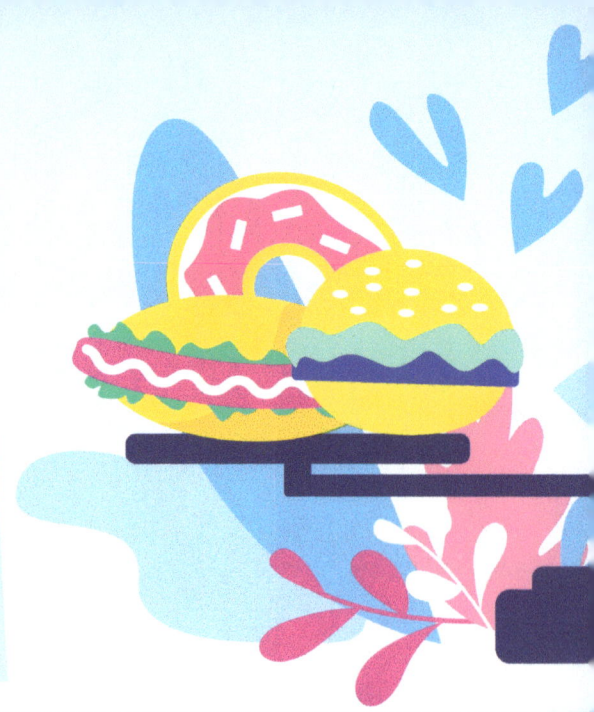

Changamoto za kiafya Zinazosababishwa na Sukari

Mbali na karatasi hapo juu ya tabia mbaya, matumizi ya sukari kwa kiasi kikubwa huongeza hatari ya changamoto kadhaa za kiafya na magonjwa, pamoja na:

- Kwa kuongezea, sukari haina thamani ya lishe. Ndiyo sababu inaitwa "kalori tupu."
- Chunusi
- Ugonjwa wa Alzeima
- Saratani
- Ugonjwa wa moyo
- Huzuni
- Ugonjwa wa kisukari
- Uchovu
- Maumivu ya kichwa
- Shinikizo la damu
- Shinikizo la damu
- Shida za akili
- Matatizo ya hisia na tabia
- Magonjwa ya Ini ya Mafuta yasiyo ya kileo (NAFLD)
- Unene kupita kiasi
- Kuoza kwa meno

Kwa kuongezea, sukari haina thamani ya lishe. Ndiyo sababu inaitwa "kalori tupu."

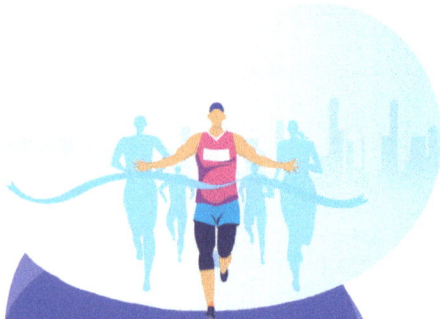

Usipunguze changamoto zako. Changamoto mipaka yako.

— Tony Robbins

MLO HAPANA-KWENDA №2:
Unga mweupe (na vyakula vingine vilivyosafishwa au kusindika)

Unga mweupe ni hatari kwa sababu:

- Haraka hubadilika kuwa glukosi mwilini, na hivyo kuongeza ulaji wa sukari, ambayo hupunguza mfumo wa kinga kwa kupunguza idadi ya seli nyeupe za damu mwilini.
- Inazuia uwezo wa mfumo wa kinga kushambulia bakteria hatari
- Husababisha miiba ya sukari kwenye damu na shambulio, na mabadiliko ya mhemko unaofuatana na kukimbia kwa nishati

Kama unga mweupe, "unga wa ngano ulioboreshwa" pia unaashiria hiyo yaliyomo kwenye kifurushi ni chakula kilichosindikwa. Vyakula vilivyosindikwa:

- Jaza tumbo na vyakula visivyo na virutubisho, vyenye nyuzi nyororo kidogo
- Kawaida huwa na viungo vingine hatari kama vile syrup ya nafaka ya juu ya fructose, viungo bandia, na mafuta ya mafuta
- Kwa ujumla huwa na chumvi nyingi

JARIBU HII: Badilisha chaguzi zilizosafishwa za vyakula na chaguzi ambazo ni pamoja na unga au nafaka, na jaribu kutengeneza vitafunio vyenye afya haraka na rahisi.

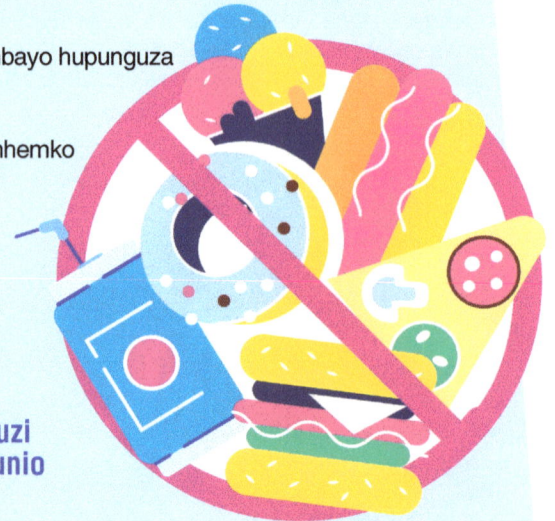

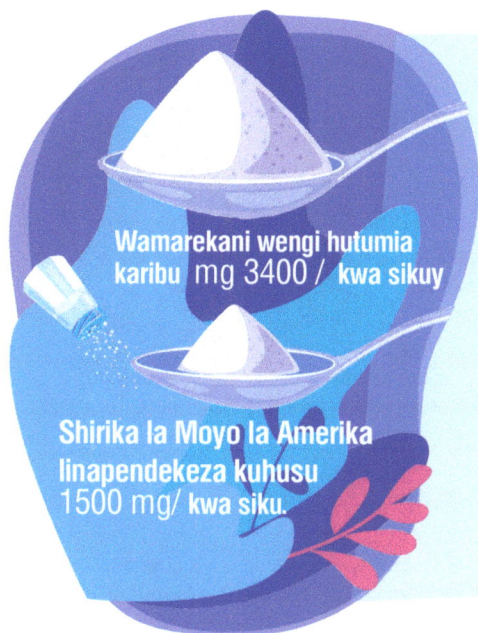

MLO HAPANA-KWENDA №3:
Chumvi kupita kiasi

Watu wengi wanajua kuwa lishe iliyo na chumvi huchangia shinikizo la damu. Uchunguzi wa hivi karibuni umeonyesha kuwa ulaji mwingi wa chumvi ni mbaya kwa mfumo wa kinga pia. Katika utafiti mmoja, panya ambao walilishwa lishe yenye chumvi nyingi walipata maambukizo mabaya zaidi ya bakteria kuliko panya ambao walitumia chumvi kidogo. Katika utafiti mwingine, wajitolea wa kibinadamu ambao walikula gramu sita za chumvi kwa siku walikua na upungufu wa kinga. Kukata vyakula vya haraka na / au vyakula vilivyosindikwa ni njia rahisi ya kupunguza ulaji wa chumvi. Kwa wale wanaohusika na iodini, vyakula vingi vilivyosindikwa havina chumvi iliyo na iodini, kwa hivyo iodini inahitaji kutoka kwa vyanzo vingine hata hivyo (ikiwezekana chumvi unayotumia kupikia).

KUMBUKA: Wakati watu wengi wanahitaji kupunguza ulaji wa chumvi, kukata chumvi kabisa sio wazo nzuri. Lishe muhimu, chumvi husaidia mwili kusawazisha maji na kudumisha shinikizo la damu.

Wamarekani wengi hutumia karibu mg 3400 / kwa sikuy

Shirika la Moyo la Amerika linapendekeza kuhusu 1500 mg/ kwa siku.

MLO HAPANA-KWENDA №4:
Maziwa (na bidhaa zingine za maziwa)

Kwa miaka mingi, maziwa na bidhaa za maziwa zimesifiwa kama vyanzo muhimu vya kalsiamu na protini. Katika nyakati za hivi karibuni, bidhaa za maziwa zimehusishwa kwa karibu na saratani na changamoto zingine za kiafya. Katika utafiti mmoja, wanasayansi kutoka Chuo Kikuu cha California waligundua kuwa bidhaa za maziwa zina molekuli iitwayo Neu5Gc ambayo kwa asili haizalishwi na wanadamu. Seli za binadamu huguswa na Neu5Gc kwa kutengeneza kingamwili dhidi yake. Baada ya miaka ya kunywa maziwa, uzalishaji huu wa kingamwili unasababisha mwitikio dhaifu lakini unaoendelea wa uchochezi. Kuvimba sugu, pamoja na kupungua kwa utendaji wa mfumo wa kinga, kwa muda mrefu imekuwa ikihusishwa na saratani. Maswala mengine na maziwa husababishwa na kasini, moja ya protini zake za msingi. Katika mwili wa binadamu, kasini huvunjika na kuwa kiwanja chenye hatari kinachojulikana kama beta casomorphin-7 (BCM7). Mbali na kuathiri mhemko, kiwanja hiki kinachohusiana na morphine husababisha hamu ya bidhaa za maziwa. BCM7 imehusishwa na magonjwa ya moyo; pia ina athari mbaya kiafya kwenye matumbo madogo, utendaji wa homoni, na mfumo wa kinga. Kwa kuongezea, bidhaa za maziwa zinaunda kamasi kwa watu wengi, ambayo huwafanya wawe katika hatari zaidi ya kupata homa au homa.

JARIBU HII: Kuna maziwa mengi ya kupendeza na hata mbadala za jibini zinazopatikana siku hizi. Wakati mwingine ukiwa dukani, jaribu kitu kipya!

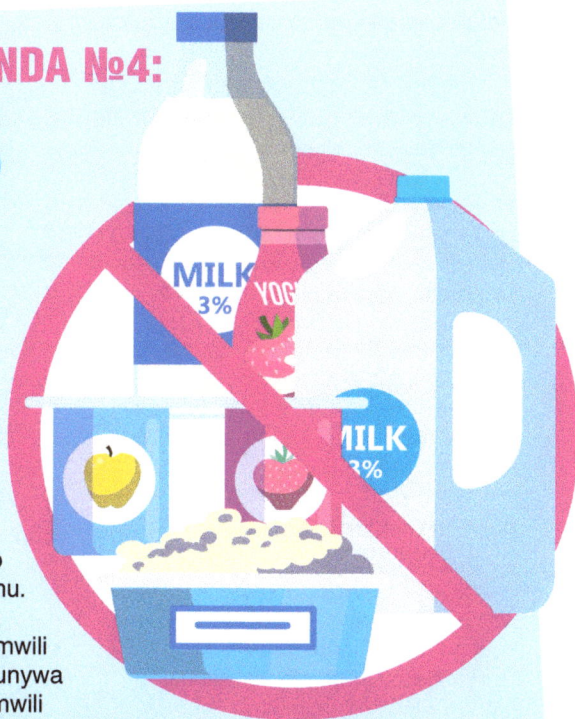

MLO HAPANA-KWENDA №5:
Vyakula vya kukaanga

Chakula cha kukaanga ni mbaya sana kwa mfumo wa kinga, kwa sababu kadhaa

- Kwa sababu ya mafuta yote mabaya ambayo yana, vyakula vya kukaanga huongeza cholesterol katika miili yetu, ambayo nayo huongeza uvimbe na hupunguza utendaji wa mfumo wa kinga.

- Vyakula vya kukaanga vina viwango vya juu vya molekuli inayojulikana kama bidhaa za mwisho za glaikesheni (AGEs). AGE hufikiriwa kudhoofisha mfumo wa kinga kwa kumaliza mifumo ya mwili ya antioxidant, kuathiri vibaya bakteria wa utumbo, kukuza uchochezi, na kusababisha kutofaulu kwa seli. Watafiti wanaamini kuwa lishe iliyo na umri wa miaka mingi inaweza kuongeza hatari kwa saratani fulani, magonjwa ya moyo, malaria, na ugonjwa wa kimetaboliki.

- Vyakula vya kukaanga vina acrylamide, ambayo inaaminika kuwa, wakati inaliwa kwa kiwango cha kutosha, kansajeni hatari.

JARIBU HILI: Ikiwa unapenda sana chakula cha kukaanga, jaribu kuoka badala ya kukaanga, au wekeza kwenye kaanga ya hewa.

33

MLO HAPANA-KWENDA №6: Nyama

Kama vyakula vya kukaanga, nyama iliyosindikwa na iliyochomwa ina viwango vya juu vya kusababisha saratani. Nyama zilizosindikwa pia zina mafuta mengi, ambayo huchangia kuvimba kwa kimfumo na kupunguza utendaji wa mfumo wa kinga. Ulaji mwingi wa nyama iliyosindikwa na kuchomwa imehusishwa na hatari kubwa ya saratani ya koloni, kati ya magonjwa mengine. Kama chakula chenye asidi nyingi, nyama ya aina yoyote hushauri pH ya mwili katika mwelekeo mdogo wa alkali, ambayo husababisha viwango vya chini vya madini kama magnesiamu, kalsiamu, potasiamu na bikaboneti mwilini. Nyama iliyonunuliwa au iliyochomwa pia ina kiwango kikubwa cha benzo (a) pairini inayosababisha saratani. Ukweli huu ni ncha tu ya "nyama ya nyama."

JARIBU HII: Kula kunde zaidi.

MLO HAPANA-KWENDA №8: Kahawa

Je! Pombe inayopendwa ya asubuhi ya Amerika inahusiana na kazi ya mfumo wa kinga? Kama inageuka, mengi. Kahawa imeonyeshwa kwa:

- Kuchochea kutolewa kwa homoni za mafadhaiko (k.m. cortisol) ambayo huathiri utendaji wa mfumo wa kinga
- Zuia uzalishaji wa kingamwili za kupambana na maambukizo mwilini
- Changia kukosa usingizi (ambayo huongeza kuharibika kwa mfumo wa kinga)

Kahawa pia hufuatana mara kwa mara na donuts, ambayo, kama ilivyoelezwa katika "Lishe No-Go" juu ya sukari, husababisha athari zingine za kuumiza.

JARIBU HII: Ikiwa unajitahidi kuamka, jaribu kuoga moto na baridi! Unaweza pia kujaribu mbadala ya kahawa au chai ya mimea.

MLO HAPANA-KWENDA №7: Pombe

Wakati jamii kwa ujumla inaonekana kufikiria pombe ni ngumu kuacha, ukweli ni kwamba faida kubwa za kiafya zitapatikana kwa kutokunywa pombe. Ifuatayo ni muhtasari wa nini cha kutarajia ikiwa utatoa zabuni ya pombe:

1. MAGONJWA MACHACHE:
Pombe hufanya iwe ngumu kwa mwili kujipanga na kupambana na vijidudu hatari. Kama matokeo, hata pambano moja la kunywa zaidi ya unavyopaswa linaweza kusababisha athari kwa nguvu ya kupigana na virusi ya mwili wako hadi saa 24. Pombe pia huongeza homoni ya mafadhaiko ya cortisol, sukari ya damu, na insulini - zote tatu zinaathiri vibaya utendaji wa mfumo wa kinga (pamoja na uwezo wa mwili

2. MWENYE MAISHA YENYE AFYA:
Kazi ya ini yako ni kuchuja sumu, pamoja na pombe. Kunywa pombe (ambayo hufafanuliwa kama angalau vinywaji 15 vya kila wiki kwa wanaume na 8 au zaidi kwa wanawake) inaweza kuchukua athari kwa chombo, na kusababisha ini ya mafuta, cirrhosis, na shida zingine. Habari njema ni kwamba ini yako inaweza kujirekebisha na kuzaliwa upya ndani ya suala la wiki. Kama matokeo, wanywaji wa kawaida wa kijamii ambao huacha mara nyingi huona maboresho makubwa katika utendaji wa ini kwa siku 30 au chini (wanywaji pombe watachukua muda kidogo).

3. KUPUNGUZA UZITO: Pamoja na hesabu ya kalori tupu yenye jumla ya 120-150 kwa glasi, bia na divai huongeza kwa ukanda wa wengi. Unywaji wa pombe pia huongeza hamu ya kula na msukumo, ambayo yote inafanya kuwa ngumu kupinga vishawishi vingine vya menyu. Kwa kuwa unene wa kupindukia unachangia

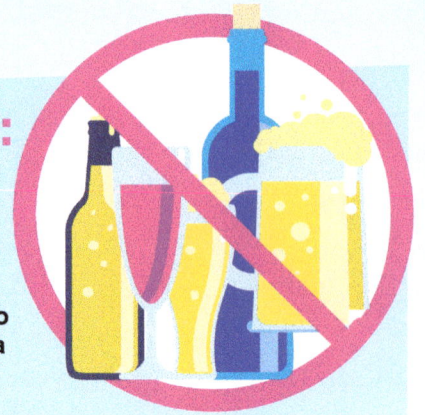

kupungua kwa kinga, kupoteza uzito peke yake itakuwa kichocheo kwa afya kwa ujumla.

4. MAHUSIANO YALIYOBORESHWA: Ukosefu wa uamuzi unaotokana na utumiaji mdogo wa pombe ndio sababu ya shida nyingi za uhusiano. Ulevi pia hupunguza mwendo wa ngono, na kuongeza mafuta zaidi kwa moto wa uhusiano ulio na shida tayari.

5. SHINIKIZO LA DAMU CHINI: Matumizi ya pombe imeonyeshwa kuchangia shinikizo la damu.

6. KUPUNGUZA HATARI YA SARATANI: Unywaji wa pombe umehusishwa na hatari kubwa ya aina kadhaa za saratani, pamoja na saratani ya umio, mdomo, koo, na kifua.

7. KULALA KWA NAMNA BORA: Unywaji wa pombe huharibu hatua ya kulala ya REM, huwaamsha watu usiku, na inaweza hata kuingilia kupumua kwa afya. Kwa macho ya kupumzika zaidi, kujizuia ni dawa nzuri.

8. UWEZO WA KUFIKIRI ULIOBORESHWA: Utegemezi wa pombe unaweza kufanya iwe ngumu kufikiria au kukumbuka vitu. Inaweza pia kuona wingu la umbali na ujazo, kudhoofisha ustadi wa magari, na iwe ngumu kusoma hisia za wengine.

JARIBU HII: Ikiwa kweli unataka kitu kilicho na kaboni, jaribu soda ya kilabu!

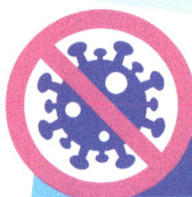

Mpango wa Utekelezaji

→ Pitia "Lishe ya No-Go" iliyoelezewa hapa na uzingatie ni nani kati yao unakula sasa na / au unapaswa kujitoa.

→ Fanya mpango na uchukue (isiyo ya polar) wapige!

VAA ILI KUZUIA
(Virusi, bila shaka)

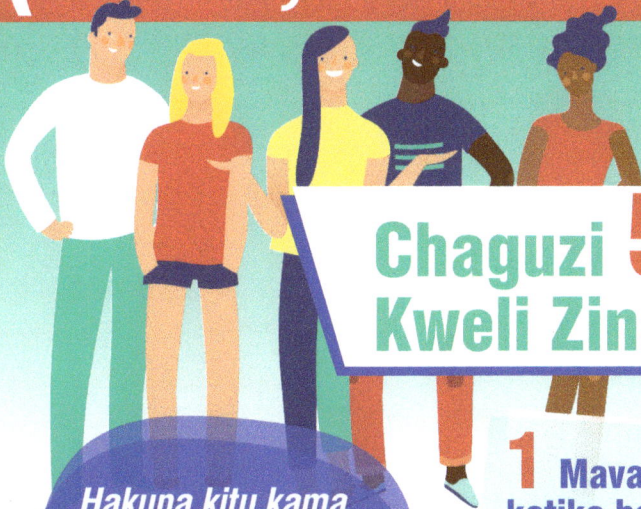

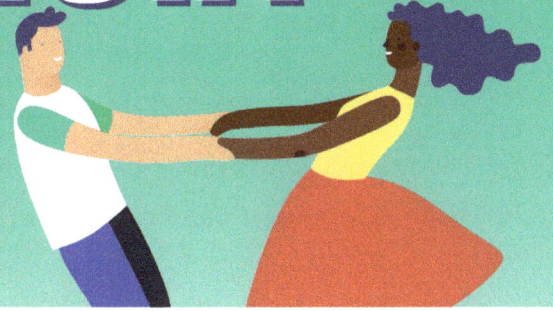

Chaguzi 5 za Mavazi ambazo Kwa Kweli Zinaweza Kukufanya Mgonjwa

Hakuna kitu kama hali mbaya ya hewa.
Kuna nguo mbaya tu.
– Norwegian Proverb

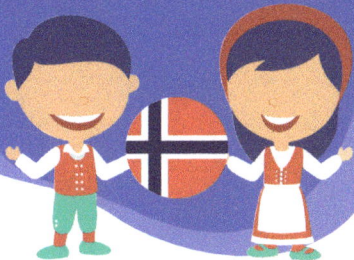

1 Mavazi 1 yasiyofaa katika hali ya hewa ya baridi

Ingawa hali ya hewa ya baridi haitakuuguza yenyewe, kupata baridi kunaweza kufanya iwe rahisi kupata "mdudu." Watafiti wamegundua kuwa yatokanayo na joto baridi inaweza kudhoofisha mfumo wa kinga, na hivyo uwezo wa kupambana na maambukizo.

2 Kuvaa kupita kiasi katika Hali ya Hewa ya Moto

Katika hali ya hewa ya joto, mwili wako unatoa jasho kama njia ya kupoza. Ikiwa umejaa kupita kiasi, utapunguza maji mwilini badala ya kupoa. Upeanaji huo wote wa damu kwenye ngozi yako unaweza kuchochea viungo vingine, na hivyo kupunguza utendaji wa mfumo wa kinga.

3 Kuvaa Nguo Kali

Jezi kali (au nguo nyingine zinazobana) zinaweza kuzuia mzunguko wa damu, kuchochea uvimbe na kufa ganzi, na hata kusababisha uharibifu wa misuli na ujasiri. Kwa wanawake, mavazi ya kizuizi kama vile bomba la kudhibiti-juu na mikanda inaweza kushinikiza kwenye viungo, na kusababisha maumivu, asidi reflux, na maswala mengine mabaya ya kumengenya. Bila mzunguko mzuri, haiwezekani kwa mfumo wa kinga kufanya kwa kiwango kizuri.

4 Viatu 4 vilivyokuwa vyembamba kwenye sakafu ya baridi

Wakati sehemu moja ya mwili inakuwa baridi, sehemu zingine za mwili huathiriwa pia. Kwa mfano, miguu inapokuwa baridi, mwili hupunguza mtiririko wa damu kwenye pua na koo. Hatua hii ya kinga, ambayo inamaanisha kuweka damu ikitiririka kwa viungo muhimu zaidi, inaitwa "Athari ya Reflex." Mtiririko wa damu uliopunguzwa kwenye pua na koo huwaacha bila seli nyeupe za damu, kingamwili, na vitu vingine vya kinga kawaida hutegemea kupambana na virusi na wavamizi wengine. Mmenyuko wa mnyororo kati ya miguu baridi na kuambukizwa na baridi hufanya miguu kuwa na joto hasa kwa afya ya mfumo wa kinga.

5 Suruali ya kubana au Leggings

Wanaume na wanawake ambao "hukaa" katika vazi la mazoezi ya jasho kwa muda mrefu baada ya mazoezi yao wako katika hatari ya hali nyingi za ngozi na bakteria, pamoja na maambukizo ya chachu. Ukandamizaji wa mazoezi ya kukandamiza yaliyotengenezwa kutoka kitambaa kisichoweza kuharibika kuna uwezekano mkubwa wa kuunda changamoto. Kuoga na kubadilisha nguo muda mfupi baada ya mazoezi yoyote kunapendekezwa.

Kuweka Msingi wako Sawa Sawa

Kwanini Joto kali na Jambo La baridi

Ingawa mwili wako umewekwa kushughulikia kushuka kwa joto katika mazingira ya karibu, joto kali - na baridi - linaweza kuzidi mfumo wako wa kudhibiti joto ndani. Mkazo wa joto au baridi, ambao hufanyika wakati mwili hauwezi kujiwasha au kujipoza vizuri, unaweza kudhoofisha kinga ya mwili, na kusababisha ugonjwa au hata kifo.

BARIDI: Ikiwa mwili unahisi baridi, hujaribu kulinda viungo vyake muhimu zaidi (ubongo, moyo, na figo) kwa kupeleka damu zaidi katika mwelekeo wao. Hii inaacha mikono, miguu, na uso na mzunguko mdogo wa damu kuliko vile wangekuwa. Ukosefu wa seli nyeupe za damu na rasilimali zingine katika maeneo hayo hufanya iwe vigumu kupona haraka au kupambana na maambukizo.

JOTO: Wakati mazingira yanayozunguka ni moto sana, thermostat ya ndani ya mwili hufanya kazi kudumisha joto la ndani la mwili kwa kusukuma damu zaidi kwenye ngozi, ambayo husababisha jasho. Mwili hutumia jasho kuongeza kiwango cha upotezaji wa joto. Ikiwa mwili unazidiwa (k.v. kiwango cha faida ya joto kinazidi kiwango cha upotezaji wa joto), joto la mwili huongezeka, na kusababisha upungufu wa maji mwilini, kiharusi cha joto, au magonjwa mengine yanayohusiana na joto.

MSTARI WA CHINI: Wakati mwili umehifadhiwa kutoka kwa joto kali na baridi, sio lazima ifanye kazi karibu ngumu kutunza joto la msingi. Joto dhabiti la msingi huacha rasilimali nyingi za kupigana na wavamizi wa nje, ambayo husababisha mfumo wa kinga wenye nguvu.

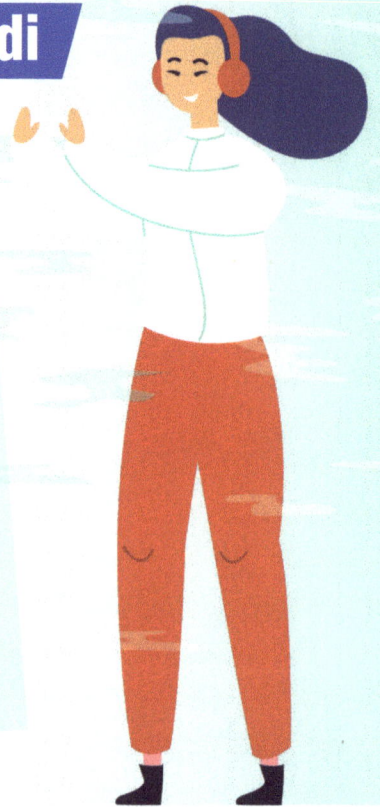

AFYA KAMILI INAHITAJI MZUNGUKO KAMILI.

- **Nguo zinazostahili zinaweza kudhoofisha mzunguko, na hivyo kudhoofisha afya.**

- **Kwa sababu eneo kubwa la mwili linaruhusu kupoteza joto zaidi, watu warefu huwa baridi kwa urahisi zaidi kuliko watu fupi.**

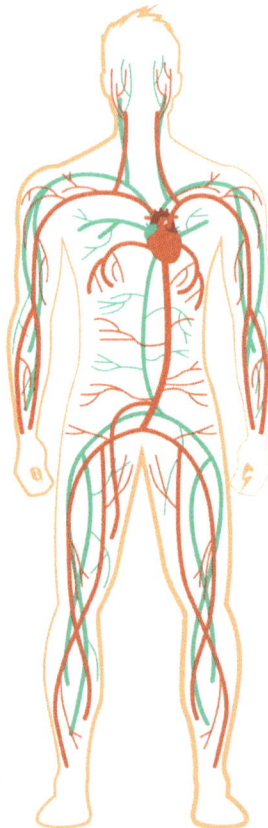

WATAFITI WAMESHAPA HATI KUWA YAFUATAYO YAPUNGUA KWA KUVAA YA NGUO KALI:

- Ukubwa wa harakati za matumbo
- Kazi ya mfumo wa neva wa kujiendesha
- Shughuli ya misuli ya shina

Wakati huo huo, zifuatazo zinaongezwa:
- Ugumu wa umeng'enyaji
- Matatizo ya upande wa nyuma (lumba)
- Muda wa muda unaohitajika kwa kupitisha kinyesi kupitia utumbo mdogo

Vitambaa vyenye sumu ambavyo vinaweza Kudhuru Afya yako

Sio zamani sana, watu kawaida walivaa nguo zilizotengenezwa kwa nyuzi asili kama pamba, cashmere, katani, kitani, hariri, na sufu. Katika ulimwengu wetu wa kisasa, lebo za nguo zina uwezekano mkubwa wa kuonyesha vitambaa rahisi vya kuosha, visivyo na kasoro ambavyo hubeba shehena ya kemikali ambayo wengi wetu tunaweza kufanya bila. Zifuatazo ni vitambaa vitano vyenye sumu zaidi kutazama:

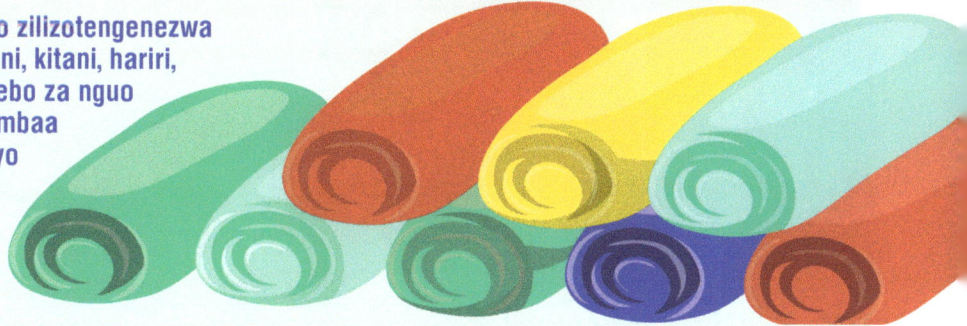

POLISTA: Moja ya vitambaa maarufu vya sintetiki, polyester hufanya iwe ngumu kwa ngozi kupumua. Wakati hali ya hewa ni ya moto na ngozi imezuiwa kutokana na kupumua, joto la mwili linaweza kuongezeka, na kusababisha kemikali kutolewa kutoka kwenye kitambaa kwenye ngozi. Ugonjwa wa ngozi, ukurutu, kuwasha, vipele, na uwekundu ni athari chache ambazo polyester inaweza kusababisha.

RAYONI: Vitu vyenye sumu vinavyotolewa na kitambaa cha rayon vimejulikana kusababisha maumivu ya kifua na misuli, maumivu ya kichwa, kukosa usingizi, kichefuchefu, na / au kutapika.

NAILONI: Mavazi yaliyotengenezwa kwa kitambaa cha nailoni hayanyonyeshi jasho kutoka kwa ngozi - sifa mbaya ambayo inaweza kusababisha harufu na / au maambukizo ya ngozi. Bleach na rangi zinazotumiwa kwenye nailoni zinaweza kusababisha muwasho pia.

AKRILIKI: Nyenzo inayotumiwa kutengeneza akriliki, acrylonitrile, ni kasinojeni inayojulikana na mutagen. Shida za kiafya ambazo zinaweza kusababishwa na mfiduo wa acrylonitrile ni pamoja na kupumua kwa bidii, kizunguzungu, maumivu ya kichwa, kichefuchefu, udhaifu wa viungo, na zaidi.

SPANDEKSI: Kitambaa hiki maarufu cha kunyoosha na zile kama (kama vile Elastane, Lycra) hutumiwa mara kwa mara kutengeneza bikini, leggings, bras za michezo, tights, na chupi. Kwa bahati mbaya, zimetengenezwa kutoka kwa vitu vyenye kemikali hatari (k.m. polyurethane ya kansa). Kuwashwa kwa ngozi kunaweza kuwa matokeo ya mfiduo wa muda mrefu kwa vitambaa hivi.

Kuweka Vidudu Wazi Juu ya Kufulia kwako
Watafiti wamegundua kuwa:

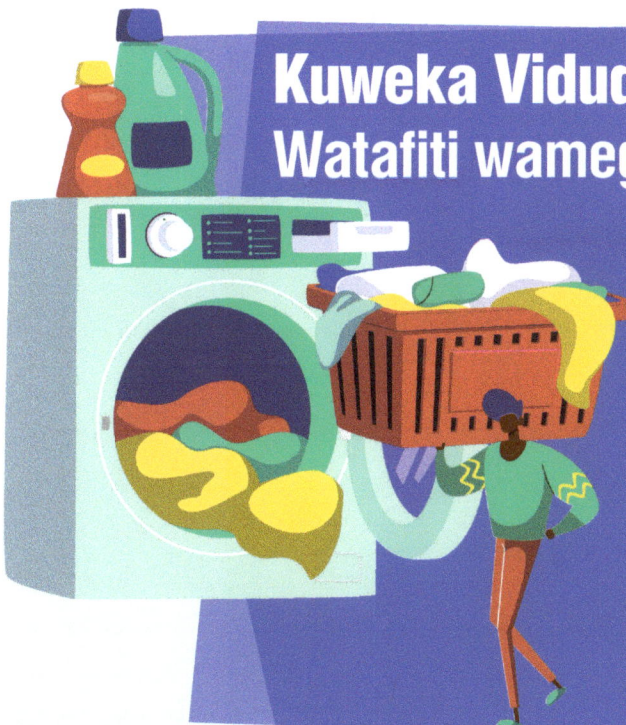

- Mbali na chakula na uchafu kutoka kwa shughuli za kila siku, kufulia ni mkusanyaji wa taka kutoka kwa mwili wa mwanadamu.

- Damu, kinyesi, vimelea vya uzazi, na ngozi zinaweza kuambukizwa na kufulia chafu.

- Wakati mtu nyumbani ni mgonjwa, kufulia kunaweza kuchafuliwa na wale wanaosafisha wakafunuliwa.

- Virusi vya kupumua (kama vile vinavyosababisha COVID-19) vinaweza kudumu kwa siku chache katika kufulia, wakati virusi vinavyosababisha kuhara vinaweza kudumu kwa wiki chache, na hata kukua, katika kufulia.

- Mzunguko wa kawaida wa safisha, pamoja na sabuni inayofaa ya kufulia, inatosha kuondoa kufulia kutoka kwa bakteria, virusi, na mawakala wengine wa kuambukiza.

Nitavaa Nini?

Mavazi bora yanapaswa kuwa:

- Huru-inayofaa kutosha kuruhusu mzunguko mzuri
- Zisizo na kemikali zenye sumu
- Inafaa kwa hali ya hewa na joto linalozunguka
- Uwezo wa kulinda mwili kutoka kwa joto na mafadhaiko ya baridi
- Ya kitambaa kinachoweza kupumua
- Kuosha mara kwa mara

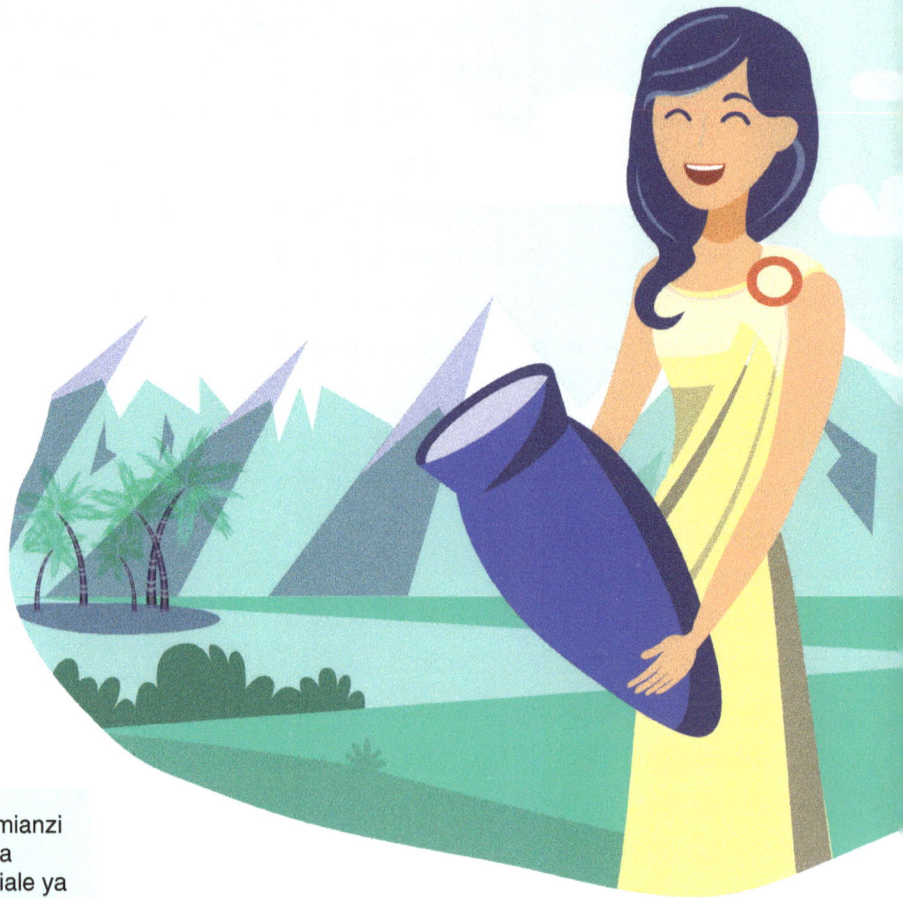

Vitambaa Vizuri Kiafya Kuvaa

MWANZI: Chaguo jipya la kuvutia, kitambaa cha mianzi husaidia kupumua, mzio kidogo, hupunguza joto, na zenye silki, na laini. Mbali na kulinda kutoka kwa miale ya UV, kitambaa cha mianzi kinachukua unyevu kutoka kwa ngozi hata bora kuliko pamba. Pia inaweza kuharibika.

KASHMEA: Kwa hisia yake laini na ya hariri, kashmea ni kitambaa cha asili ambacho huhisi kushangaza dhidi ya ngozi pia.

PAMBA: Kitambaa hiki kizuri na cha kuheshimiwa kwa muda hupumua, kudumu, hypoallergenic, inachukua jasho vizuri, na inafanya kazi na mwili kulinda dhidi ya mabadiliko ya joto.

HEMFI: Inajulikana kwa nguvu na uimara, katani imekuwa kitambaa maarufu cha mavazi kwa maelfu ya miaka.

Kitambaa hiki, ambacho kinashikilia sura yake vizuri, kinalainisha na matumizi.

KITANI: Nyenzo hii ya kupumua, raha, na ya kudumu ni rahisi kutunza na inafaa kwa kila msimu. Pia ni hypoallergenic.

SUFU YA MERINO: Kitambaa nyepesi, laini ni chaguo-asili, hali ya joto na unyevu inayodhibiti ambayo haipunguzi au kupoteza umbo kwa wakati. Kama bonasi iliyoongezwa, inatoa ulinzi wa asili wa UV. Pamba ya Alpaca ni mbadala sawa.

SILKI: Inayojulikana kwa muundo wake wa kifahari, mavazi ya hariri pia hubeba ngumi yenye faida ya kiafya, kwani watafiti wamegundua kuwa ni kupambana na kuzeeka, kupambana na pumu, kupambana na ukurutu, na kupambana na kuvu. Hariri pia inaweza kusaidia kuboresha usingizi.

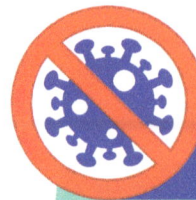

Mpango wa Utekelezaji

→ Fikiria ikiwa chaguo lako la mavazi linapunguza mzunguko wa bure wa damu, na ikiwa ni hivyo, jinsi unaweza kuibadilisha.

→ Je! Wewe mara nyingi umepozwa, au mara nyingi unawaka moto na unatoa jasho? Ikiwa ndivyo, fikiria unachoweza kufanya ili kupunguza mwili wako kwa mafadhaiko ya baridi au ya joto.

→ Fikiria vitambaa ulivyovaa. Ikiwa tayari unakabiliwa na esizema au mzio, angalia kitambaa chako na jicho la jinsi unavyoweza kupunguza sumu inayokabiliwa na kiungo kikubwa cha mwili wako.

Mchukue Kinchilia!

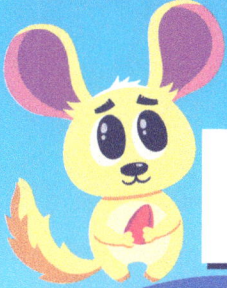

HASHA

Wanyama habibu wa kigeni wana uwezekano mkubwa wa kubeba magonjwa kuliko mbwa au paka.

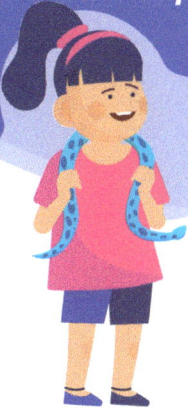

Mambo 5 Muhimu Ya Kujua Kuhusu Habibu wa Kigeni

1 Pets za kigeni ni maarufu sana siku hizi.

- Mnamo mwaka wa 2016, 13% ya kaya zote za Merika zilimiliki mnyama wa kigeni wa aina fulani.
- Asilimia 4.6 ya nyumba zote za Amerika hukaa mnyama anayetambaa kama mnyama-kipenzi.
- Kuna tiger 5,000 wa kibinafsi walioshikiliwa kibinafsi huko Merika peke yao.

2 Wanyama kipenzi maarufu zaidi ni pamoja na…

- Amfibia (kama vile chura, salamanda, na vyura)
- Ndege (pamoja na kuku)
- Samaki, fereti, na mifugo
- Hamsta, ngurφuwe za Guinea, na vijidudu
- Nyani na sungura
- Wanyama watambao kama nyoka, kasa, na mijusi

3 Habibu wa kigeni hubeba magonjwa mengi.

- Inakadiriwa kuwa 90% ya watambaazi wote ni wabebaji wa Salmonella (kwa mfano iguana, nyoka, mijusi, na kasa).
- Nyoka hubeba vimelea viwili kama mdudu, ambavyo vyote vinaweza kupitishwa kwa wanadamu.
- Nyani mara nyingi hubeba virusi vya Herpes B au virusi vya Monkeypox, ambazo zote ni hatari wakati hupitishwa kwa wanadamu.
- Karibu wanyama wote wa kigeni, pamoja na ndege, panya, samaki, na nyani, mara nyingi hubeba magonjwa ambayo yanaweza kuwa mabaya kwa wanadamu.

4 Magonjwa ambayo "huruka" spishi kutoka kwa wanyama wa kipenzi wa kigeni hadi kwa wanadamu ni hatari zaidi.

Binadamu wameishi pamoja na wanyama wa kufugwa kwa karne nyingi. Kama matokeo, mfumo wa kinga ya binadamu umejiandaa zaidi kuzuia maambukizo kutoka kwa wanyama wa kufugwa kawaida kama paka, mbwa, farasi, au ng'ombe. Vivyo hivyo sio kweli kwa wanyama wa kigeni au wa kawaida, hata hivyo. Magonjwa kutoka kwa wanyama hawa, wakati yanaambukizwa, yanaweza kuwafanya wanadamu kuwa wagonjwa sana.

5 Mabadiliko ya virusi ni hatari.

Kama virusi "hujinakili" ndani ya wanyama na wanadamu, makosa hufanywa katika "nakala". Mabadiliko haya yanamaanisha virusi hubadilika kila wakati - ambayo inafanya iwe ngumu kwa mfumo wa kinga ya binadamu kutambua na kujizuia. Matokeo ya virusi vinavyoendelea kubadilika ni hatari kubwa kwa wanadamu.

Ikiwa virusi hatari kabisa huruka kutoka kwa mnyama wa kigeni kwenda kwa wanadamu na hubadilika kwa njia ambayo inaweza kuambukiza sana, matokeo yanaweza kuwa mabaya sana.

ZOONOSISI NI NINI

na kwa nini ni muhimu?

ZOONOSISI ni magonjwa yanayosambazwa kutoka kwa wanyama kwenda kwa wanadamu.

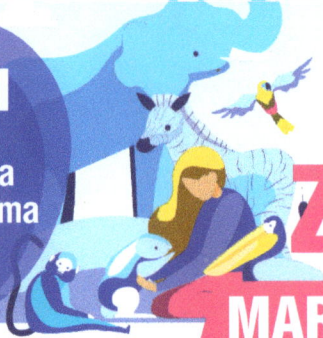

ZOO + NOSISI =

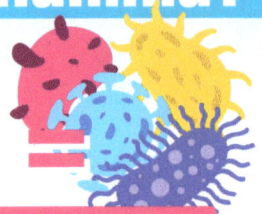

MARADHI YALETWAYO NA WANYAMA

HUUNDA:

- 60% ya maambukizo yote kwa wanadamu
- 75% ya magonjwa yote ya kuambukiza yanayoibuka

Njia 5 za Kuambukizwa Maradhi ya Zoonotiki

1. Uhamisho wa virusi unaosababishwa na hewa (k.v. ikiwa mnyama anakunyonya au hata anapumua usoni)
2. Karibu na wanyama (kwa mfano2kuwasiliana na kinyesi au majimaji hata ikiwa haukumgusa mnyama)
3. Mawasiliano ya moja kwa moja kupitia kugusa au kuuma
4. Kupitia chakula
5. Vectors (k.m bakteria na vimelea vilivyopitishwa kutoka kwa wanyama kwenda kwa wanadamu)

Kanuni kwa ajili ya Mtanduko

Shida huanza wakati ugonjwa wa zoonotiki unaruka kutoka kwa mnyama kwa mwanadamu. Halafu, ikiwa virusi:

- Inabadilika "kwa mafanikio," kuiwezesha kupitisha kutoka kwa mwanadamu kwenda kwa mwanadamu,
- Inaambukiza sana,
- Anaweza kusafiri kwa hewa (kwa mfano kupitishwa na kupiga chafya, kukohoa, au kuelea tu), na
- Ni hatari sana, kila kitu "kiko sawa" kwa janga lingine baya kuanza.

Magonjwa mengine kwa sasa yanayougua ulimwengu wa wanyama ni mabadiliko machache tu kutoka kwa kupitishwa kwa wanadamu.

Ukweli wa 3 wa Kujua Kuhusu Magonjwa ya Zoonotiki

1. Wanaruka kutoka kwa wanyama kwenda kwa wanadamu na kisha (ikiwa wanaweza) kutoka kwa mwanadamu hadi kwa mwanadamu.
2. Sio lazima kula mnyama kupata ugonjwa wa zoonotic. Kuja karibu nao - au mtu ambaye ana, ni hatari ya kutosha.
3. Wao, kwa mbali, ni tishio kubwa zaidi kiafya kwa jamii ya wanadamu leo.

Jinsi Wanasayansi Wanavyoweza Kufuatilia Chanzo cha Magonjwa

- Katika historia yote, kila "mdudu" mbaya alipokuja, wanadamu walibaki wakijiuliza "hii ilitoka wapi?"
- Maswali juu ya asili ya ugonjwa hufanya msingi wa magonjwa ya magonjwa, tawi la sayansi ambalo huchunguza jinsi magonjwa yanaanza na kuenea.
- Katika utoto wa ugonjwa wa magonjwa, watafiti walifuatilia milipuko kwa kukagua watu ambao walikuwa na ugonjwa huo.
- Kupitia teknolojia ya kisasa ya kompyuta, watafiti sasa wanaweza kufuatilia ugonjwa wa kuambukiza katika mabara haraka na kwa usahihi wa kushangaza.
- Virusi na bakteria, ambazo zina DNA na RNA, zinaendelea kubadilika na kubadilika.
- Kama virusi hujiiga na kuenea, hufanya makosa ya molekuli (inayojulikana kama mabadiliko).
- Ijapokuwa bakteria na virusi haziishi kwa muda mrefu sana, huiga haraka haraka kwa idadi ya kushangaza kweli. Kwa sababu ya hii, mabadiliko katika virusi yanaweza kuonekana ndani ya siku au hata masaa machache tu.
- Kutumia teknolojia ya hali ya juu, watafiti sasa wanaweza "kufuata" maambukizo kutoka kwa watu tofauti, wakiona jinsi zinavyofanana au tofauti.
- Wakati maambukizo yana mlolongo sawa, wanasayansi wanajua walitoka sehemu moja ya ulimwengu.
- Ingawa kazi ya kufuatilia virusi inaweza kuwa ngumu sana, inaweza pia kukamilika haraka na kwa usahihi wa kushangaza kwa msaada wa "kompyuta bora" za leo.

Mkuchue Kinchilia!

Jinsi Msichana Mdogo wa Wisconsin Ambaye Kamwe Hajawahi Kuondoka Jimboni Kwake Alivyopata Ndui ya Tumbili kutoka katika Panya huko Gambia

1. Panya waliokokotwa wa Gambia (wanyama wa kigeni wanaofanana na hamster ambao sasa ni haramu nchini Marekani) waliingizwa na muagizaji wa wanyama wa kigeni wa Texas.
2. Panya hao walisafirishwa kwenda Illinois, ambapo msambazaji wa wanyama wa kigeni aliwaweka na mbwa wengine.
3. Panya waliokokotwa, ambao walikuwa wameambukizwa na Ndui ya Tumbili, walipitisha ugonjwa huo kwa mbwa wa milimani.
4. Mbwa za nyanda zilipelekwa Wisconsin, pamoja na ugonjwa huo.
5. Msichana wa miaka 3, ambaye aliumwa na mbwa wa shamba, alilazwa hospitalini na dalili ambazo mwishowe zilijulikana kama Ndui ya Tumbili.
6. Kwa jumla, watu 71 katika majimbo sita ya Midwestern waliambukizwa na Ndui ya Tumbili.

Hadithi hii ilikuwa na mwisho mzuri zaidi kuliko inaweza kuwa. Ingawa Ndui ya Tumbili ana kiwango cha asilimia 10 ya vifo barani Afrika, hakuna mtu aliyekufa kutokana na mlipuko huu. Pia, hakuna maambukizi ya binadamu-kwa-binadamu ambayo yamewahi kupatikana. Tukio hilo linaonyesha, hata hivyo, jinsi ugonjwa usiyotarajiwa na wa kawaida unaweza kuanza kulingana na maambukizo, na uchaguzi, uliofanywa mbali na wahasiriwa ambao mwishowe huwa wagonjwa.

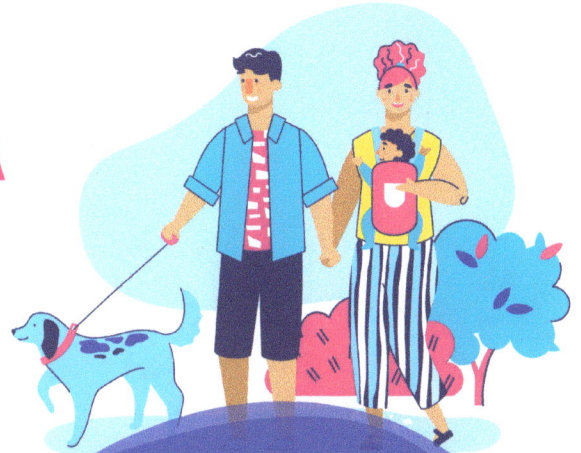

Wanyama kipenzi wengi wa jadi wana hatari kwa afya ya watoto wadogo na upatikanaji na umiliki wao unapaswa kuvunjika moyo katika kaya zilizo na watoto wadogo.
– American Academy of Pediatrics

MAGONJWA HATARI YA ZOONOTIKI KATIKA HISTORIA

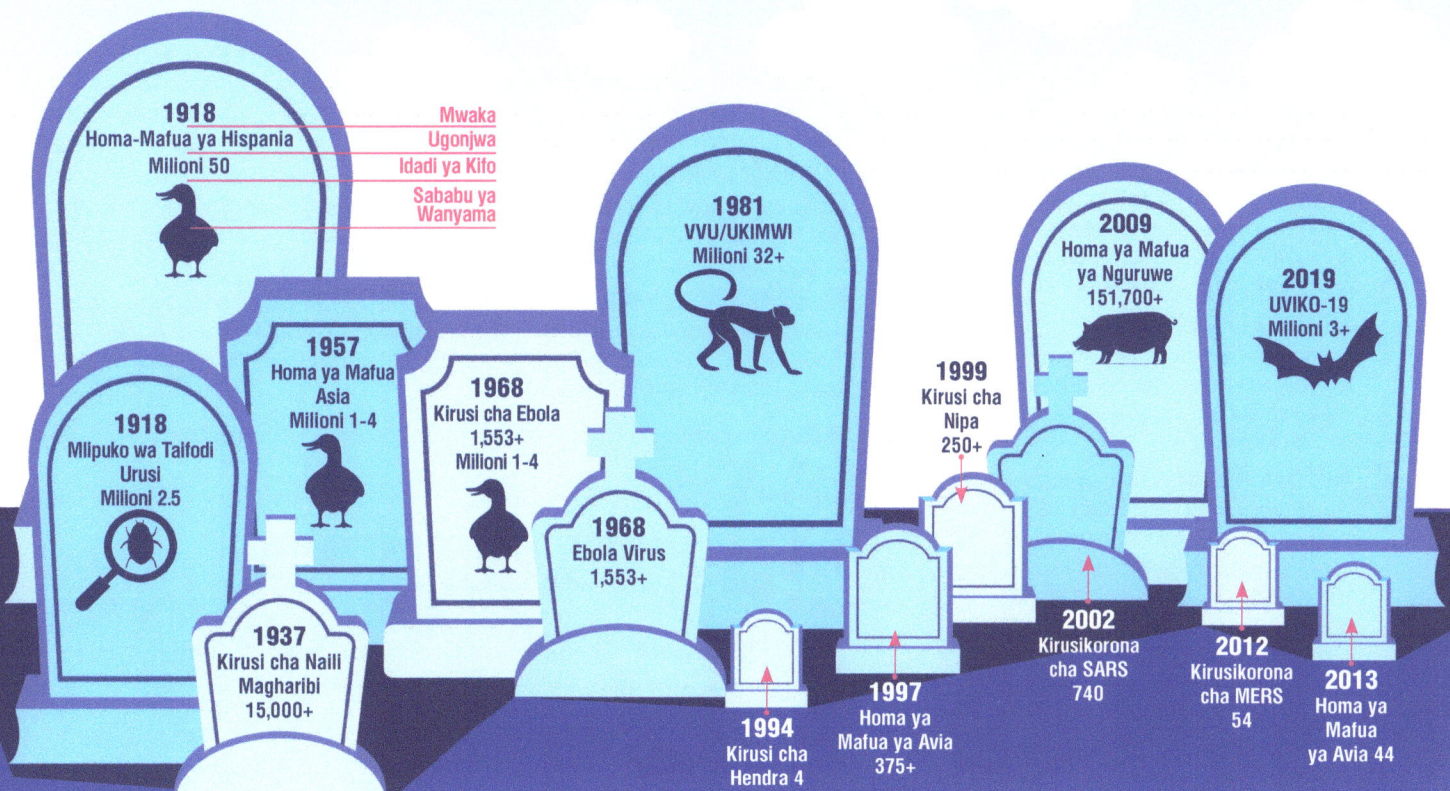

1918 — Homa-Mafua ya Hispania — Milioni 50

Mwaka
Ugonjwa
Idadi ya Kifo
Sababu ya Wanyama

1918 — Mlipuko wa Taifodi Urusi — Milioni 2.5

1937 — Kirusi cha Naili Magharibi — 15,000+

1957 — Homa ya Mafua Asia — Milioni 1-4

1968 — Kirusi cha Ebola — 1,553+ — Milioni 1-4

1968 — Ebola Virus — 1,553+

1981 — VVU/UKIMWI — Milioni 32+

1994 — Kirusi cha Hendra 4

1997 — Homa ya Mafua ya Avia — 375+

1999 — Kirusi cha Nipa — 250+

2002 — Kirusikorona cha SARS — 740

2009 — Homa ya Mafua ya Nguruwe — 151,700+

2012 — Kirusikorona cha MERS — 54

2013 — Homa ya Mafua ya Avia 44

2019 — UVIKO-19 — Milioni 3+

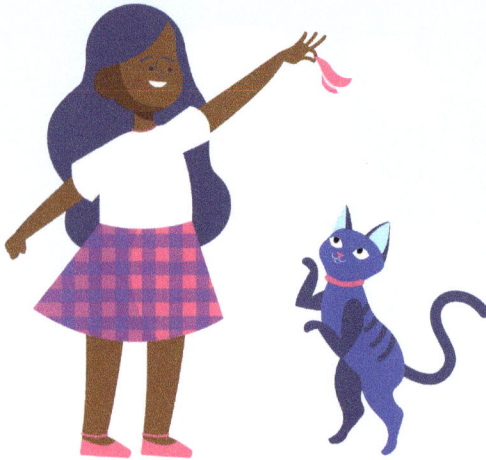

Ikiwa ungependa kuwa na mnyama kipenzi, chaguo bora zaidi itakuwa paka au mbwa.

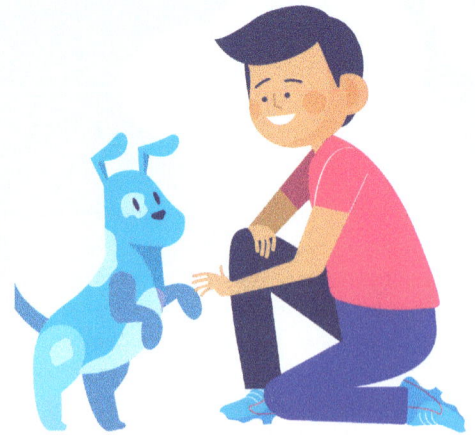

Faida 4 za kiafya za kuwa na Paka

Kumiliki paka inaweza kuwa zawadi kubwa sana. Marafiki wa Feline wanapenda kuburudika na kucheza. Wanaweza pia kuwa na athari ya kutuliza sana kwa wamiliki wao. Zifuatazo ni faida zingine zinazoungwa mkono na sayansi ya kuwa na paka kama mnyama:

1. **HUPUNGUZWA WASIWASI NA MSONGO:** Watafiti wamegundua kwamba purr ya paka haiwezi tu kutuliza mfumo wa neva, lakini pia kupunguza shinikizo la damu. Na, kama mmiliki yeyote wa paka anaweza kudhibitisha, kikao kimoja kizuri cha uchezaji kinaweza kufanya siku mbaya kuwa bora.

2. **HUBORESHA AFYA YA MFUMO WA MOYO:** Wanasayansi wameripoti kuwa wamiliki wa paka wamepunguza hatari ya kupata magonjwa ya moyo na / au kiharusi.

3. **KUZUIA MZIO:** Watoto ambao wanakabiliwa na paka ndani ya miaka michache ya kwanza ya maisha wana uwezekano mkubwa wa kukuza mfumo wa kinga ambao unapambana na mzio.

4. **KUPUNGUZA UPWEKE:** Kwa upendo wao usio na masharti na mapenzi yanayosafisha, paka hufanya rafiki mzuri wa mioyo ya upweke.

Sababu 8 za Kuwa na Mbwa

Watafiti wamegundua kuwa kutumia wakati na mwanafunzi kunaweza kufanya maajabu kwa ustawi wako - kimwili na kihemko. Zifuatazo ni faida 10 za msingi wa ushahidi wa kuwa na rafiki bora wa miguu minne:

1. **URAFIKI:** Wakati watu wengine hawawezi kutuwepo (k.m. kutengwa kwa jamii), mbwa hutufanya tujisikie peke yetu.

2. **KUBORESHWA AFYA YA MFUMO WA MOYO:** Wamiliki wa mbwa huwa na shinikizo la damu, afya ya moyo iliyoboreshwa, na hatari ya chini kabisa ya kifo.

3. **KUPUNGUZA WASIWASI NA MSONGO:** Hata kumbembeleza mbwa kumeonyeshwa kupunguza shinikizo la damu, kupumua polepole, kupunguza cortisol (homoni kuu ya mafadhaiko), na kupunguza utulivu wa misuli.

4. **MBINU BORA ZA KUMUDU MAMBO:** Maveterani wa jeshi walio na mbwa wa huduma wamegundulika kuwa na PTSD kidogo na ujuzi bora wa kukabiliana.

5. **MAISHA AMILIFU ZAIDI:** Watafiti wamegundua kwamba, kwa wastani wa dakika 300 kila wiki wakitembea mbwa wao, wamiliki wa mbwa wanafanya kazi mara nne kuliko wamiliki wa mbwa.

6. **FURSA ZA KIJAMII ZAIDI:** Kutembea mbwa wako ni zaidi ya mazoezi - pia ni njia kamili ya kupata marafiki wapya. Watafiti wamegundua kuwa watu walio na kiambatisho kikali kwa mnyama huhisi kushikamana zaidi katika uhusiano wao wa kibinadamu na jamii zao.

7. **KIWANGO KIKUBWA ZAIDI CHA FURAHA:** Watafiti wa Kijapani waligundua kuwa kutazama tu machoni mwa mbwa huongeza kiwango cha oktotocin, pia inajulikana kama "homoni ya mapenzi." Wale wanaotikisa mkia kidogo ni nyongeza za mhemko wa asili!

8. **KUBORESHWA KWA UWEZO WA KUFIKIRI:** Tiba ya wanyama wa wanyama imeonyeshwa kuboresha utendaji wa utambuzi, kupunguza msukosuko, na kusababisha mwingiliano mzuri zaidi wa kijamii kwa wazee katika utunzaji wa muda mrefu.

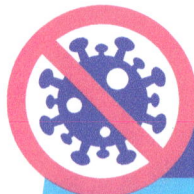

Mpango wa Utekelezaji

→ Fikiria utaftaji wako kwa wanyama wa kipenzi wa kigeni, na hatari za kiafya zinazoweza kutokea. Fikiria juu ya njia za kupunguza au kuondoa mfiduo huo, na uweke mpango wako kwa vitendo.

→ Ikiwa ungependa mnyama mwenza, fikiria paka au mbwa.

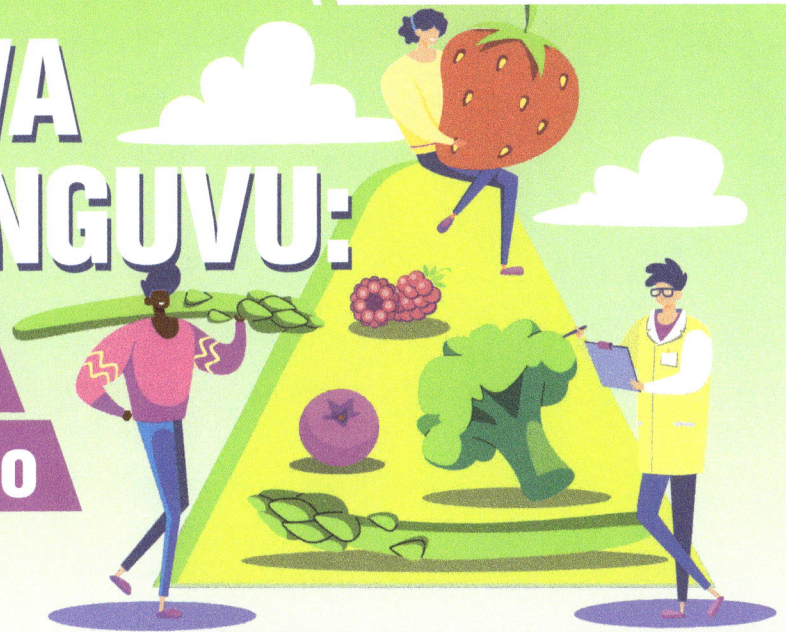

KULA, KUNYWA NA KUWA NA NGUVU:

Ruhusu Vyakula Hivi Visheheni Sahani Yako

> *Amua chakula kiwe dawa yako, na dawa iwe chakula chako.*
> – Hippocrates

The Insulin Impact

Upinzani wa insulini ni shida kubwa huko Marekani, ambapo watu milioni 60-70 wanakabiliwa na ugonjwa huo (na wengine wengi wako katika hatari). Upinzani wa insulini huathiri mfumo wa kinga kwa njia muhimu sana, ndiyo sababu wagonjwa wengi wa kisukari wamejitahidi dhidi ya UVIKO-19. Yafuatayo ni mambo muhimu kujua juu ya athari ya lishe kwenye changamoto hii muhimu ya kiafya:

- Wakati mtu ambaye ni sugu ya insulini anakula, sukari ya kufunga huanza kwenda juu juu ya viwango vya kawaida.
- Glukozi iliyozidi huanza kushikamana na seli nyeupe za damu, ambazo pia huharibu utendaji wa mfumo wa kinga.
- Uchunguzi umeonyesha kuwa kadri unavyokula sukari, ndivyo kinga yako inavyofanya kazi vizuri.
- Ingawa sukari ni mbaya kwako, enemy1 adui katika upinzani wa insulini ni mafuta. Lishe zilizo na mafuta mengi (kama vile hupatikana kwenye nyama, maziwa, na mayai) zimepatikana kuongeza upinzani wa insulini.
- Chakula bora cha kupunguza upinzani wa insulini ni chakula chote,
- chakula cha msingi wa mmea.

MUUNGANO WA MFUMO WA KINGA NA WA CHAKULA

Naitriki Oksaidi: Unachopaswa kujua, na kwanini

Imesifiwa kama "molekuli ya miujiza," oksidi ya nitriki ni nguvu ya mzunguko wa damu ambayo ni muhimu kwa afya ya karibu kila seli, kiungo, na mfumo mwilini - pamoja na mfumo wa kinga.

- Mwili hutengeneza oksidi yake ya naitriki. Walakini, uzalishaji hupungua kadri tunavyozeeka. Kwa umri wa miaka 70, wanadamu wamepoteza 70% ya uwezo wao wa kuzalisha oksidi ya naitriki.
- Uwezo wa kuzalisha oksidi ya nitriki inaweza kurejeshwa na lishe iliyo na nitrati asili.
- Oksaidi ya naitriki ina utaalam katika upeperushaji wa damu, mchakato ambao hupumzika na kupanua mishipa ya damu ya ndani, na kusababisha kuongezeka kwa mzunguko na shinikizo la damu.
- Kwa sababu ya athari nzuri ambayo ina mwili, oksaidi ya naitriki ni njia muhimu ya kwanza ya ulinzi dhidi ya maambukizo ya virusi.
- Naitrati zilizoongezwa, kama zile zilizo kwenye nyama ya nguruwe, nyama ya kupikia, mbwa moto, na ham, zimehusishwa sana na saratani, kati ya changamoto zingine za kiafya. Wao si chanzo kizuri cha viinilishe vya aina hii.

Katika utafiti wa hivi karibuni, oksidi ya naitriki imeoneshwa kuzuia kuibuka kwa virusi vya korona.

Vyakula Vyenye Kiwango Tele cha Naitreti Asilia

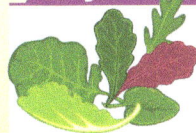	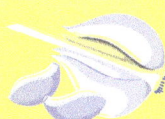	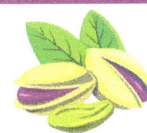	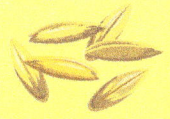
Mboga majani	Vitunguu	Karanga	Mbegu

G-BOMBS®

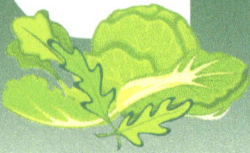 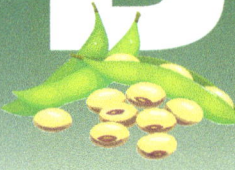 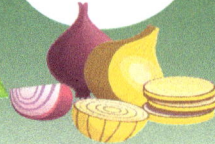 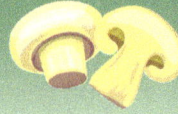 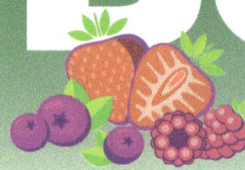 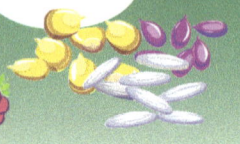

Mboga majani **Maharagwe** **Vitunguu** **Uyoga** **Beri** **Mbegu**

- Njia moja bora ya kukumbuka vyakula vyenye afya zaidi ni kwa kutumia kifupi "G-BOMBS ®" iliyoundwa na Dk Joel Furhmann.

- Vyakula hivi vyenye utajiri wa virutubisho, vinavyopambana na saratani, ambavyo ni kinga kali dhidi ya magonjwa sugu, ni vyakula bora ulimwenguni kwa kukuza afya na maisha marefu.

- Wao pia ni chaguo bora zaidi cha chakula kusaidia mwili katika kujenga kinga kali.

G kwa ajili ya Mboga majani

Zikiwa zimejaa virutubisho na kemikali ya phytochemicals, wiki ya majani ni chakula bora zaidi ulimwenguni. Mboga hizi za kutoa uhai hupata rangi yao mahiri kutoka kwa klorophyll, dutu ya kijani yenye virutubisho yenye virutubishi ambayo hubeba faida nyingi kwa mwili wa mwanadamu. Wingi wa oksijeni na mtiririko wa damu wenye afya unaokuzwa na klorophyll unahimiza uondoaji wa uchafu na sumu, huimarisha kinga, na husaidia kuuweka mwili katika hali ya alkali zaidi. Ifuatayo ni muhtasari wa faida za kiafya zinazohusiana na wiki maalum ndani ya kikundi hiki cha ajabu cha vyakula vya juu:

ARUGULA: Inapunguza ukuaji wa saratani, inaboresha utendaji wa mfumo wa kinga, inakuza ukuaji wa mifupa yenye afya.

KOLADI KIJANI: Kuongeza kinga ya mwili katika mapambano dhidi ya maambukizo ya virusi na bakteria, kusaidia kupunguza LDL cholesterol, kudhibiti sukari ya damu, kupambana na osteoporosis.

LETUSI ZA BARAFU: Inapambana na upungufu wa damu, magonjwa yanayohusiana na umri, na magonjwa ya moyo.

KALE: Ukimwi katika kuganda damu, inakuza maono bora, hupambana na saratani.

HARADALI ZA KIJANI: Kinga dhidi ya upungufu wa damu, ugonjwa wa arthritis, saratani, na ugonjwa wa moyo na mishipa.

LETUSI ZA TUMBO: Huzuia saratani na viharusi. Hukuza afya ya moyo na mifupa yenye afya, macho, ngozi, na utando wa mucous.

SPINACHI: Inaboresha utendaji wa seli nyekundu za damu, huimarisha mifupa, inasimamia shinikizo la damu na kiwango cha moyo, inapambana na itikadi kali ya bure.

CHISI ZA USWISI: Inasimamia kiwango cha moyo, shinikizo la damu, na viwango vya sukari kwenye damu. Inazuia upungufu wa damu, huongeza kinga, na husaidia kudumisha tishu zinazojumuisha.

TUNIPU ZA KIJANI: Kuongeza kinga ya kinga dhidi ya saratani na magonjwa mengine. Boresha usanisi wa kulageni, jenga mifupa yenye afya, na kupambana na upungufu wa damu.

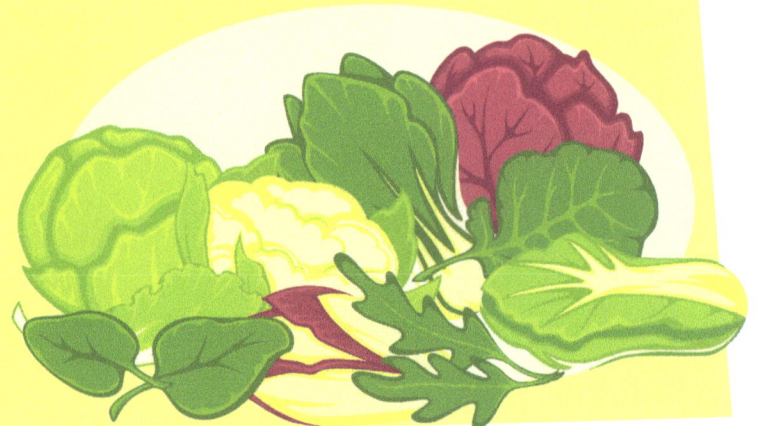

B kwa ajili ya maharagwe

Nguvu ya lishe, maharagwe ni:

WINGI WA PROTINI: Ambayo ina jukumu muhimu katika kujenga seli za mfumo wa kinga. Kama faida iliyoongezwa, zina kalori ya chini na mafuta yaliyojaa kuliko vyanzo vingine vya protini (kwa mfano nyama, mayai, na bidhaa za maziwa).

CHANZO BORA CHA FOLATI: Vitamini B na nyongeza muhimu ya kinga.

JUU YA FIBER: Ambayo huwafanya wawe na faida sana katika vita dhidi ya virusi vinavyovamia na vimelea vya magonjwa.

WINGI WA POLIFENOLI: Vizuia oksidi ambavyo hulinda mwili kutoka kwa magonjwa kwa kuusaidia kuondoa kemikali zinazoharibu zinazojulikana kama radiko huru.

MADHUBUTI KWA AJILI YA MOYO: Watafiti wamegundua uwiano wazi kati ya kula maharagwe na kupunguza hatari ya ugonjwa wa moyo na mishipa. Maharagwe pia yameonyeshwa kusaidia kupunguza cholesterol - faida

NYINGINE ya kiafya inayohusiana na moyo.

VILINZI DHIDI YA SARATANI: Kwa sababu ya mali zao za kuzuia vioksidishaji na za kupambana na uchochezi.

VIWIANISHI VYA VIWANGO VYA GLUKOZI KWENYE DAMU glukosi: Kiasi kikubwa cha nyuzi za maharagwe huwasaidia kupunguza na / au kutuliza viwango vya sukari ya damu, ambayo nayo husaidia kupunguza hatari ya ugonjwa wa kisukari cha Aina ya 2.

BORA KWA AJILI YA INI: Kubadilisha protini zenye mafuta mengi na maharagwe ni hatua muhimu kuelekea kushughulikia ugonjwa wa ini wenye mafuta, na pia kufikia afya bora kwa ujumla.

HUSAIDIA KUDHIBITI HAMU YA KULA: Nyuzinyuzi na wanga wa kusaidia uliomo kwenye maharagwe husaidia kuunda hisia kamili na yenye kuridhika ambayo inafanya iwe rahisi kusukuma sahani mbali.

MANUFAA KWA AJILI YA MFUMO WA CHAKULA: Watafiti wamegundua kuwa maharagwe anuwai kwenye lishe huongeza na kukuza bakteria yenye faida kwenye utumbo, ambayo ni sehemu muhimu ya utendaji wa mfumo wa kinga.

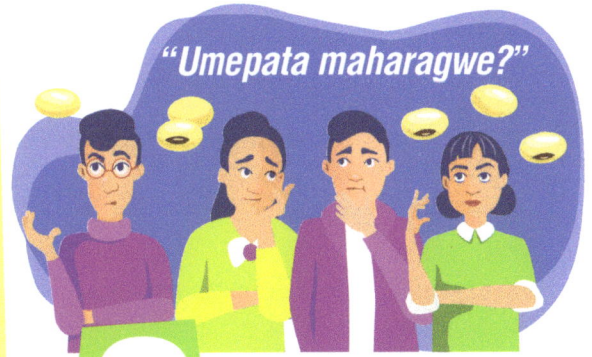

"Umepata maharagwe?"

O kwa ajili ya Vitunguu

Ingawa "vitunguu" hufanya "O" katika kifupi cha G-Bombs, jamii hii inajumuisha familia nzima ya mmea wa Allium. Utajiri wa vitamini, madini, na misombo mingine inayokuza afya, vitunguu na binamu zao za Allium ni faida sana kwa mfumo wa kinga na afya kwa ujumla. Misombo yenye afya iliyomo katika kundi hili nzuri la mboga ni pamoja na:

VIKWETEZO: Watafiti wamegundua uhusiano mkubwa kati ya lishe zenye antioxidant na kupunguza hatari ya saratani. Vyakula vyenye antioxidant pia vimehusishwa na utendaji bora wa mfumo wa kinga.

FLAVONOIDI: Kitunguu saumu, kitunguu saumu, vitunguu na leek vyote vina flavonoids ambayo inakuza uzalishaji wa glutathione, antioxidant yenye nguvu ambayo imeonyeshwa kuongeza kinga ya mwili, kusaidia kuondoa sumu mwilini, na kulinda moyo. Karibu kila seli katika mwili wako inahitaji glutathione, ndiyo sababu imepewa jina la utani "mama wa antioxidants wote."

FAIDA ZA ZITOKANAZO NA KULA MBOGA ZA ALIUMI NI PAMOJA NA:

- Kuboresha afya ya moyo na mishipa, pamoja na traiglaiseraidi ya chini, kuongezeka kwa lehemu ya HDL, kupunguzwa kwa shinikizo la damu, na kinga dhidi ya mkusanyiko wa jalada.
- Kupunguza hatari ya kuganda kwa damu.
- Ulinzi wa antimaikrobayo dhidi ya E. coli, virusi, Staphylococcus aureus, bakteria ya mdomo, na vimelea.
- Athari ya kupambana na uchochezi, ambayo inaweza kusaidia sana katika hali ya ugonjwa wa arthritis na / au viungo vyenye uchungu na inasaidia kwa jumla ya afya.

Mimea Husika Kwenye Kundi la Aliumi

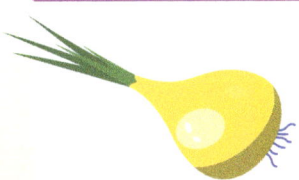

CHIVI

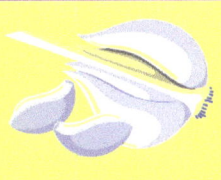

KITUNGUU SAUMU

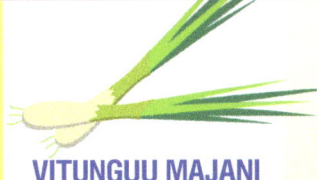

VITUNGUU MAJANI (Mbwewe)

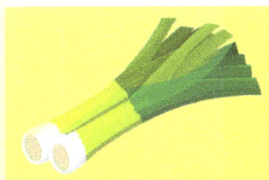

LIKI

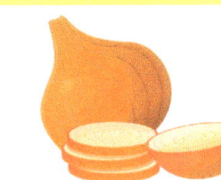

VITUNGUU

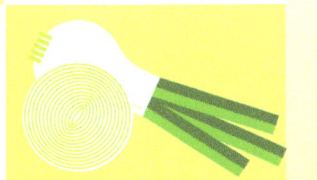

SHALOTI

M kwa ajili ya Uyoga

Ni uyoga gani mzuri anayeweza kukufanyia:

- Kuongeza kinga yako
- Kuharibu seli za saratani
- Kuwezesha kuzaliwa upya kwa ujasiri
- Kutoa virutubisho vyenye thamani
- Msaada na usimamizi wa uzito
- Tokomeza virusi (pamoja na virusi vya homa na mafua kama ndui), bakteria (Salmonella na E. coli), na chachu

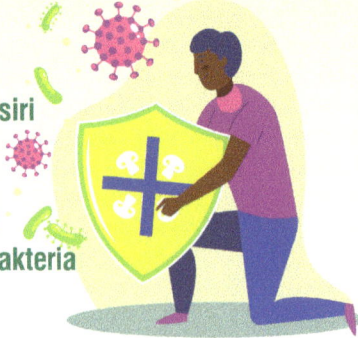

S kwa ajili ya Mbegu (na Karanga)

Kwa sababu mbegu zina virutubishi vyote muhimu kukuza mmea mzima, zina virutubishi sana. Zikiwa zimejaa nyuzi, mbegu pia zimebeba mafuta yenye afya - bila kusahau vioksidishaji, vitamini, na madini. Ifuatayo ni muhtasari wa mbegu zinazosaidia sana unaweza kula:

MBEGU ZA MABOGA:
Mbegu zenye kutengeneza alkali zaidi, hizi nguvu ndogo za lishe huja na magnesiamu yenye afya, zinki kwa msaada wa kinga, mafuta ya omega-3 ya mimea, na vitamini B, K, na E.

MBEGU ZA ALIZETI:
Wakati vitamini E kwenye mbegu hizi husaidia kupunguza radicals bure, phytosterols husaidia kupunguza cholesterol, na magnesiamu inalinda dhidi ya migraines na magonjwa ya moyo.

MBEGU ZA UFUTA:
Mbegu hizi ndogo zina misombo ambayo husaidia kupunguza mafadhaiko, kupunguza mvutano, kupambana na ugonjwa wa arthritis, kulinda dhidi ya saratani, na kukuza afya ya kupumua.

MBEGU ZA KITANI:
Ina vioksidishaji vingi na mafuta ya omega-3, mbegu za kitani pia ni nzuri kwa kuboresha mmeng'enyo na afya ya moyo na mishipa.

MBEGU ZA HEMFI:
Mbegu za katani zimejaa vitamini A, B1, B2, D, na E. Zinc katika mbegu za katani inasaidia uzalishaji wa oksijeni, usagaji wa afya, utulivu wa sukari ya damu, na viwango vya chini vya lehemu.

NGOZI JUU YA KARANGA
Kuhusu karanga, nyota kubwa katika kategoria hii (kama mlozi na walnuts) zina vitamini E inayohitajika kwa mfumo wa kinga kuzuia bakteria inayovamia pamoja na mafuta yenye afya yanayohitajika kuinyonya. Uchunguzi mwingi umeonyesha kuwa wale wanaokula karanga mara kwa mara wana maisha marefu na yenye afya.

KUMBUKA:
Karanga na mbegu ni bora mbichi na hazina chumvi.

B kwa ajili ya Beri

Ni mimea midogo lakini kubwa kwa thamani ya lishe, matunda ni moja wapo ya vyakula bora unavyoweza kula. Beri ni kweli zimejaa vitamini, madini, na antioxidants ambayo ni muhimu sana kwa utendaji wa mfumo wa kinga. Berries ni moja ya vyanzo bora vya asili vya antioksidanti – haswa tatu zilizoorodheshwa hapa chini:

ANTHOKAYANINI
- Hudhibiti mwitikio wa kinga
- Hutuliza inflamesheni
- Huboresha kumbukumbu
- Kinga dhidi ya ugonjwa wa moyo na mishipa

KWASETINI
- Inachochea mfumo wa kinga
- Inapambana na virusi
- Inazuia kutolewa kwa histamine
- Inapambana na uchochezi

VITAMINI C
- Huongeza utengenezaji wa seli nyeupe za damu
- Huongeza utendaji wa mfumo wa kinga
- Hulinda kumbukumbu na uwezo wa kufikiria
- Kupunguza hatari ya ugonjwa wa moyo na mishipa

Mbali na faida hizi, matunda yana kalori kidogo (na kuifanya iwe nzuri kwa usimamizi wa uzito).

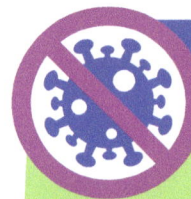

Mpango wa Utekelezaji

Angalia lishe yako ya kawaida ya kila siku, na uzingatie kwa kuzingatia habari katika sura hii. Jiulize maswali yafuatayo, basi, ikiwa ni lazima, fanya na ufanyie kazi mpango wa kuboresha:

→ Je! Ninapata oksidi ya nitriki ya kutosha katika lishe yangu kutoka kwa vyanzo asili?

→ Je! Vyakula ninavyokula husaidia kuweka viwango vya sukari kwenye damu yangu kuwa sawa?

→ Je! Ni aina gani ya chakula cha G-BOMB ® ninachokula mara kwa mara?

→ Ninawezaje kuboresha lishe yangu?

RUHUSU MWANGA WA JUA UANGAZE KATIKAN:

Ushindi Uchagizao Afya

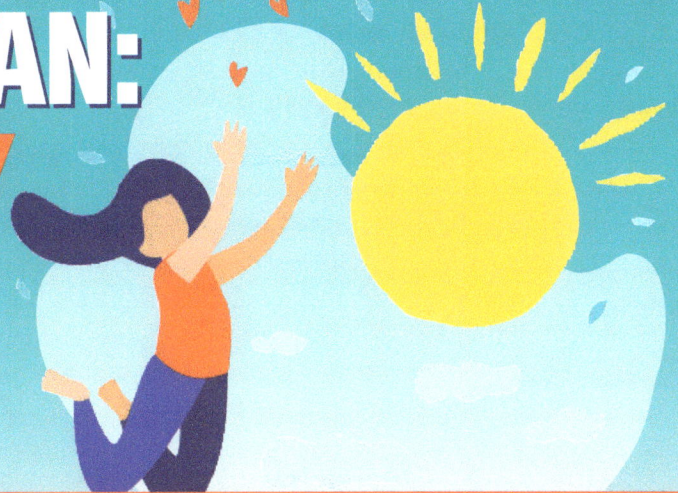

Mwanga wa jua huua viini vya maradhi…

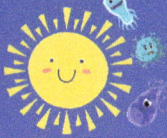

…na pia haupendi KOVIDI, vilevile.

Njia 6 Ambapo Mwangaza wa Jua Huongeza Mfumo wa Kinga

1 Mwanga wa Jua ni Dawa ya Kuua Viini vya Maradhi

Kwa muda, watu wameelewa kile bibi yako alijua miongo kadhaa iliyopita: jua huua vijidudu. Katika utafiti wa Oregon, watafiti waligundua kuwa vyumba vilivyoangaziwa na jua vilikuwa na nusu ya vijidudu vya wenzao walio na giza, ikithibitisha tena kuwa jua ni dawa ya kuua vimelea.

2 Mwangaza wa jua husaidia mwili kutengeneza Vitamini D

Wakati wowote, karibu 40% ya Wamarekani wanasemekana kuwa na kiwango kidogo cha vitamini D. Hii ni hatari sana wakati huu wa nyakati za virusi, kwani vitamini D ni muhimu sana kwa utendaji mzuri wa mfumo wa kinga. Mwanga wa jua ni njia ya bei rahisi, ya haraka, na isiyo na uchungu ya kuongeza viwango vya vitamini hii muhimu na muhimu sana.

3 Mwanga wa jua unachochea Uzalishaji wa Melatonini

Kwa kuwa melatonin inasimamia wakati mfumo wako wa kinga umeamilishwa, kupata jua ya kutosha – na melatonini – ni mpango mzuri sana! Melatonin pia inaweza kupunguza uchochezi sugu na mkali.

4 Mwanga wa jua hupunguza mfadhaiko

Wanasayansi wanaamini kuwa jua huongeza hali ya hewa kwa kutoa serotonini, homoni inayojisikia vizuri. Kuundwa kwa jua kwa melatonin pia husababisha athari ya kupunguza dhiki kwa mwili.

5 Mwanga wa jua hupa nguvu seli za kupigana na maambukizo

Katika utafiti wa hivi karibuni, wanasayansi waligundua kuwa mwanga wa jua hupa nguvu seli za T za mwili, ambazo pia huwa na jukumu kuu katika kinga ya mwanadamu. Kazi hii ni tofauti – na kwa kuongeza – jukumu la jua lenye faida sana katika uzalishaji wa vitamini D.

6 Ukimwi wa Mionzi ya jua katika Ufyonzwaji wa Madini ya kuongeza kinga kama vile kalsiamu na fosforasi

Mwanga wa jua hutumika kama chanzo cha msingi cha vitamini D kwa watu wengi. Pia ina jukumu la moja kwa moja katika ngozi ya mwili ya kalsiamu, ambayo inahitajika kutoa melatonin. Bila mwangaza wa jua wa kutosha, watu wengi hawana vitamini D ya kutosha katika miili yao kusaidia kusindika kalsiamu ambayo wanahitaji sana. Ingawa athari kubwa ya vitamini D ni kuwezesha ulaji wa kalsiamu, pia huchochea ufyonzwaji wa phosphate na ioni za magnesiamu pia.

Mei wewe daima kutembea katika jua. Kamwe usitake zaidi.
– Baraka ya Kiairishi

Rangi za Nuru na Matokeo ya Uponyaji

Unaporudisha nyuma mapazia na mafuriko ya jua ndani ya chumba, taa hiyo "nyeupe" ambayo huangaza roho zako inajulikana kama "wigo kamili". Kuita taa "wigo kamili" inamaanisha kuwa inashughulikia anuwai ya urefu wa mawimbi inayohitajika na wanyama na mimea. Ingawa wazalishaji wa taa hutaja taa za ndani kama "wigo kamili," hakuna kitu kama jua kwa kufunika chumba kwa uzuri! Wakati rangi zote za wigo zimeunganishwa pamoja, matokeo yake ni karibu kupofusha "nyeupe" au mwangaza mkali ambao tunapata chini ya miale mikali ya jua. Rangi anuwai ya mwangaza katika wigo ina wavelengths tofauti za umeme. Baadhi ya urefu wa mawimbi hupenya kwa undani zaidi ndani ya mwili wa mwanadamu kuliko wengine, na kila urefu wa wimbi una mali yake ya uponyaji. Katika miaka ya hivi karibuni, wavumbuzi wamezidi kuwa mahiri katika kutenganisha urefu fulani wa rangi (rangi) ya nuru. Kuloweka kwenye miale ya jua nje ndio njia bora ya kufaidika na wigo mzima wa uponyaji. Walakini, ikiwa huwezi kutoka nje, au unahitaji urefu wa urefu uliolengwa kwa kusudi maalum la kiafya, sasa kuna taa za tiba zinazoungwa mkono na kisayansi kwenye soko ambazo zitatoa hiyo tu. Ifuatayo ni muhtasari wa wigo wa nuru, na faida zingine za uponyaji zilizothibitishwa kwa kila rangi / urefumawimbi katika spektramu.

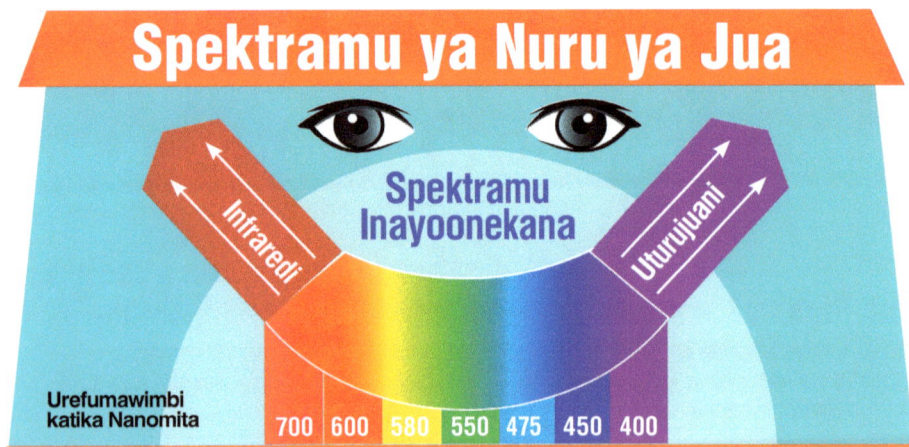

Spektramu ya Nuru ya Jua

Infraredi

Spektramu Inayoonekana

Uturujuani

Urefumawimbi katika Nanomita

700 600 580 550 475 450 400

Faida za Nuru Nyekundu na ya infrared

- Uzalishaji wa oksidi ya nitriki
- Kuongezeka kwa mzunguko
- Uzalishaji wa Collagen
- Uponyaji wa jeraha haraka
- Kazi bora ya ujasiri
- Mali ya kupambana na virusi
- Uzalishaji wa ATP (nishati mbichi ya seli)
- Kuchochea kwa lymphatic
- Kupunguza kuvimba

Faida za Mwanga wa UV (UV)

- Inashirikiana na ngozi kutoa vitamini D
- Inasaidia mfumo wa kinga
- Hupunguza hatari ya magonjwa
- Inakuza maisha marefu

KUMBUKA: Nuru ya UV ya ziada inaweza kusababisha saratani.

Faida za Nuru ya Chungwa

Tiba nyepesi ya machungwa husababisha faida nyingi sawa na nyekundu. Wanachukua muda mrefu zaidi, kwani matibabu sio makali.

Matumizi ya Nuru ya Amba

Inapowekwa juu ya taa ya samawati, vichungi vya kahawia hubadilisha tabia yake ya kuzuia melatonini na inaruhusu ubongo kubadilisha kulala. Hii ndio sababu vichungi vingi vya kuzuia bluu ni kahawia au rangi ya machungwa, ambayo, kama nyekundu, inachukuliwa kuwa nzuri kwa uzalishaji wa melatonini na kulala kwa ujumla.

Faida za Nuru ya Kijani

Nuru ya kijani inasaidia kwa:

- Msaada wa migraine
- Kupunguza maumivu
- Ufahamu bora

Faida za Nuru ya Bluu

- Kupambana na bakteria sana
- Hutuliza mfumo wa neva
- Inatia nguvu ubongo
- Huongeza mhemko
- Anaambia ubongo kuwa ni mchana (wakati hugunduliwa na macho)
- Husaidia homoni na vipeperushi vinavyoathiri hamu ya kula, kimetaboliki, na kulala

Nuru ya Bluu Asubuhi ni ya Ajabu; Nuru ya Bluu Usiku, Siyo Sana

Jinsi mwanga wa bluu wakati wa usiku huathiri mwili wako na ubongo

- Inavuruga ratiba za kulala
- Inaharibu kumbukumbu siku iliyofuata
- Hufanya watu kuvurugika

- Husababisha ugumu wa kujifunza

- Husababisha kuongezeka kwa nyurotoksini ambazo husababisha iwe ngumu kupata usingizi

- Huvuruga homoni za njaa
- Huongeza hatari ya unene
- Huvuruga ratiba za kulala

- Huweza kudhuru retina baada ya muda
- Huweza kusababisha mtoto wa jicho

- Huongeza hatari ya saratani ya matiti na tezi dume

- Hudhibiti melatonini
- Huvuruga ridhimu sikadia
- Inaweza kusababisha mfadhaiko

Ngozi nyeusi:
- Inalinda mwili dhidi ya kuchomwa jua
- Inazalisha vitamini D polepole

Ngozi angavu:
- Huungua kirahisi juani
- Inazalisha vitamini D haraka

Uhusiano wa Vitamini D na UVIKO

- 85% ya watu walio na UVIKO-19 kali walipatikana kuwa na upungufu wa vitamini D.
- Wagonjwa wa UVIKO-19 walio na upungufu wa vitamini D walikuwa na mara 4-5 kiwango cha vifo vya watu walio na viwango vya kawaida.

Asilimia 81 ya Waamerika wa Kiafrika na asilimia 69 ya Wahispania wana upungufu wa vitamini D.

Uhusiano wa Vitamini D – Jua

Ingawa jua hutoa faida nyingi za kiafya, moja ya muhimu zaidi (na inayojulikana sana) ni utengenezaji wa vitamini D. Ifuatayo ni ukweli muhimu unapaswa kujua juu ya vitamini hii muhimu:

- Vitamini D ni vitamini muhimu mumunyifu wa mafuta ambayo hufanya kama homoni mwilini.
- Kudumisha kiwango cha kutosha cha vitamini D ni muhimu kwa nyanja zote za kiafya.
- Karibu theluthi moja ya idadi ya watu duniani wana upungufu wa vitamini D.
- Watu wazima walio na upungufu wa vitamini D wana hatari kubwa ya kifo kutoka kwa ugonjwa wa moyo (35%), saratani (14%), hatari mara mbili ya kupata ugonjwa wa ugonjwa wa mifupa, nafasi kubwa ya 51% ya kupata shida ya akili, na hatari kubwa ya vifo kwa jumla.

Zaidi ya Vitamini D Yetu Inatoka kwenye Jua

- Mfiduo wa mikono na miguu kwa dakika 5-30 kati ya masaa ya 10 asubuhi na 3 jioni. siku mbili kwa wiki zinaweza kutosha kuzuia upungufu.
- Mwanga wa jua una nguvu ya kutosha kutoa vitamini D wakati wowote kivuli chako ni kifupi kuliko wewe.
- Katika msimu wa baridi, jua halina nguvu ya kutosha kutoa vitamini D inayohitajika (haswa katika hali ya hewa ya kaskazini).
- Jicho la jua, mavazi, na glasi vyote hupunguza ngozi ya vitamini D.

Njia za Kupanda Vitamini D

- Uyoga umefunuliwa na nuru ya UV
- Vyakula vyenye vitamini D
- Vitamini D3 virutubisho.

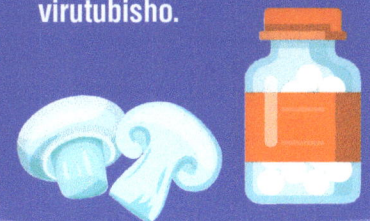

MANUFAA YA VITAMINI D

Vitamini ya Mwangaza wa Jua

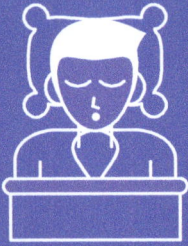

Usingizi Bora

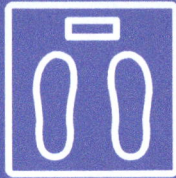

Udhibiti Bora wa Uzito

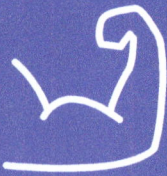

Kuboreshwa kwa Utendaji wa Mfumo Kinga

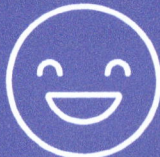

Nahima Bora Zaidi

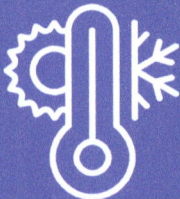

Kiwango cha Chini cha Maradhi

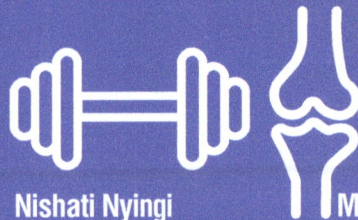

Nishati Nyingi Zaidi

Mifupa Imara Zaidi

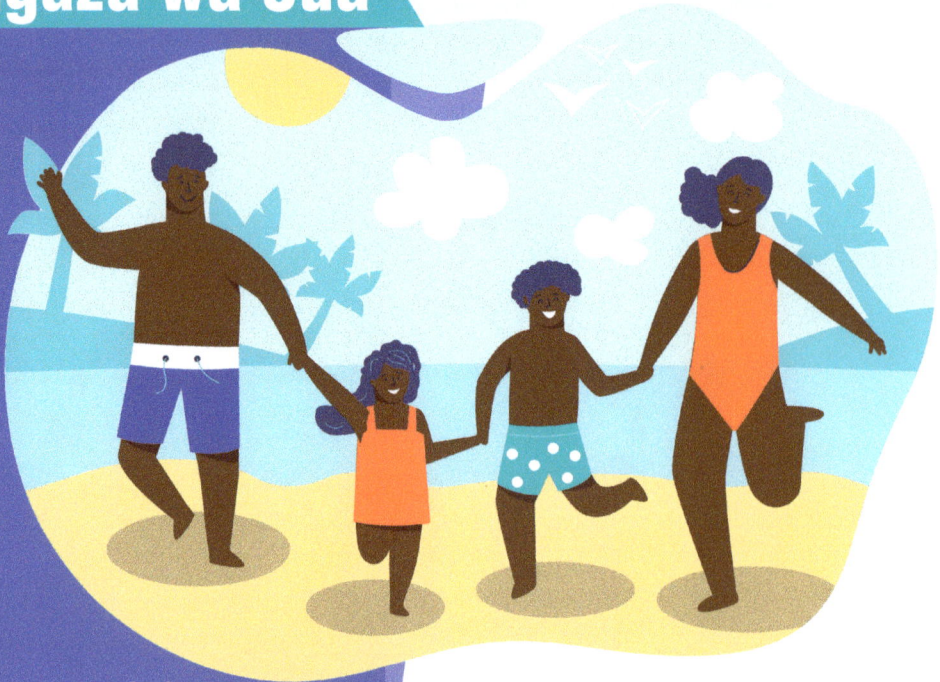

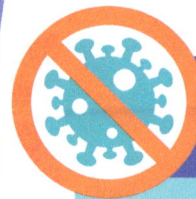

Mpango wa Utekelezaji

→ Fikiria ikiwa unapata jua ya kutosha maishani mwako. Ikiwa sio hivyo, fanya mpango wa kutoka nje na kupata miale!

→ Fikiria juu ya utaratibu wako wa usiku. Je! Unatumia teknolojia ya skrini ya samawati mpaka kabla tu ya kwenda kulala? Ikiwa ndivyo, fikiria matokeo ya kiafya na nini unaweza kufanya ili kuboresha.

→ Ikiwa haujawahi kukaguliwa vitamini D yako, au haujakaguliwa hivi karibuni, fikiria kuwa sasa inaweza kuwa wakati mzuri. Ikiwa unaona kuwa hauwezi kupata vitamini D ya kutosha ama kupitia mwangaza wa jua au lishe, unaweza kutaka kuangalia kuwa nyongeza.

Jinsi Gani Mwanga wa Jua na Mazoezi Hufanana

Ikiwa hauwezi kupanda au baiskeli kama ulivyokuwa ukifanya, au unataka tu kufanya shughuli mbili za kukuza afya mara moja, unaweza kufurahi kujua kuwa jua na mazoezi hufanya mambo sawa. Hapa kuna muhtasari wa mazoezi ya faida na sehemu ya kuoga jua:

Zote zinapungua:
- Viwango vya sukari ya damu
- Asidi ya Laktiki katika damu
- Kupumzika kwa mapigo ya moyo
- Kiwango cha kupumua

Ongezeko kwa zote mbili:
- Kiwango cha kimsingi cha kimetaboliki
- Nishati na uvumilivu
- Uzalishaji wa homoni
- Nguvu
- Kustahimili mafadhaiko

MAZINGATIO: Ikiwa unajisikia ubaridi kwa nini badala yake usigeukie juani?

JONGEA ZAIDI, KETI KIDOGO:

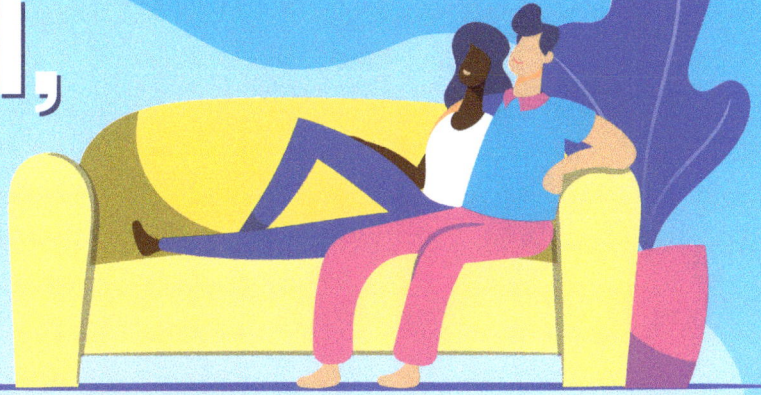

Kwa Nini Kuketi ni Uvuta Mpya wa Sigara

Kuketi: Burudani mpya ya kitaifa!

NCHINI MAREKANI:

- 80% ya kazi hazihitaji mazoezi ya mwili
- Wafanyikazi wa ofisi hukaa kwa wastani wa saa 12 kwa siku
- Kwa wastani mtu anakaa kwa saa 9.3 kwa siku

Kuketi ni sababu huru ya hatari kwa kinga dhaifu.

HIZI HAPA SABABU:

Unapokaa kwa dakika 30:
- Mwili huwa dhaifu kwa insulini.
- Shughuli za umeme na misuli katika mwili wa chini na miguu imezimwa.
- Vimeng'enya zinavyohamisha mafuta mabaya kutoka kwenye mishipa hadi kwenye misuli,
- ambapo inaweza kuchomwa moto, punguza mwendo.
- Shughuli ya ubongo huanza kupungua.
- Kimetaboliki hupungua hadi 90%.
- Shughuli za kuchoma kalori hupungua.

Unapokaa kwa masaa 2:
- Kuvunjika kwa mafuta hatari ya damu kunakuwa polepole.
- HDL ("nzuri") cholesterol hupungua kwa 20%.

Unapokaa kwa masaa 4:
- Hatari ya kifo kutoka kwa sababu yoyote huongezeka kwa 50%.
- Hatari ya skyrocket za tukio la moyo na mishipa hadi 125%.

Unapokaa kwa masaa 6:
- Viwango vya matumizi ya oksijeni hupungua, na kufanya mazoezi rahisi hata kuwa magumu.
- Hatari ya saratani ya koloni huongezeka kwa 2X.
- Hatari ya saratani ya rectal huongezeka kwa 44%.

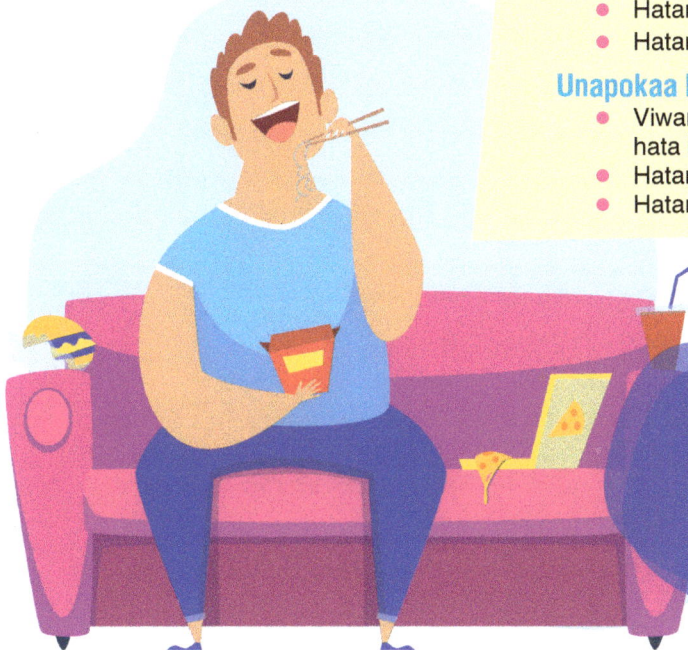

Kukaa ni hatari zaidi kuliko kuvuta sigara, kunaua watu wengi kuliko VVU, na ni hila kuliko parachute. Tunakaa wenyewe hadi kufa. Mwenyekiti yuko nje kutuua.
— Dkt. James Levine, Mayo Clinic

51

Gharama Kubwa ya Kuketi Tu

- Maisha ya leo ya kukaa kimya yamekuwa yakihusishwa na zaidi ya hali 30 za kiafya za muda mrefu, sembuse kupanda kwa gharama za utunzaji wa afya.
- Katika utafiti mmoja wa 2008, watafiti waligundua kutokuwa na shughuli kuwa sababu inayosababisha 9% ya vifo vya mapema vya ulimwengu.
- Tishu za adipose za mwili (mafuta) hutengeneza saitokaini zenye uchochezi.

Unene – Uunganisho wa UVIKO-19

Wakati hatuhamia, kutokuwa na shughuli zetu husababisha mafuta ya tumbo. Kama matokeo ya hii, milango kadhaa za kawaida za "mtu mzuri" katika mwili unaojulikana kama macrophages huingia kwenye seli za mafuta, na kusababisha uchochezi sugu, ambao mwishowe husababisha magonjwa. Wakati UVIKO-19 inagoma, mchakato kama huo hufanyika. Ili kujaribu kupambana na maambukizo, seli za sentinel za mfumo wa kinga hukasirika kwa "kuita" askari wengi sana. Upungufu huu husababisha dhoruba hatari sana ya saitokaini ambapo, kwa kujaribu kushinda virusi, mwili hushambulia viungo vyake. Matokeo yake ni uharibifu wa tishu katika viungo anuwai, haswa mapafu. Hii inaelezea kwanini equation ifuatayo ni ya kusikitisha sana:

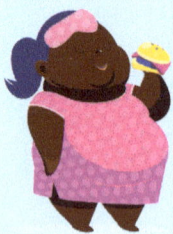 + 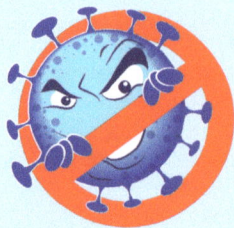 =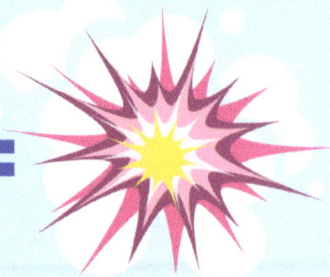

| Unene | UVIKO-19 | Tatizo Maradufu! |

Aina ya Magonjwa Hatari yanayohusiana na Kuketi:

- Saratani ya matiti
- Saratani ya matumbo
- Magonjwa ya Mishipa ya Moyo
- Ugonjwa wa kisukari
- Huzuni
- Ugonjwa wa akili

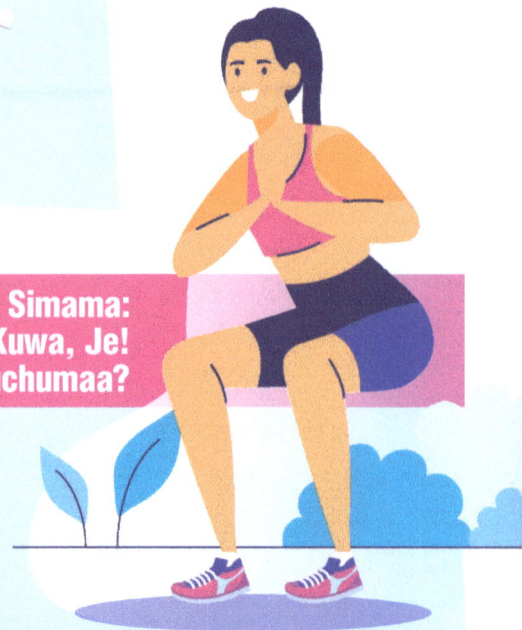

HABARI MPYA!

1. Watafiti wamegundua kuwa kufanya kazi ni moja wapo ya njia za haraka sana za kuboresha afya yako.

2. Kuwa hai angalau masaa 7 kwa wiki hupunguza nafasi yako

3. ya kufa mapema kwa 40% juu ya wale ambao wanafanya kazi dakika 30 tu kwa wiki.

Wakati wa kujongea!

Kusahau Kukaa vs Simama: Swali la Kweli Linapaswa Kuwa, Je! Unapaswa Kuchuchumaa?

- Kwa historia nyingi za wanadamu, "squat" imekuwa njia iliyopendekezwa ya kupumzika.
- Katika maeneo mengi ya "Kanda za Bluu" (maeneo ya ulimwengu ambapo watu wanaishi kwa muda mrefu zaidi), watu wengi huchuchumaa kuliko sio.
- Katika maeneo mengi ya ulimwengu, watu huchuchumaa ili kukamua ng'ombe, huvuna mwani, huwa na mchele, au kujisaidia.
- Kuchuchumaa hutumia misuli ya msingi zaidi kuliko kukaa au kusimama. Labda ndio sababu uwezo wa kuchuchumaa hutafsiri kuwa makalio yenye afya, mgongo wenye afya,
- na hatari ndogo ya kufa katika miaka 6 ijayo.
- Uwezo wa kuinuka kwa urahisi kutoka kwa nafasi ya kuchuchumaa au kukaa chini (huku ukigusa sehemu chache za mwili chini iwezekanavyo) imepatikana kuwa mtabiri wa muda gani unaweza kufa.

MANUFAA YA MAZOEZI

- Nahima Bora
- Msongo Kidogo
- Nguvu Zaidi
- Usingizi Murua

- Kudhibiti Uzito
- Kuzuia Unene
- Viwango Bora Kiafya vya Glukozi katika Damu
- Kupungua kwa Inflamesheni

- Kiwango cha Chini cha Msukumo wa Damu
- Kupungua Hatari ya Shambulio la Moyo na Kiharusi
- Kiwango cha Chini cha Lehemu

- Afya Bora ya Mapafu
- Kuboreshwa kwa Ustahimilivu

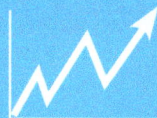

- Kuboreshw kwa Utendaji wa Mfumokinga

- Msawazo Mzuri Kupungua Hatari ya Kuanguka

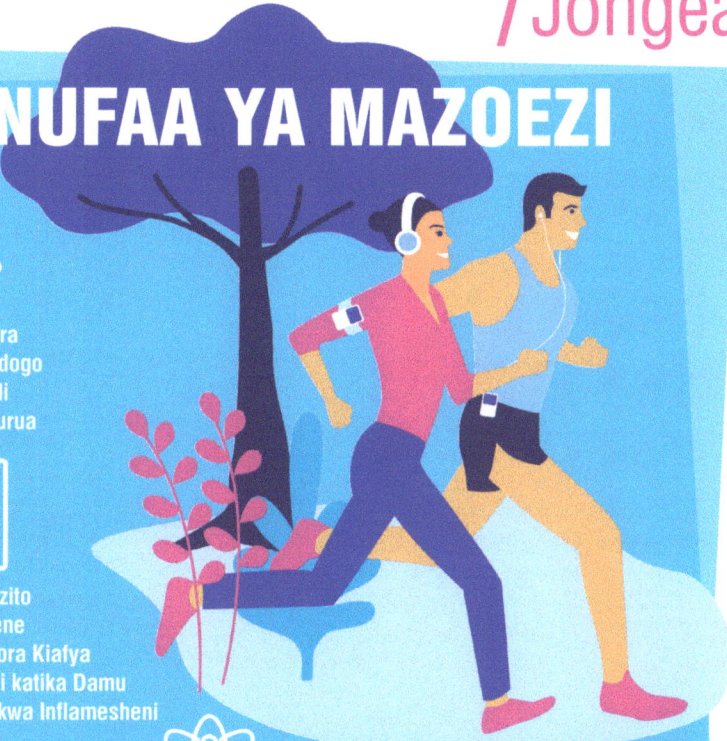

Ni Nini Kinachofanya Zoezi La Mwilini Liwe vNa Nguvu Sana

- Kujihusisha na mazoezi ya mwili endelevu ni njia moja wapo ya kuunda homa bandia. Wakati wa mazoezi ya muda mrefu na makali, joto la mwili linaweza kupanda hadi 104 ° F (40 ° C).
- Joto la mwili linapoongezeka, oksijeni na nishati hujaa kwenye seli na kuchoma taka za mwili. Sumu ambazo zimeingia kwenye tishu huvunjwa, hadi ngazi ya seli.
- Kwa wale walio na nguvu na uvumilivu kuifanya, masaa 1-2 ya mazoezi ya kawaida ya moyo yatachangia sana kurudisha uadilifu wa mazingira ya ndani ya seli na afya kwa ujumla.

KADI YA ALAMA
Dawa za Viwandani vs Mazoezi

DAWA ZA VIWANDANI

- Inakadiriwa watu 328,000 hufa kutokana na athari mbaya kwa dawa za viwandani kila mwaka huko Merika na Ulaya kwa pamoja.
- Takriban wagonjwa 7,000 hufa kila mwaka kutokana na kupewa dawa mbaya.
- Karibu watu 80,000 hufa kila mwaka kutokana na maambukizo yanayopatikana katika kituo cha mtoa huduma wao wa matibabu.

MAZOEZI

- Shambulio la moyo linalohusiana na mazoezi ni nadra sana, likihesabu tu 5% ya kukamatwa kwa moyo.
- Zoezi la kawaida limeonyeshwa kuboresha utendaji wa moyo na maendeleo ya ugonjwa polepole kwa wagonjwa walio na magonjwa ya moyo.
- Programu ya mazoezi ya miezi 12 ya wagonjwa wa moyo thabiti ilionekana kuwa bora kuliko angioplasty kama matibabu.

Athari ya Zoezi kwenye Utendaji wa Mfumo wa Kinga

HATARI YA
Maambukizi ya Mfumo wa Juu wa Upumuaji

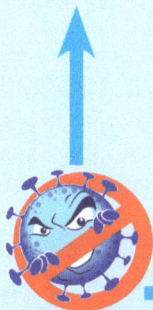

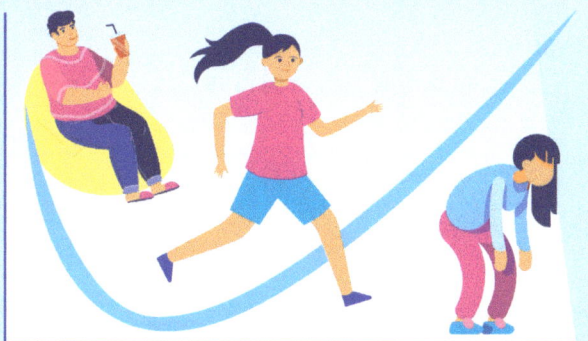

Kuketi   Wastani   Mafunzo kupita kiasi
MAZOEZI

KUTOKA KWENYE CHATI HAPO JUU:

1. Kuketi tu hupunguza utendaji wa mfumo wa kinga na huongeza hatari ya magonjwa.
2. Zoezi la wastani huongeza utendaji wa mfumo wa kinga.
3. Mafunzo kupita kiasi, haswa wakati mgonjwa, hutumia nguvu muhimu inayohitajika kwa mfumo wa kinga kukabili viinimaradhi.

SURA YA 13

KUTEMBEA: Moja ya Mazoezi Bora sana Kuboresha Usawa wa Kimwili

Kuongeza usawa na kupunguza maumivu

TEMBEA MARA KWA MARA kwa kasi unayoweza kudumisha kwa dakika 3-10

Pumzika hadi maumivu yapungue → Tembea tena → Endelea hadi maumivu ya mguu wa wastani hadi nguvu yakue

Mafunzo ya muda kwa Watembezi: Programu ya Hatua 10

1. Vaa mavazi ya starehe.
2. Kaa unyevu.
3. Chagua njia za kutembea na sehemu za kupumzika.
4. Tafuta mwenzi anayetembea.
5. Fuata pendekezo la kutembea-kwa-kutembea katika kielelezo hapo juu, ukianza na urefu wowote wa muda ambao unafikiri unaweza kushughulikia.
6. Jenga kasi yako ya kutembea na urefu wa matembezi kwa muda.
7. Epuka njia za barabarani ikiwa una maumivu ya viungo. Kutembea kwenye njia na nyasi kunaunda athari kidogo kwenye viungo vyako.
8. Usitembee ikiwa unajisikia vibaya.
9. Ikiwa unapata maumivu ya kifua, kizunguzungu, au ugonjwa mwingine, tafuta ushauri wa matibabu.
10. Kuwa mvumilivu! Kawaida huchukua wiki kadhaa ili ishara za uboreshaji kuonekana.

MAENDELEO YA KUTEMBEA:

- Usingizi bora
- Stahamali
- Viwango vya nishati
- Afya ya moyo na mishipa
- Afya ya viungo pamoja na misuli
- Udhibiti wa uzito
- Afya ya mapafu
- Ahueni ya msongo

SEHEMU 4 ZA PROGRAMU YA MAZOEZI

F = Mzunguko (mara ngapi?)

I = Ukali (ngumu kiasi gani?)

T = Muda (muda gani?)

T = Aina (aina gani?)

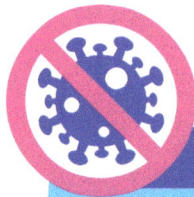

Mpango wa Utekelezaji

→ Fikiria ni muda gani unatumia kukaa kila siku. Ikiwa ni nyingi sana, unaweza kufanya nini kuboresha?

→ Ikiwa una uwezo wa mwili, jaribu kuchuchumaa. Fikiria juu ya jinsi ungeweza

→ ongeza kuchuchumaa kidogo katika utaratibu wako wa kila siku.

→ Ikiwa una uwezo wa kutembea kabisa, anza na programu ya kutembea kila siku, hata ikiwa hiyo inamaanisha kutembea tu kwenye chumba mara chache kuanza. Tumia dawa ya FITT kusanidi mpango wako.

PINGA KABISA:
Supu ya Kuku
Haifai kwa Nafsi Yako

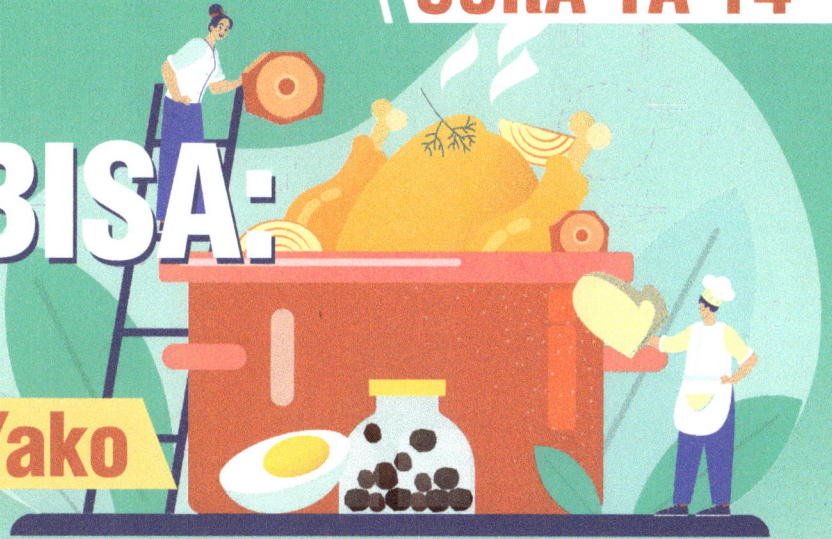

Ilhali supu ya kuku ilikuwa ikikutibu dhidi ya homa, sasa inakupa homa.
— Jay Leno

Taarifa 8 za Haraka Kuhusu Kuku

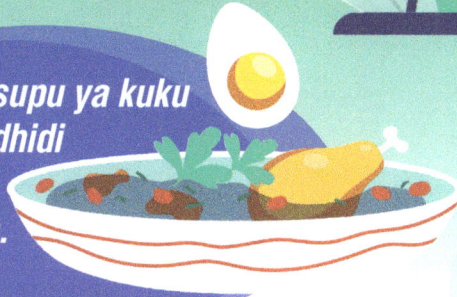

KUKU NDANI YA SUPU:
Kutoka Kiwandani hadi Mezani Kwako

Kuku wengi sana wanaoliwa kwenye supu au kwa namna zingine leo walikuzwa kwenye mashamba ya kisasa. Haya hapa ndiyo unayopaswa kujua juu yao:

- Ueneaji wa magonjwa kutoka kwa kuku-hadi-kuku wakuzwao kwenye mashamba ya kisasa husababisha virusi vijibadili haraka kuwa aina hatari zaidi. Matokeo yake, mashirika ya afya ulimwenguni yamefikia hatua ya kuyatazama mashamba ya kisasa kama "viatamizi" vya magonjwa ya mzuko.
- Hata tasnia ya ufugaji kuku kisasa imeanza kutambua kwamba virusi ambavyo havikuwa na madhara sana kwa spishi wenyeji wao asilia, vimekuwa na hatari ya kufisha zaidi kila vinapopita kwenye mashamba ya kisasa.
- Virusi huingizwa ndani na kutolewa nje ya mashamba kupitia rodenti na wadudu wengine, ambao huwapitisha na kuwarudisha kutoka kwa ndege wanaohama, ambao nao baadaye "huwasafirisha" kwenda nchi mbalimbali.
- Maradhi ya kwanza ya binadamu ya kirusi cha hivi karibuni cha homa ya ndege, H5N8, yaliripotiwa na Shirikisho la Urusi mnamo Februari ya mwaka 2021. Ingawa wanadamu wa kwanza kupata ugonjwa huu hawakuonesha dalili, mamlaka za afya ulimwenguni wamekuwa wasiwasi mkubwa kwamba aina fulani ya homa ya ndege itabadilika kuwa kirusi hatari sana ambacho huambukizwa kirahisi kati ya wanadamu.
- Nchi nyingi zinaripoti kwamba "uenguaji" (uondoaji) wa mamilioni hasa ya ndege haujadhibiti "Homa ya Ndege," inayoendelea kubadilika na kuenea.

1. Katika miaka ya 1800, kuku walifikiriwa kuwa chakula cha matajiri.
2. Ulaji wa kuku hakuongeza umaarufu hadi wakati wa uhaba wa nyama ya ng'ombe na nguruwe kwenye Vita vya Pili Dunia.
3. Ulaji wa kuku nchini Marekani uliongezeka haraka hasa katika miaka ya 1990 pale madaktari walipoanza kupendekeza matumizi kidogo ya nyama nyekundu na watu wakaanza kuogopa Ugonjwa wa Kichaa cha Ng'ombe.
4. Leo, kuku ni protini mashuhuri zaidi nchini Marekani.
5. Wanyama 23 kati ya bilioni 30 wanaoishi kwenye mashamba ya Marekani ni kuku.
6. Zaidi ya nusu ya vyakula vikuu vyote nchini Marekani vinavyoagizwa kwenye vituo vyote vya vyakula halani, hoteli, moteli, na migahawa ni namna fulani ya kuku wa kukaanga.
7. Pamoja na kuku kuwa chakula kinachopendwa na wengi, supu ya kuku ni tiba ya jadi ya muda mrefu ambayo mara nyingi ilitumika kutibu mafua.
8. Mlolongo mzima wa vitabu vilivyouzika zaidi, "Supu ya Kuku Iponyayo Nafsi," uliibuka kutokana na umaarufu wa mchuzi huu utulizao.

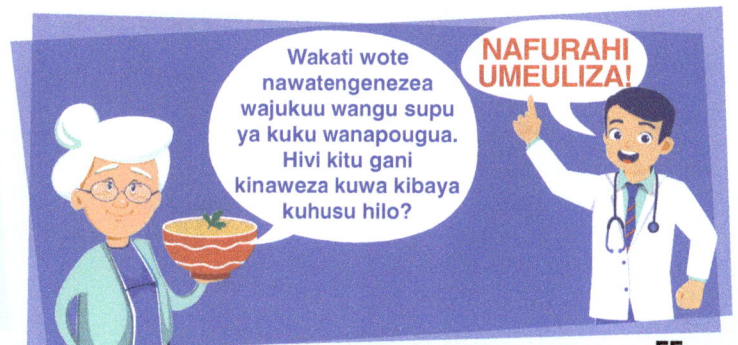

Wakati wote nawatengenezea wajukuu wangu supu ya kuku wanapougua. Hivi kitu gani kinaweza kuwa kibaya kuhusu hilo?

NAFURAHI UMEULIZA!

Nini Kisichofaa Kiafya Kuhusu Mashamba ya Kuku wa Kisasa?

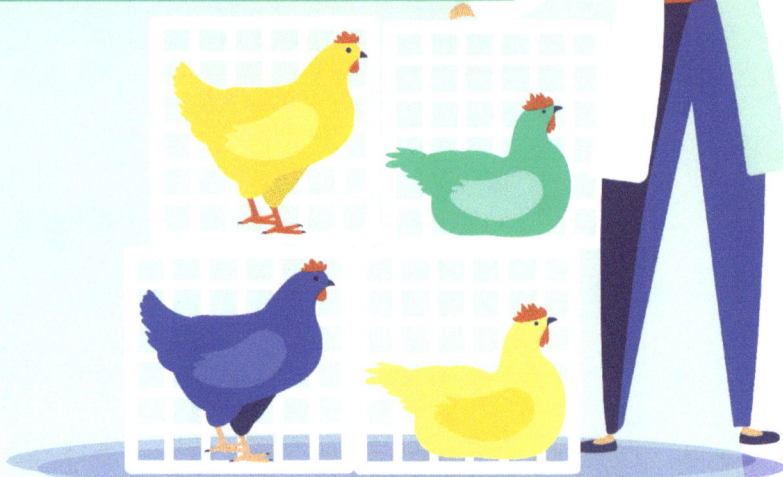

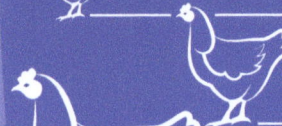

WANYAMA WENGI WA MASHAMBA YA KISASA, PAMOJA NA KUKU, WANALAZIMISHWA KUKUA KWA KASI HADI MARA 3 ZAIDI YA ILIVYO KIASILI

Ukubwa wa Kuku wa Broila Waliofugwa katika Miaka Ifuatayo:

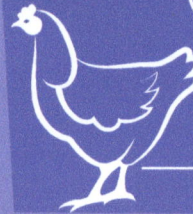

1957 0.9 kg

1978 1.8 kg

2005 4.2 kg

- Kwenye mashamba ya kisasa, kuku hufungwa baada ya kuchaguliwa, kisha hulishwa ili wakue isivyo kawaida, ambapo husababisha changamoto kadhaa za kiafya.
- Kimsingi mamilioni ya kuku hurundikwa katika nafasi ndogo ndani ya majengo makubwa bila mwanga wa jua, hewa safi, au uhuru wa kujongea.
- Kuku katika mashamba haya wako katika hali endelevu ya msongo, jambo ambalo huathiri sana kinga.
- Usafi duni na udhibiti mbovu wa taka kwenye mashamba ya kisasa husababisha uchafuzi wa mito na wakati mwingine mbogamboga kwa njia ya bakteria kama Campylobacter, E. coli, Listeria, na Salmonella.

Mashamba ya Kuku wa Kisasa na Mafua ya Ndege katika Habaris

" Aina hatari na ambukizi mno ya mafua ya ndege inaenea kwa kasi huko Ulaya, ikiiweka tasnia ya ufugaji kuku kisasa kwenye tahadhari huku ikikumbushia milipuko ya hapo awali iliyosababisha mamilioni ya ndege kuenguliwa na hasara kubwa kiuchumi. Ugonjwa huo, unaojulikana na wengi kama mafua ya ndege, umepatikana Ufaransa, Uholanzi, Ujerumani, Uingereza, Ubelgiji, Denmaki, Ayalandi, Swideni na, kwa mara ya kwanza juma hili, huko Kroasia, Slovenia na Polandi, baada ya kushambulia vikali Urusi, Kazakistani na Israeli. Idadi kubwa ya magonjwa yako kwa ndege-pori wahamao, lakini milipuko imeripotiwa kwenye mashamba, na ikisababisha vifo au kuenguliwa kwa kuku na bata angalau milioni 1.6 hadi sasa kwenye eneo hilo. " — Reuters, Novemba 26, 2020

NA MSHINDI NI...
Kuku Yuko Juu Kwenye Orodha Isiyo Sahihi

- Kwa mujibu wa CDC, kuku husababisha 12% ya maradhi yaambukizwayo kupitia chakula.

- Kila mwaka, Wamarekani milioni 76 wanaugua na 5,000 hufa kutokana na maradhi yaambukizwayo kupitia chakula.

Hali Mbaya ya Mlipuko wa Homa ya Ndege Japani na Kiwango cha Juu Sana cha Uenguaji

" Mlipuko wa homa ya ndege huko Japani ulizidi kuwa mbaya siku ya Alhamisi huku mashamba katika wilaya mbili zaidi yakichinja kuku kwa kiwango kikubwa cha uenguaji wakati serikali ilipoamuru upukusaji wa mashamba yote ya kuku. Homa ya ndege yenye vimelea hatari zaidi, aina ndogo iitwayo H5 inawezekabisa kabisa ililetwa na ndege wahamiao kutoka bara la Asia/Ulaya, imeenea kwenye wilaya nane kati ya 47 nchini Japani. Wakati ambapo maafisa wanasema haiwezekani watu kupata homa ya ndege kutoka kwenye mayai au nyama ya kuku walioambukizwa, wana wasiwasi juu ya kirusi hicho "kuruka spishi" hadi kwa wanadamu na kusababisha mtanduko kama kirusi kipya cha korona." — Reuters, Desemba 9, 2020

Pinga kabisa ulaji wa kuku

Kwa bahati mbaya, ufugaji wa kisasa—na uwezekano wa mtanduko unaouleta—hauko kwenye kuku tu. Nchini Marekani, idadi kubwa ya wanyama wanaofugwa wanaishi kwenye mashamba ya kisasa.

KUKU

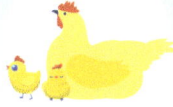
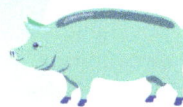
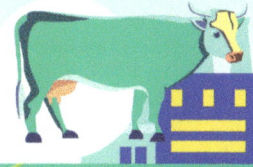
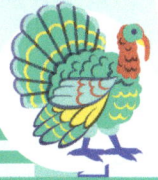

99.9%	98.2%	98.3%	70.4%	99.8%
Wanakuzwa kwa ajili ya Nyama	Wanakuzwa kwa ajili ya Mayai	Nguruwe	Ng'ombe	Batamzinga

Virusi Vilivyoruka kutoka kwa Nguruwe kwenda kwa Wanadamu

KIRUSI NIPAH: Kilichotambuliwa mara ya kwanza mnamo mwaka 1998, Kirusi Nipah ni ugonjwa unaoibuka usababishao maradhi makali kwa nguruwe na wanadamu. Kirusi hiki huweza kumpata mtu anapomgusa popo au nguruwe walioambukizwa, kula matunda yaliyochafuliwa na popo wenye maambukizi, au kugusana na watu walioambukizwa. Kiwango cha vifo cha Kirusi Nipah ni 40-70%.

HOMA YA NGURUWE (KIRUSI H1N1): Mlipuko wa kwanza wa kirusi hiki, ulioanzia shamba lenye mrundikano wa nguruwe huko Meksiko, ulitokea mnamo mwaka 2009. Makadirio ya vifo ulimwenguni kote ni kati ya 151,000 hadi 575,000.

Virusi Ambazo Vingeweza Kuruka kutoka kwa Nguruwe Kwenda kwa Wanadamu, Lakini Bado Havijaruka

MARADHI HATARI YA KUHARA YATOKANAYO NA NGURUWE (KIRUSI SADS): Kilichogunduliwa mara ya kwanza mnamo mwaka 2017, SADS ni kirusi cha korona kinachosababisha vifo vya hadi 90% ya watoto wa nguruwe walioambukizwa. Kulingana na upimaji uliofanyika nje ya kiumbe, wanasayansi wanaamini kuwa wanadamu wana uwezekano wa kuathiriwa na kirusi hiki.

MARADHI HATARI YA KUHARA YATOKANAYO NA NGURUWE (KIRUSI PED): Ilhali kikitambuliwa hapo kwanza mnamo mwaka 2014, PED iliwaua watoto wa nguruwe zaidi ya milioni moja nchini Marekani mwaka huo. Pia chenyewe kikiwa ni kirusi cha korona, ugonjwa huu wa kufisha una kiwango cha vifo cha hadi 100% kwa watoto wa nguruwe walio chini ya siku 7.

Nguruwe Wakondefu kwenye Mashamba ya Kisasa

- Nguruwe wengi kwenye mashamba ya kisasa huishi maisha yao katika mazizi yenye upana wa inchi 18-24 tu, au vijizimba vya chuma "vya kuzalia."
- Kwenye vijizimba hivi, nguruwe hawawezi kutembea au kugeuka. Kwa nadra hupatikana nafasi ya kuwatosha kusimama au kulala.
- Hali hizi za mrundikano, zenye mzunguko hafifu wa hewa zinawasababishia nguruwe msongo mkubwa (na kwa hivyo kudhoofisha kinga).
- Nguruwe wengi wanaoishi kwenye mashamba ya kisasa hupata matatizo ya miguu na mifupa kwa kulazimishwa kulalia sakafu ngumu ya saruji.
- Zaidi ya 80% ya nguruwe wana homa ya mapafu wakati wanapochinjwa.
- Kurundika pamoja idadi kubwa ya nguruwe huunda mazingira "sadifu" kwa magonjwa kuambukizwa au kubadilika kuwa aina hatari zaidi.

Sababu 6 za Kuepuka Kabisa Bidhaa za Maziwa

Wakati ambapo ng'ombe hawafungamanishwi kwa ukaribu sana na uwezekano wa kupata virusi kama wanyama wengine wa kisasa, kuna sababu nyingi zinazohusiana na afya ziletazo wasiwasi. Ufuatao ni muhtasari:

1. Licha ya juhudi za kisasa za usafi, milipuko ya magonjwa yatokanayo na vimelea vinavyoenezwa kupitia chakula, vinavyohusiana na bidhaa za maziwa, bado hutokea. Listeria, E. coli, na Salmonella ni baadhi ya milipuko ya kawaida inayoenezwa kupitia chakula na inayohusianishwa na maziwa.

2. Kwa sababu ya kiwango chao cha juu cha fati, bidhaa za maziwa mara nyingi huwa na ukolevu mkubwa wa viuatilifu.

3. Kwa sababu ya dozi nyingi za antibaiotiki wapewayo ng'ombe wa maziwa ili kuwadumisha katika "afya bora zaidi" kwenye mashamba ya kisasa yenye msongano, bidhaa za maziwa zina viwango vya chini vya dozi za antibaiotiki ambazo huweza kusababisha mitilifiko ya mzio, ukinzani wa antibaiotiki, au athari zingine.

4. Bidhaa za maziwa (hata zile za kioganiki) zina kiasi kikubwa cha homoni kama vile estrojeni na projesteroni. Unywaji wa maziwa umehusianishwa na ongezeko la viwango vya estradioli na projesteroni katika damu, kupungua kwa viwango vya testosteroni kwa wanaume, kukomaa mapema kimapenzi kwa watoto, pamoja na ghadhia zingine zinazohusiana na homoni.

5. Kaseini itokanayo na maziwa huongeza hatari ya saratani, kisukari, Sklerosisi Tasibiha, na mizio.

6. Ulaji wa bidhaa za maziwa ni mbaya kwa afya ya mifupa. Marekani, ambayo ni nchi mojawapo yenye viwango vya juu zaidi vya unywaji wa maziwa ulimwenguni, pia ni nchi mojawapo yenye viwango vya juu vya kuvunjika nyonga.

ANTIBAIOTIKI NA UFUGAJI WA KISASA: Kile Unachopaswa Kujua

- Antibaiotiki ni dawa zinazotumiwa kutibu maambukizi yanayosababishwa na bakteria. Antibaiotiki huua bakteria (siyo virusi). Ukinzani wa antibaiotiki unatokea pale bakteria wanapobadilika ili kujilinda dhidi ya antibaiotiki.
- Wanyama wafugwao kisasa, ambao mara nyingi huugua kwa sababu ya msongo na msongamano mkubwa, hulishwa antibaiotiki ili kuwafanya wakue haraka na kuwadumisha katika hali ya msingi ya "kiafya" bila kujali ni wagonjwa au la.
- Wakati ambapo antibaiotiki hufutilia mbali baadhi ya wavamizi matumboni, pia huondoa bakteria wazuri wa matumbo na kuharibu mfumo wa kinga.
- Kila mara viuatilifu vitumiwapo huwafanya wapungue umadhubuti muda unaofuata. Matokeo yake, dawa nyingi na imara zaidi na zinahitajika wakati wote.

UKINZANI WA ANTIBAIOTIKI: Jinsi Utokeavyo

HATUA YA 1: Wanyama wa kisasa hulishwa antibaiotiki kwa uhuru bila kujali uhitaji.

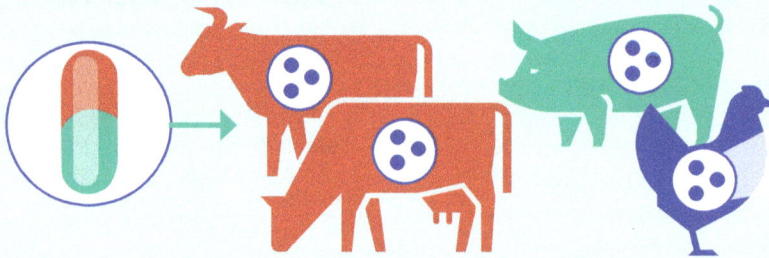

HATUA YA 2: Aina za bakteria zilizobadilika huwa kinzani kwa antibaiotiki.

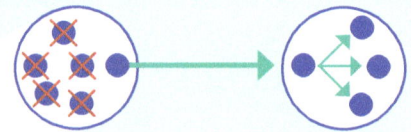

Antibaiotiki huwakinga wanyama wa kisasa dhidi ya aina zinazojulikana za bakteria.

Aina za bakteria zilizobadilika hukinzana na antibaiotiki na kuambukiza wanyama.

HATUA YA 3: Bakteria wakinzani huenezwa kwa wanadamu kupitia... through...

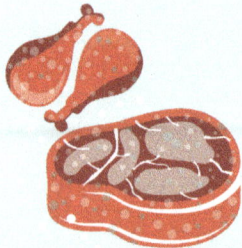

Nyama na bidhaa zingine za wanyama

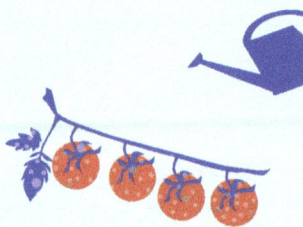

Mazao ambayo yamechafuliwa kwa maji au udongo

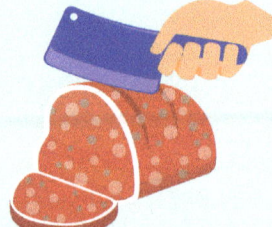

Chakula kilichotayarishwa ambacho kimechafuliwa kwa kuguswa na vitu visivyo safi

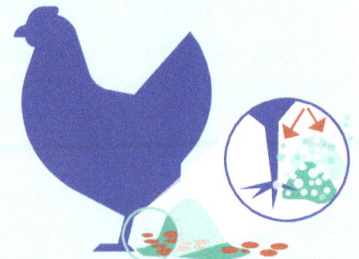

Mazingira (yanapogusana na kinyesi cha wanyama chenye maambukizi)

HATUA YA 4: Wanadamu wanaougua kutokana na bakteria wakinzani hutibiwa kwa antibaiotiki zilezile ambazo pathojeni husika amejifunza kuzipinga.

HATUA YA 5: Antibaiotiki husika si madhubuti dhidi ya pathojeni huyo, kwani tayari amejitengenezea kinga.

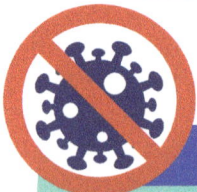

Mpango wa Utekelezaji

→ Fikiria lishe yako ya sasa. Kama unakula aina za nyama inayoweza kuongeza hatari yako ya kupata ugonjwa, tafuta na ujaribu njia zingine bora mbadala zinazoweza kukuvutia.

→ Kama unadhani kupunguza ulaji wa kuku, bidhaa za maziwa, au matumizi ya mazao mengine ya wanyama kunaweza kuwa mgumu sana, tazama filamu fulani halisi zinazohusu ufugaji wa kisasa. Kwa yeyote anayependa wanyama, hizi zinaweza kuwa motisha kubwa kwa ajili ya mabadiliko chanya.

→ Ikiwa unatumia vyakula vinavyoweza kujumuisha antibaiotiki, fikiria njia gani mbadala unazoweza kujaribu.

NADHIFISHA KAAKAA LAKO

Waondoe Pangolini, Primeti, na Penguini

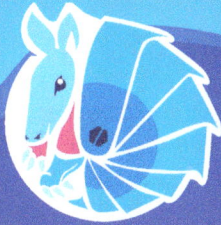

Ingawa nyama ya msituni mara nyingi humaanisha wanyama wa Kiafrika waliouawa kwa ajili ya chakula, pia ni kirai jumuishi cha wanyama wowote wa porini au ajinabi.

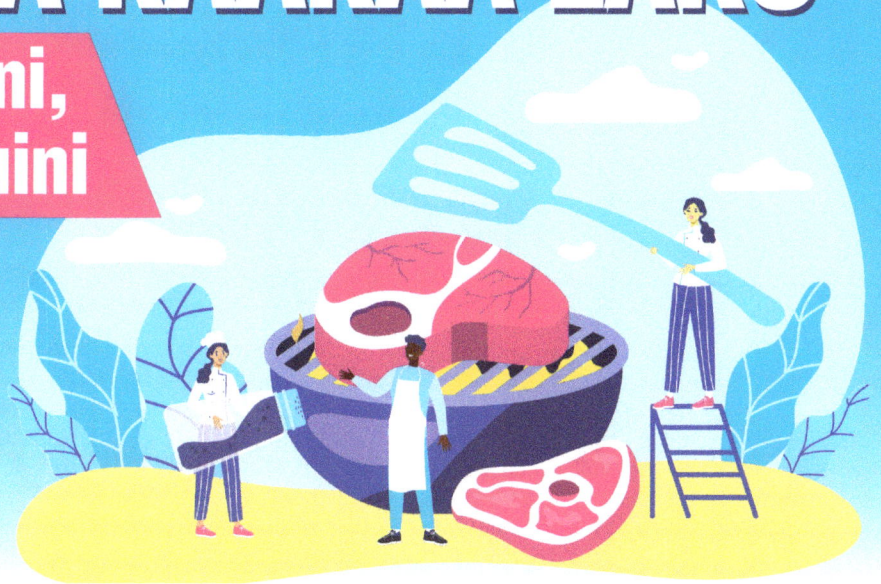

Mambo 5 Unayopaswa Kujua Kuhusu Nyama ya Msituni na Vyakula Vingine Ajinabi

1 **"Nyama ya msituni" ni chanzo kikuu cha chakula katika ulimwengu ambao haujaendelea.**

Nyama ya msituni ni chanzo cha msingi cha protini ya wanyama, pamoja na bidhaa ya thamani, iletayo kipato, kwa watu wengi maskini ulimwenguni wanaoishi katika kanda zenye misitu ya kitropiki zenye unyevu za Afrika, Amerika ya Kusini na Asia.

2 **Nyama ya msituni Imehusianishwa kwa Ukaribu na Magonjwa ya Kuambukiza Yanayoibuka.**

Uwindaji na ulaji wa nyama ya msituni umehusianishwa na chanzo cha magonjwa mapya ya kufisha kama Ebola, UKIMWI, na SARS.

3 **Mtu mmoja anayekula nyani anaweza kuuhatarisha ulimwengu.**

Siyo lazima uile au hata uisogelee nyama ya msituni ili kupata kirusi kutokana nayo. Unahitaji tu kumsogelea mtu aliyefanya hivyo. Ambapo, katika zama hizi za utandawazi, siyo ngumu.

4 **Ulimwengu uko hatua moja tu ya mabadiliko mbali na maafa**

Kwa sababu virusi vingi vina kiwango cha juu cha mabadiliko, vinaweza kuibuka haraka ili kuzalisha vianuwai vipya, visivyotarajiwa (na vyenye uwezekano wa kusababisha kifo). Kirusi cha UKIMWI, ambacho inaaminika kilianza wakati mtu fulani alipomla sokwe, kilienezwa haraka kwa njia zingine mara tu "kiliporuka" kwenda kwa wanadamu.

5 **Mkakati bora siyo tu kutowaweka wanyama "ajinabi" kwenye sahani yako, lakini pia kujenga mfumo wako wa kinga.**

Hatuwezi kudhibiti kile wengine walacho. Katika ulimwengu huu wa utandawazi, hatuwezi hata kudhibiti nani tutakayegusana naye. Lakini tunaweza kufanya chaguzi za kuwajibika kijamii kuhusu nini cha kuweka kwenye sahani zetu. Tunaweza pia kuweka miili yetu katika hali bora kabisa iwezekanayo ili kuepusha ugonjwa wowote.

Sasa Kwa Nini Watu Huwinda—na Kula—Nyama ya Msituni?

Ikiwa huna ladha ya tarantula (buibui), unaweza kujiuliza kwa nini hasa watu wale kitu kama hicho. Zifuatazo ni sababu ambazo, licha ya sheria kutoka nchi kadhaa, watu wengi (na tamaduni mbalimbali) wanaendelea kuwinda na kula nyama ajinabi—hata ikiwa watalazimika kufanya kisiri:

- Nyama ya msituni ni chanzo kikuu cha protini kwa mataifa mengi maskini na yenye njaa zaidi duniani.
- Katika nchi ambazo nyama ya msituni huonekana kama chakula murua, kuwa na uwezo wa kuimudu inahusianishwa na utajiri na ufahari.
- Uwindaji wa nyama ya msituni ni chanzo cha burudani au mchezo kwa baadhi ya watalii.

Kile Watu Walacho—Na Jinsi Ambavyo Hilo Limesababisha Magonjwa

Ni ngumu kukadiria kiasi cha nyama ya msituni inayoliwa, kwa sababu idadi ni kubwa sana. Ulimwenguni kote, inakisiwa kwamba zaidi ya spishi 1,000 za wanyama huwindwa kwa ajili ya nyama ya msituni. Watafiti waliokuwa wakifuatilia kile kilichokuwa kikipakuliwa kwenye migahawa tisa mahususi kwa nyama ajinabi waliandika kwamba migahawa hiyo peke yake, kwa kipindi cha miezi 6, ilihudumia hadi aina 376 za mamalia, pamoja na spishi 8 za reptilia, kwenye vyakula vyao. Nyama nyingi zilizokuwa zikipakuliwa hutoka kwenye spishi adimu na walio hatarini kutoweka. Ufuatao ni muhtasari wa wale ambao ni mashuhuri zaidi, ukilenga wale ambao pia zimehusianishwa kwa ukaribu na magonjwa:

Nyani na Binamu zao
(pamoja na Sokwe, Sokwemtu, Gorila, na Zaidi)

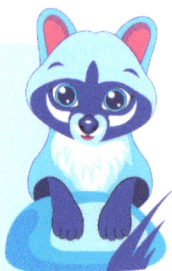

- Nyama ya nyani na primeti wengine ni aina mojawapo ya nyama ya msituni mashuhuri na iliwayo na wengi zaidi.
- Ufanano kati ya baiolojia ya primeti na wanadamu hufanya iwe rahisi zaidi kwa bakteria (na magonjwa ya zoonotiki) kuruka kutoka kwa nyani kwenda kwa wanadamu, na kinyume chake.
- Virusi hatari vya UKIMWI, ambavyo vimeangamiza maisha ya watu zaidi ya milioni 32 ulimwenguni, vimefuatiliwa hadi kwenye mgusano wa mwanadamu (ama kula au aina nyingine ya uchafuzi) na sokwe.
- Chanzo cha kirusi cha Ebola, ambacho mara nyingi huwaathiri wanadamu na primeti wasio wanadamu (sokwemtu, sokwe, na nyani), pia kimefuatiliwa hadi kwenye ulaji wa mwanadamu au mgusano wake na primeti.

Amadilo

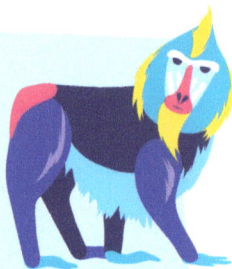

- Asilimia kubwa ya amadilo ni wabebaji wa ukoma, ugonjwa sugu unaosababisha kuharibika umbo na kuathiri neva. Ingawa asilimia hutofautiana kwa eneo, 62% ya amadilo katika jimbo la , magharibi la Para huko Brazili walikutwa wameambukizwa ugonjwa huo.
- Watafiti wameripoti kuwa mgusano wa mwanadamu na amadilo mwitu—pamoja na kula nyama hiyo—vimesababisha visa vya ukoma kwa wanadamu nchini Brazili.
- Takriban visa 200 tu vya ukoma hubainika nchini Marekani kila mwaka. Ili kuweka hii kwenye mtazamo sahihi, huko Brazili, ambapo amadilo walioambukizwa ukoma hushughulikiwa, huwindwa, na kuliwa, wataalamu wa tiba hubaini visa 25,000 vya ukoma kila mwaka.

Fungo

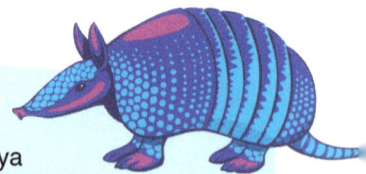

- Ngawa (ambaye kwa kweli anafanana zaidi na nguchiro kuliko paka) ni bidhaa mashuhuri kwenye masoko ya wanyama huko China.
- Pamoja na kukuzwa kwa ajili ya nyama, fungo huzalisha kahawa ghali zaidi ulimwenguni.
- "Kahawa samadi ya mbweha," kama waitavyo wataalam wa upishi husika, hutengenezwa kwa kuwalisha fungo wafugwao punje za kahawa, kisha kukusanya punje zilizomeng'enywa kidogo kutoka kwenye kinyesi chao.
- Mlipuko wa SARs, uliowaambukiza watu zaidi ya 8,000 ulimwenguni na kuangamiza maisha ya watu takriban 800, ulifuatiliwa na watafiti hadi kwa mnyama huyu.

Mabuu

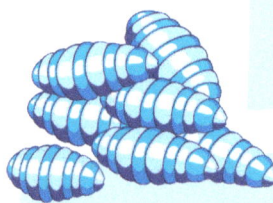

Katika baadhi ya tamaduni, funza huchukuliwa kama kitoweo murua au hata chakula bora. Hii ni tatizo kwa sababu:

- Mara nyingi mabuu huambukizwa na nzi, ambao huwaletea bakteria hatari (kama vile *Salmonella* na *E. coli*).
- Wanadamu wanaokula funza wanaweza kuambukizwa "Mayasisi ya Matumbo," ambapo lava wa nzi hushambulia miili yao, na kula tishu zao ndani na nje.
- Ulaji wa funza pia unaweza kuingiza sumu mwilini.

Kaimani

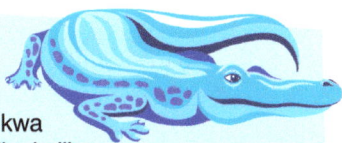

- Kwa sababu mazingira yao kwa nadra hudhibitika kuliko wanyama wafugwao nyumbani, kaimani wana uwezekano mkubwa wa kushambuliwa na vimelea, virusi, prioni, na hatari zingine zisizopatikana kirahisi katika nyama za kisasa.
- Watafiti wamegundua kwamba kaimani wanaweza kuzidisha virusi vya Naili Magharibi, wakatumika kama vimelewa wahifadhi, na kupitisha maambukizi kwenda kwa wanadamu. (Kirusi cha Naili Magharibi kwa sasa ni chanzo kikuu cha magonjwa yaenezwayo na mbu nchini Marekani.)

Popo Matunda

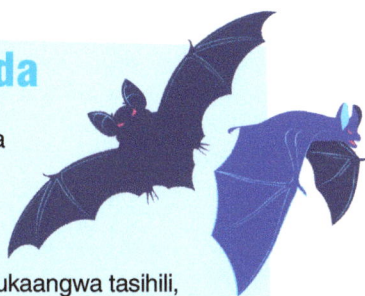

- Popo matunda ni sehemu ya chakula mashuhuri katika maeneo ya China, Thailandi, Guamu na hata Australia, ambapo huweza kukaangwa tasihili, zinaweza kutumbukizwa kwenye maziwa yanayochemka, zikaokwa, zikawekwa kwenye supu, au kupikwa kwa njia zingine nyingi.
- Kama kihifadhi asilia cha virusi, popo matunda (pia hujulikana kama mbweha wanaoruka) wamehusika katika magonjwa angalau matatu ya zoonotiki yaibukayo katika miaka ya hivi karibuni.
- Unywaji wa popo matunda katika kisiwa cha Guamu hushutumiwa kwa kusababisha uibukaji ghafla wa ghadhia sawa na Parkinson mnamo miaka ya 1970.
- Watafiti wamefuatilia aina ya SARS, Ebola na magonjwa mengine yanayoibuka hadi kwa popo matunda.

Soko asirifuowevu ni nini?

- Sawa na soko la mkulima, soko asirifuowevu ni mkusanyiko mkubwa wa mabanda ya wazi ambapo wachuuzi binafsi huuza vyakula vibichi vya baharini, nyama, matunda, na mbogamboga.
- Baadhi ya tamaduni hupendelea kununua, mara 2-3 kwa juma, matunda, mbogamboga, na nyama iliyochinjwa hivi karibuni. Ili kuhudumia soko hili, mamia ya wanyama hai wanahifadhiwa, na kuchinjwa, kwenye eneo husika.
- Masoko hayo yalipata jina "owevu" kwa sababu wauzaji wa samaki mara kwa mara walimwaga maji kwenye sakafu za maeneo yao.

Kakakuona

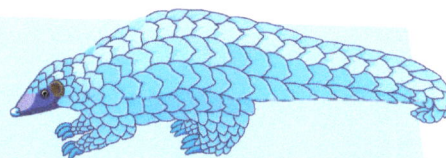

- Kakakuona, anteaters wenye magamba wanaofanana na mchanganyiko kati ya koni ya msonobari na sloth, wanajulikana kwa sifa yao ya kujikunja kuwa mpira wanapohisi tishio fulani.
- Nyama ya kakakuona inathaminiwa kama chakula murua na kama vitungamani vya dawa za jadi za Wachina.
- Uhitaji mkubwa wa nyama na magamba ya viumbe hawa umewafanya wawe mamalia wanaouzwa zaidi kiharamu ulimwenguni.
- Watafiti wanaamini kuwa kakakuona walihusika angalau kwa sehemu fulani katika chanzo cha UVIKO-19.

Wanyama walioorodheshwa ni wachache tu miongoni mwa mamia ya aina ya viumbe wanaofugwa, wanaowindwa, na kuliwa mara kwa mara. Wakati ambapo mazoea haya tayari ni shida kubwa, hata taabu zaidi huanza pale ambapo spishi nyingi za wanyama wa mwituni zinapokusanywa pamoja katika masoko "asirifuowevu" au "wanyama hai."

Hivi kuna shida gani kuhusu masoko owevu?

- Wanyama wa porini wanaoonekana wenye afya mara nyingi hubeba magonjwa yanayoweza kuwafanya wanyama wengine—na wanadamu—waugue.
- Wanyamapori ambao kwa kawaida wasingekuwa karibu sana (mathalani kakakuona, fungo, na popo) hufugwa katika sehemu zilizofungwa, mara nyingi katika hali duni kiafya, na upatikanaji mdogo wa maji au chakula.
- Wanyama hawa wanapochinjwa, virusi huendelea kubadilika katika mwili wao uliokufa. Hii ni njia mojawapo ambapo virusi huibuka, huenea, na mwishowe hujaribu "kuruka" kwenda kwa mwanadamu kimelewa.
- Kwa sababu ya sababu hizi na zingine, masoko ya wanyama hai ni chanzo kikuu cha virusi vipya, pamoja na vile visababishavyo magonjwa ya zoonotiki.

Some cultures have factory farms. Some cultures have wet markets. In the end, the net result is the same. Too many animals, too close together, in a stressful "cauldron of contagion" ideally suited to foment new strains of disease. Baadhi ya tamaduni zina mashamba ya ufugaji wa kisasa. Baadhi ya tamaduni zina masoko owevu. Mwishowe, matokeo halisi hufanana. Wanyama wengi sana, waliokaribiana sana, katika "jungu lenye msongo la kueneza maambukizi," lifaalo kimsingi kuchochea aina mpya za ugonjwa.

Njia 5 Ambapo Binadamu Hupata Magonjwa Kutoka kwa Wanyama

1. Kwa mgusano wa moja kwa moja na mate, mkojo, au kinyesi cha wanyama walioambukizwa.

2. Kwa kuwa kwenye maeneo waishio wanyama walioambukizwa, au kugusa kitu fulani kilichochafuliwa na mnyama aliyeambukizwa.

3. Kwa kung'atwa au kukwaruzwa na mnyama aliyeambukizwa.

4. Kwa kula mazao ya wanyama yaliyosibikwa, au mazao ya wanyama ambayo yamehifadhiwa au kupikwa vibaya.

5. Kupitia "vekta" kama vile nzi au mbu.

Magonjwa Fahanani Yapitishwayo Kutoka kwa Wanyama Kwenda kwa Wanadamu

KIMETA: Ilhali yakiwa maambukizi ya bakteria yanayowaathiri wanyama wa nyumbani na wa porini, kimeta huwaambukiza wanadamu wakati:

- Wanapovuta hewa yenye viini vya kimeta
- Wanapokula chakula au kunywa maji yaliyosibikwa viini vya kimeta
- Wanapopata jeraha la kujikata au mkwaruzo wa ngozi ambalo huambukizwa viini vya kimeta

HOMA YA NDEGE: Yakiwa ni maambukizi ya virusi yanayowaathiri ndege, halafu wanadamu na wanyama, Homa ya Ndege iligunduliwa mara ya kwanza miongoni mwa watu waliokuwa wakishughulika na kuku huko Hong Kong mnamo mwaka 1997.

KICHAA CHA MBWA: Ugonjwa huu wa virusi kwa kawaida huambukizwa kwenda kwa wanadamu kupitia kung'atwa au mikwaruzo ya wanyama walioambukizwa, kama vile paka, mbwa, rakuni, na vicheche.

VIRUSI VYA EBOLA: Huku kikiaminika kuwa kimetokana na popo matunda wa Afrika, kirusi hiki huambukiza wanyama wa porini kwanza, na kisha huenezwa kwenda kwa wanadamu. Baada ya mwanadamu wa kwanza kuambukizwa, huenezwa kutoka kwa mwanadamu kwenda kwa mwanadamu.

GHADHIA TAKLIFU YA UPUMUAJI (SARS): Ilhali ikitambulika hapo kwanza kama kirusi mnamo mwaka 2003, inadhaniwa kwamba ilitokana na popo.

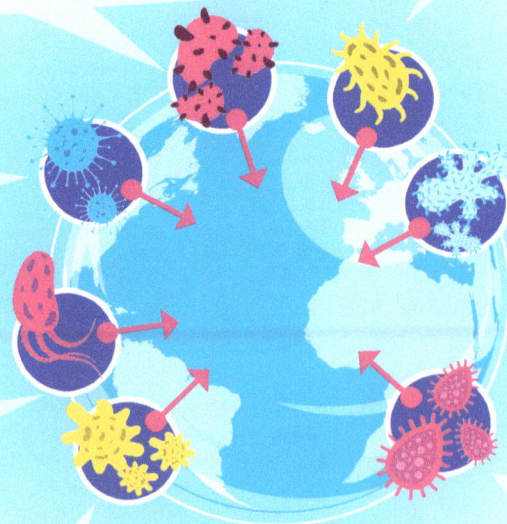

GHADHIA YA UPUMUAJI YA MASHARIKI YA KATI (MERS): Ambayo kwanza iliyoripotiwa huko Saudi Arabia mnamo mwaka 2012, MERS ni maradhi taklifu ya mfumo wa upumuaji yanayodhaniwa kwamba yalitokana na ngamia.

VVU (UKIMWI): UKIMWI ni hatua ya mwisho ya maambukizi ya VVU yanayofanyika pale mfumo-kinga mwilini unapoharibiwa vibaya kutokana na virusi vya HIV. Ingawa vinaenea aghalabu kupitia majimaji kwenye miwili wa mwanadamu, kirusi asilia cha VVU kinaaminika kuwa kilienezwa baada ya mgusano wa mwanadamu na sokwe.

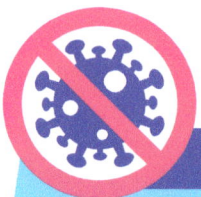

Mpango wa Utekelezaji

Ikiwa unapenda sana ladha ya nyama "mwitu," ajinabi, au isiyo ya kawaida, au:

→ Unatumia tiba za jadi zenye viambato visivyo vya kawaida vinavyotokana na sehemu fulani ya mnyama, au

→ Unashughulikia au vinginevyo unagusa aina hizi za nyama kwenye shughuli yako ya kazi,

→ Fikiria jinsi unavyoweza kupunguza hatari yako ya kuambukizwa ugonjwa wa zoonotiki kupitia kugusana na wanyama, kisha andaa na kutekeleza mpango.

KUZUIA MAAMBUKIZI

Vitu Vinavyookoa Maisha Unavyopaswa Kujua

Jinsi Mfumo Wako wa Kinga Unavyofanya Kazi—Na Kwa Nini Unapaswa Kujali

MFUMO WAKO WA KINGA:

- Hufanya kazi wakati wote ili kuulinda mwili wako dhidi ya maambukizi, majeraha, na magonjwa.

- Mfumo wa ulinzi uliojengwa ndani ya mwili wako, uliopewa nguvu siyo tu ya kulinda, bali ya kuponya.

Unapofanya kazi vizuri, mfumo-kinga wako utatambua na kushambulia vitisho anuwai, pamoja na bakteria, vimelea, na virusi, wakati huohuo ukiweka tofauti kati ya vitisho hivi na tishu za mwili wako.

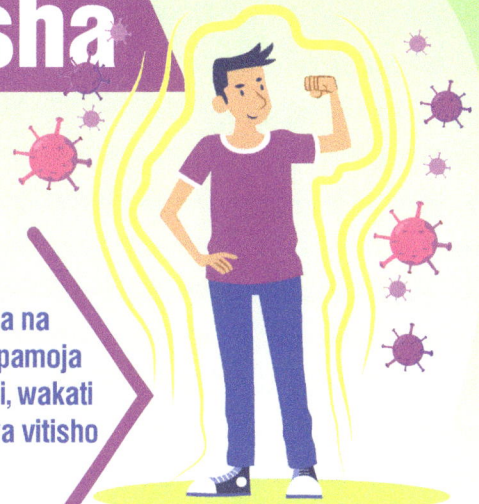

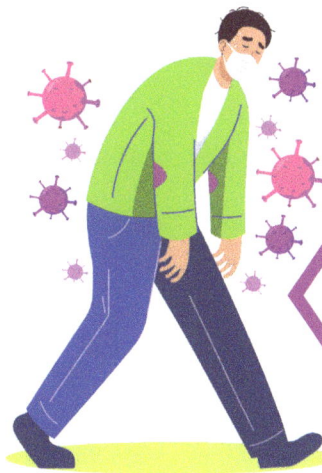

Wakati mambo yanapovurugika, mfumo wako wa kinga ama hautambui tishio mara moja, au haujajiandaa kulikabili. Mbaya zaidi, unaweza hata kushambulia ogani zako.

Jinsi Magonjwa Mingine (Kama UVIKO) Yanavyopata Ngome kwa "Kuupumbaza" Mwili:

- Pale mfumo wa kinga yako unapofanya kazi kama kawaida, mwili wako utawakabili "wavamizi" kwa kutoa kemikali zinazoitwa intaferoni.
- Kama safu ya kwanza ya ulinzi, intaferoni huonesha ishara kwa mfumo wa kinga na mwili wote kwamba shambulio sasa linaendelea.
- Kinachosikitisha, UVIKO-19 ina uwezo wa kushangaza wa kuzima mfumo huu asilia unaoonesha tahadhari.
- Mfumo wa tahadhari unapokuwa umezimwa, intaferoni hushindwa "kuingilia kati" na hivyo mfumo wa kinga hughilibiwa ili kuendelea kutulia.
- Kwa sababu mtu aliyeambukizwa kimsingi anajisikia yuko sawa, anaendelea na utaratibu wake wa kawaida. Wakati huohuo, maambukizi "ya kimya" yanazidi kuimarika tena na tena.
- Unapofikia wakati mfumo wa kinga ukatambua kuwa umeshambuliwa, unakuwa kwenye vita vya kumwaga damu mikononi mwake. Kimsingi.

ZINGATIA: UVIKO-19 siyo ugonjwa pekee unaovuruga intaferoni zinazoonesha tahadhari mwilini. Virusi vya MERS, SARS, na VVU, pamoja na ugonjwa wa Scklerosisi Tasibiha, pia huzima intaferoni pale zinapojiandaa kushambulia.

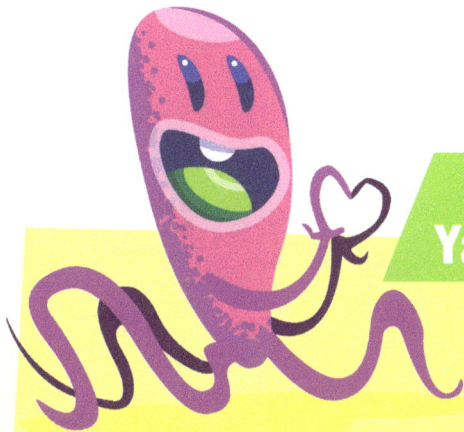

SWALI: Kwa nini mifumo-kinga ya baadhi ya watu huinuka na kukabili kirusi fulani, wakati ambapo kwa wengine haifanyi hivyo?

JIBU: Kwa sababu wana wingi wa intaferoni miilini mwao mwanzoni mwa maambukizi.

Pale Kirusi KINAPOSHAMBULIA:

Intaferoni kwenye seli iliyoambukizwa huamilishwa na kumiminwa.

Intaferoni huonesha ishara ya tahadhari, zikiita seli saidizi kwenye eneo la maambukizi.

Seli za kinga huitikia wito huo kwa kusaidia kuponya seli zilizoambukizwa na kuzilinda seli ambazo bado hazijaambukizwa.

Kwa pamoja, seli hizo huzuia virusi visienee.

Kwa Nini Intaferoni ni Muhimu Sana

- Wakati mfumo-kinga unapokuwa imara na viwango vya intaferoni viko juu mwanzoni, maambukizi hutambuliwa, mwitikio madhubuti hujitokeza, na maambukizi hayo hushindwa.
- Watu wenye shida ni wale ambao seli zao nyeupe za damu hazimimini intaferoni ya kutosha wakati maambukizi yanapofika.
- Vinapokosekana "viashiria" ili "kuingilia kati" na kuzuia maambukizi kwa kuutahadharisha mwili wote, mfumo wa kinga uko katika hali ya kudhoofu na hatari.
- Hadi pale mfumo wa kinga unapoimarika na kutuma ishara ya kuomba msaada, tayari kirusi kinakuwa kimeshikilia ngome imara mwilini.
- "Dhoruba hatari ya Saitokaini" inayoulemea mfumo huo isingetokea endapo mfumo wa kinga ulizatitiwa kwa intaferoni mwanzoni. Kwa kweli intaferoni ni hazina muhimu sana.

Kuelewa Dhoruba za Saitokaini

- Wakati mfumo wa kinga ya mwili unapofanya kazi kubwa zaidi ili kupambana na maambukizi, mwitikio huo hujulikana kama "dhoruba ya saitokaini."
- Wakati wa dhoruba ya saitokaini, viwango vya saitokaini visivyozuilika huamilisha seli-kinga nyingi kupita kiasi, na kusababisha mtilifiko taklifu.
- Kutokana na mtilifiko taklifu huu, mwili hushambulia tishu zake, jambo ambalo limesababisha uharibifu mkubwa wa mapafu, figo, na ogani zingine unaowakabili wahanga wengi wa UVIKO-19.

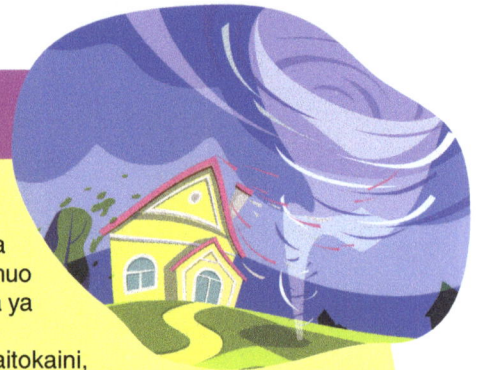

ZINGATIA: Ingawa habari zake zimeenezwa sana kwa sababu ya UVIKO-19, dhoruba za saitokaini pia zimeandikwa katika visa vya homa ya mafua, SARS, na MERS.

Masomo ya Intaferoni Kutoka kwa Popo

- Popo hubeba virusi vingi miilini mwao, ambavyo ni hatari sana kwa wanadamu bila wao wenyewe kudhuriwa.
- Sababu kubwa kuhusu kinga ya popo dhidi ya magonjwa hatari wayabebayo ni kiwango kubwa cha intaferoni wanazotengeneza.
- Watafiti wengine wanaamini kwamba, ikiwa wanadamu wana maingiliano mengi mapema, wao (kama popo) wangekuwa na vifaa bora vya kutunza UVIKO-19 na magonjwa mengine.

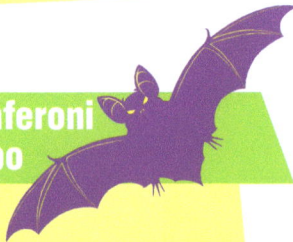

Kazi ya Inflamesheni katika Dhoruba ya Saitokaini

- Pale mwili unapopambana na maambukizi fulani, mtilifiko ni mwitikio wa kawaida.
- Katika jitihada zake za kumkabili mvamizi, mwili hupeleka mtiririko wa damu wa ziada kwenye eneo la maambukizi.
- na protini za ziada pia humiminwa.
- Wakati mfumo wa kinga unapodhurika (mathalani, intaferoni haziamilishwi wala kuwekwa tayari), mwili huonesha mwitikio chelewefu wa mtilifiko.
- Ingawa umecheleweshwa, mwitikio wa mtilifiko huongezeka haraka.
- Mafuriko haya ya mtilifiko, "dhoruba ya saitokaini," huangamiza tishu lakini siyo maambukizi.

Kinga dhidi ya maradhi

SWALI: Ikiwa nina mfumo-kinga imara zaidi, hivi hiyo haimaanishi kwamba nitakuwa na dhoruba ya saitokaini kubwa zaidi?

JIBU: Hapana. Mfumo-kinga imara na wenye afya zaidi utatambua na kukabili maambukizi mapema, jambo ambalo litazuia mwili "usirudi nyuma" na kufanya marekebisho kupitiliza kufuatia dhoruba hatari ya saitokaini.

WATU WENYE MATATIZO TAKLIFU YA KIAFYA NDIO WAMEKUWA NA UWEZEKANO MKUBWA ZAIDI WA KUPATA MARADHI YA UVIKO-19. KWA SABABU MIFUMO YAO YA KINGA TAYARI IMEHATARISHWA KWA MTILIFIKO, WANA UWEZO MDOGO WA KUKABILI VITISHO VIPYA.

Katika utafiti mmojawapo, watafiti kutoka Taasisi ya Tiba ya Mtindo wa Maisha nchini Marekani waliandika kuwa asilimia 86.2% ya wagonjwa 5,489 waliolazwa hospitalini kwa UVIKO-19 walikuwa na ugonjwa ambatani angalau mmoja mwingine.

SWALI: Je hii inamaanisha nini kwangu?

JIBU: Magonjwa mengi ya mtindo wa maisha yanaweza kudhibitiwa au kukabiliwa kwa kiasi kikubwa kupitia chaguzi bora zaidi kiafya. Kitabu hiki ni wito kwa kila mmoja wetu kufanya yote tuwezayo ili kuimarisha mifumo yetu ya kinga. Kwa namna hiyo, tunaweza kuandaa miili yetu vizuri zaidi ili kufukuzia mbali vitisho au wavamizi wowote.

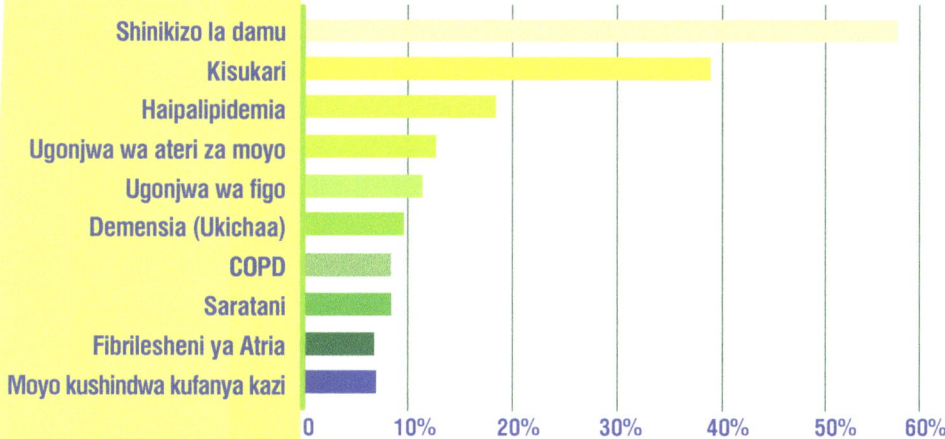

Shinikizo la damu	
Kisukari	
Haipalipidemia	
Ugonjwa wa ateri za moyo	
Ugonjwa wa figo	
Demensia (Ukichaa)	
COPD	
Saratani	
Fibrilesheni ya Atria	
Moyo kushindwa kufanya kazi	

0 10% 20% 30% 40% 50% 60%

Katika nchi 99 tofauti, wengi miongoni mwa wagonjwa waliolazwa kwa UVIKO-19 walikuwa na ghadhia zingine za kiafya.

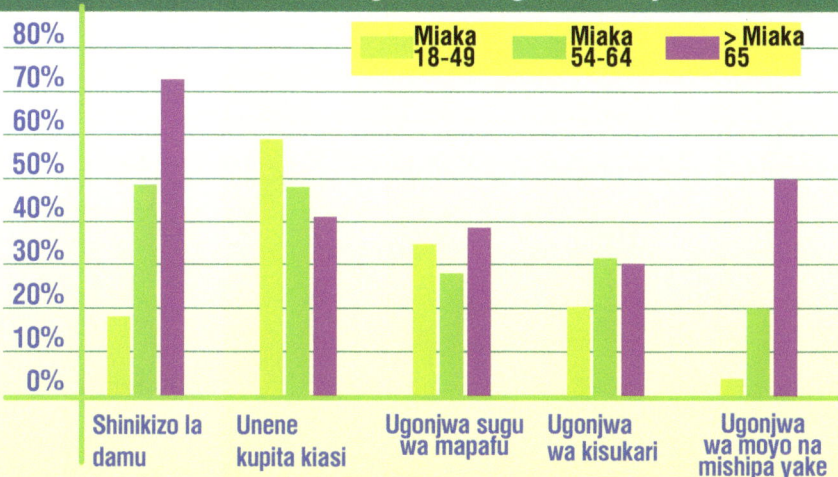

Miaka 18-49 Miaka 54-64 > Miaka 65

Shinikizo la damu | Unene kupita kiasi | Ugonjwa sugu wa mapafu | Ugonjwa wa kisukari | Ugonjwa wa moyo na mishipa yake

ZINGATIA: Kulingana na taarifa kutoka chanzo kiitwacho Associated Hospitalization Surveillance Network kuhusu wagonjwa waliolazwa katika nchi 99 katika majimbo 14 kuanzia Machi 1-13, 2020. . CHANZO: MMWR. MMWR. 2020 Aprili 8:69 (toleo la awali): 1-7

Chanjo Siyo Ufumbuzi wa Kimuujiza...

- Baadhi ya huiona chanjo kama idhini ya kuendelea na mazoea mabaya ya mtindo wa maisha bila kuhofia UVIKO-19 au vitisho kama hivyo.
- Hili ni kosa la kutisha, kwani chaguzi mbaya zinaweza kutengua hatua yoyote nzuri ambayo pengine chanjo imeweza kufanya.
- Utafiti fulani wa hivi karibuni, ambapo watu waliochanjwa ili kuzuia UVIKO-19, ambao hawakulala vizuri walizalisha antibodi chache kuliko waliopata usingizi murua, unaon esha wazo hili.
- Inasalia kuwa jukumu letu sote kufanya chaguzi bora ili tuweze kuimarisha afya zetu.

SWALI: Kwa nini msisitizo mkubwa sana umewekwa kwenye barakoa, kuepuka msongamano, na chanjo—wakati ambapo mengi hayajasemwa juu ya mikakati ya kuimarisha kinga iliyosisitizwa katika kitabu hiki?

JIBU: Kufanya mabadiliko ya mtindo wa maisha huhitaji juhudi na azma ya dhati. Watu wengi wanatamani wangeweza tu "kumeza kidonge fulani" au "kudungwa sindano" halafu UVIKO-19, au vitisho kama hivyo, vikatoweka.

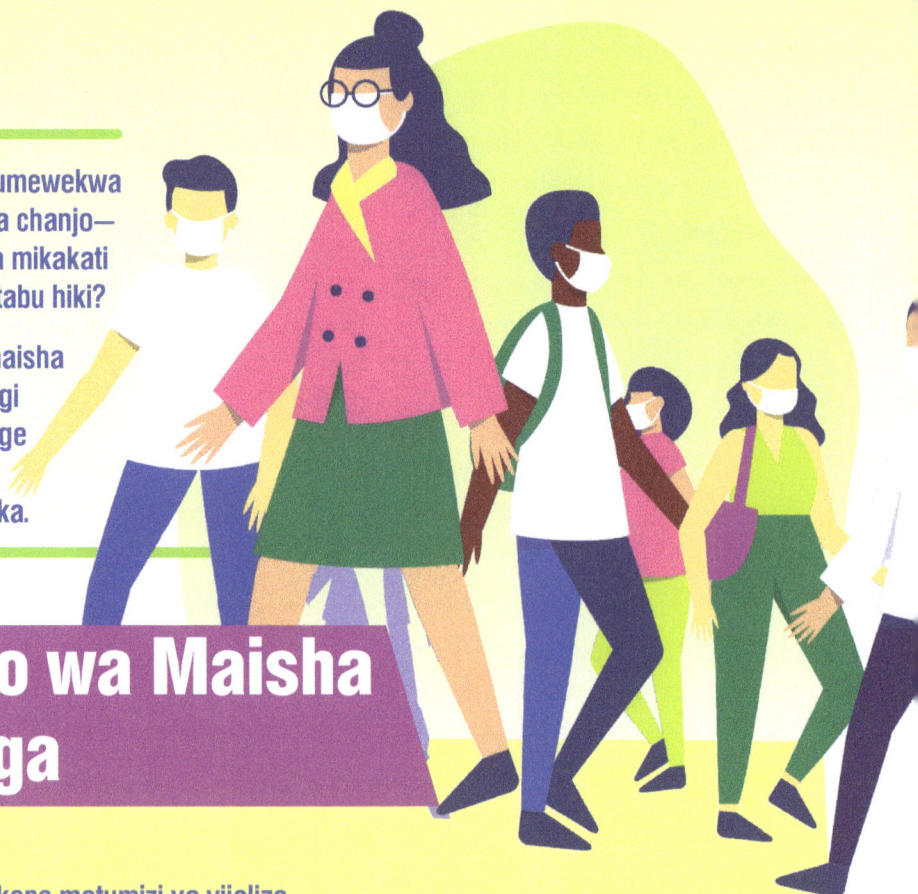

Mikakati ya Mtindo wa Maisha Inayoimarisha Kinga

SWALI: Vipi kuhusu vijalizo?

JIBU: Utafiti wenye ushahidi hauungi mkono matumizi ya vijalizo kadhaa dhidi ya UVIKO-19. Ifuatayo ni orodha ya kuzingatia:

MELATONINI: Ilhali ikijulikana vyema kwa sifa zake za kuchagiza usingizi, melatonini pia ni kikinzani asilia cha virusi, mtilifiko, na vilevile ni antioksidanti. Utafiti unaonesha kuwa vijalizo vya melatonini, hasa kwa watu wenye umri mkubwa zaidi, vinaweza kuwa kinga dhidi ya virusi na vimelea.

N-ASETAILI SISTINI (NAC): Kidahilishi cha L-sistini (amino asidi), NAC inasaidia kuongeza viwango vya glutathioni, ambazo ni muhimu kwa ajili ya kazi yao ya kuchagiza mfumo wa kinga. NAC husaidia hasa kwenye mapafu, ambapo hupunguza mtilifiko na kuzuia virusi kujirudufisha.

SELENIAMU: Watafiti wanaamini kwamba seleniamu, ambayo ni madini akali, inaweza kusaidia kulinda mfumo wa kinga dhidi ya mabadiliko hatari ya virusi. Unaweza kupata kiwango kinachopendekezwa kutumiwa kila siku (RDA) cha madini haya muhimu kwa kula karanga 1-2 za Brazili kila siku. Nafaka halasa na mbegu pia ni vyanzo vizuri vya seleniamu.

VITAMINI D: Vitamini hii muhimu, ambayo kwa kweli ni homoni, husaidia kupunguza hatari ya dhoruba ya saitokaini kwa kudhibiti mwitikio wa mfumo wa kinga. Utafiti umeonesha kuwa idadi kubwa ya watu waliokufa kwa UVIKO-19 walikuwa na kiwango cha chini cha vitamini D.

ZINKI: Aina nyingine ya madini akali, zinki husaidia mfumo wa kinga kuulinda mwili dhidi ya virusi na bakteria wavamizi.

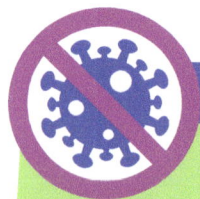

Mpango wa Utekelezaji

→ Fikiria afya ya mfumo wako wa kinga. Je unafanya kazi vilevile kama unavyodhani ungepaswa kufanya? Ikiwa sivyo, nini ambacho ungeweza kufanya ili kuusaidia ufanye kazi vizuri zaidi?

→ Je wewe binafsi una hali au maradhi yoyote ambatani yanayokufanya uwe katika hatari zaidi ya kupata virusi na/au vimelea vinavyoweza kuja nayo? Ikiwa kuna chaguzi za mtindo wa maisha unazoweza kufanya ambazo zingeboresha hali yako, fanya mpango wa kuanza.

→ Kama umechanjwa na unahisi chanjo ni tiba kamili, tafakari tena msimamo huo kisha weka azma ya kutenda kila uwezalo ili kuifanya chanjo iwe madhubuti zaidi.

→ Fanya utafiti fulani juu ya vijalizo vilivyopendekezwa hapo juu, ili kuona ikiwa chochote kinaweza kusaidia katika hali yako.

TOKA KICHWANI MWAKO

Uajabu wa Kujitawala Nafsi

Kujitawala ni moja ya sifa muhimu zaidi zinazohitajika ili kuishi maisha yenye afya na furaha. Pia ni kigezi madhubuti cha mafanikio katika kufanya mabadiliko ya mtindo wa maisha yanayohitajika ili kuimarisha mfumo wa kinga. Hiyo inamaanisha kuwa kuna matokeo ya uhai-au-kifo yanayohusika. Licha ya hilo, watu wengi hawapendi istilahi kama vile kujitawala, kujinidhamisha nafsi, au chochote kinachohusiana nacho japo kwa mbali. Ili kukabili mtazamo hasi unaohusishwa na wazo hasa la kujitawala, wanasaikolojia hata wameunda neno jipya: kujiratibu nafsi.

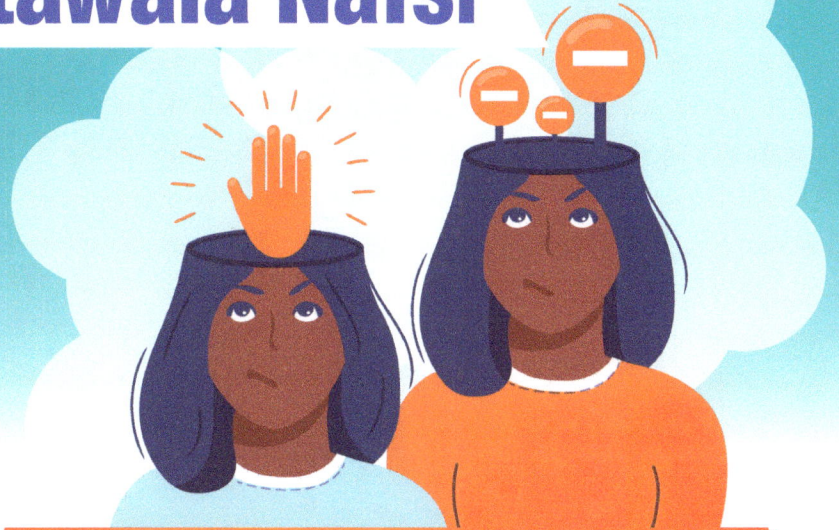

Je haya yote humaanisha nini kwako, katika hali ya kuimarisha mfumo-kinga wako? Haya hapa mambo unayohitaji kujua:

Kujitawala: Kuratibu kile ambacho mtu anahisi na anafanya, kuwa na nidhamu, na kudhibiti uchu na hisia za mtu.

Kujiratibu nafsi: Utekelezaji madhubuti na sahihi wa mbinu ya kujitawala nafsi.

Watu wenye nidhamu nzuri binafsi wana uwezo bora wa:

- Kudhibiti hisia, shauku, misukumo, na tabia.
- Kupinga vishawishi vya muda mfupi na kuamua kuwekea vipaumbele vitendo vitakavyosaidia kufikia malengo ya muda mrefu.
- Kufanya maamuzi bora.
- Kumudu shinikizo analoweza kukutana nalo.
- Kushughulikia hulka anuwai na/au zenye changamoto, bila kujali ni ngumu kiasi gani.

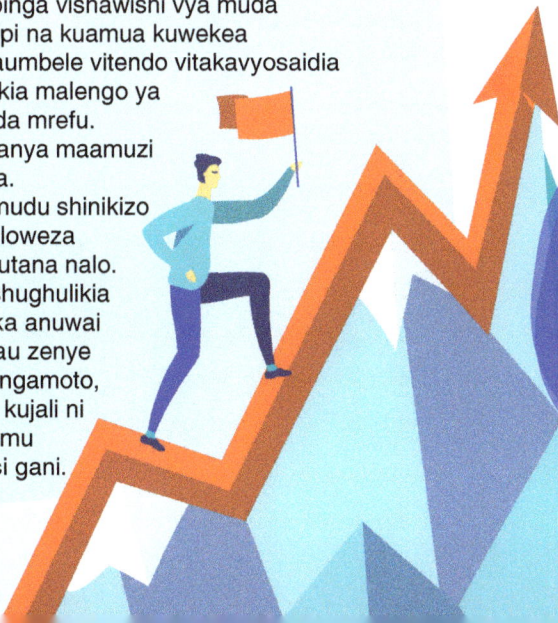

ZINGATIA:

Wakati ambapo baadhi ya wanasaikolojia huitazama istilahi "kujitawala nafsi" kama dhana iliyopitwa wakati na yenye kuhukumu, wala haipaswi kuwa hivyo. Ili kuwa na maisha ya furaha zaidi—na pia kuimarisha mfumo wako wa kinga kwa kuchukua baadhi ya mtindo wa maisha "polar plunges" katika kitabu hiki, utahitaji kufanya chaguzi kadhaa. Na kujitawala nafsi, bila kujali kama unaiita kujihini, uvumilivu, kujinidhamisha, kiasi, au istilahi fulani nyingine, kutahitaji kuwa sehemu ya mlinganyo.

Hivyo nawezaje kujitawala nafsi?

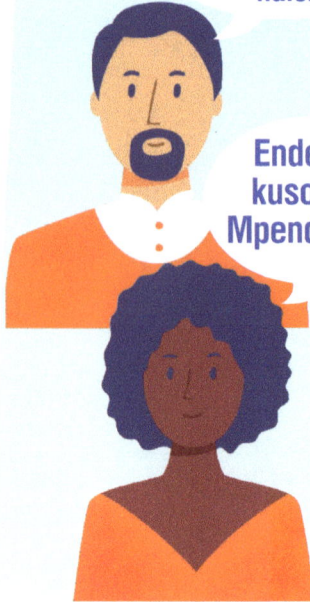

Endelea kusoma, Mpendwa…

Katika kitabu hiki, tumelenga kukusaidia kukuzas mfumo-kinga imara zaidi. Kama sehemu ya changamoto hiyo, tumependekeza mambo mengi kwenye "Hatua za Utekelezaji" unayoweza kufanyia kazi. Hayo yote yanaweza kuonekana kuwa yenye kulemea kwa namna fulani, hasa ikiwa unahitaji mabadiliko makubwa sana maishani mwako. Ili kuyafanya mambo yawe rahisi zaidi, tumegawa mpango wetu wa kukuza uwezo wa kujitawala nafsi katika vipengele vinavyojulikana ambavyo mara nyingi hutumika kutangaza tukio fulani:

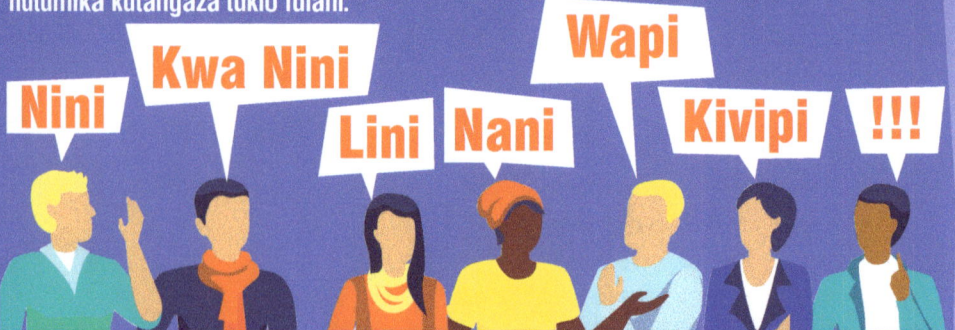

Nini **Kwa Nini** **Wapi** **Lini** **Nani** **Kivipi** **!!!**

Tumevichanganya kidogo, ili kuleta mtiririko mzuri zaidi kwa ajili ya mchakato huu. Kwa hivyo, ikiwa ungependa kuwa na uwezo zaidi katika kujinidhamisha lakini unahisi unaambulia patupu, hii hapa namna ya kuanza!

Vitendo Vidogo
x
Uthabiti
=
BADILIKO KUBWA

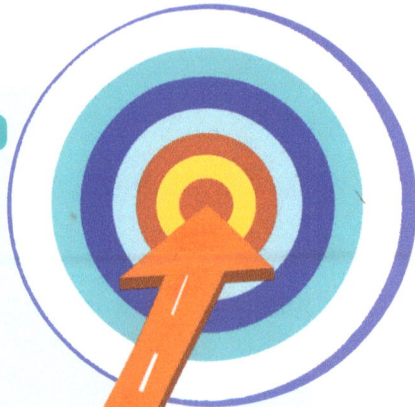

Kwa kuinidhamisha nafsi, karibu kila kitu kinawezekana.
— Theodore Roosevelt

Hatua ya Kwanza
Jua "Nini" Yako

Ili kuanza, tunapendekeza uchague jambo moja tu. Kujaribu kufanya mabadiliko mengi ghafla haina ufanisi mzuri kwa watu wengi. Kushinda kitu kimoja tu kwa kweli kutajenga msuli wako wa nguvu ya utashi, na kukufanya upate uwezo zaidi wa kuendelea na hatua inayofuata. Wakati ambapo tusingemvunja moyo mtu yeyote anayehisi hitaji la kufanya mabadiliko kamili ya mtindo wa maisha, kwa kusudi la mpango huu tunakuhimiza:

1. Uchague jambo moja (mathalani kigezi cha mtindo wa maisha kitakachoimarisha mfumo wa kinga yako) ambalo ungependa hasa kubadilisha.

2. Lifanye jambo hilo moja liwe kitu unachohisi siyo tu kwamba kinatekelezeka lakini pia kitakachokuwa na matokeo makubwa kwa maisha yako.

3. Kadiri unavyoanza na kukuza mwendo wako wa kujitawala, jikite kwenye jambo hilo moja kila siku.

MAFANIKIO

Kufanya mabadiliko chanya kunaweza kuhitaji hatua kubwa ya kujinidhamisha nafsi. Kwa bahati nzuri, wakati ambapo pengine ikawa ngumu kuunganisha pamoja nguvu ya utashi ili kuchukua hatua, kuna mengi unayoweza kufanya ili kurahisisha mambo zaidi. Sura hii inajumuisha orodha ya mikakati saba ya kuzingatia.

Hatua ya Pili
Jua "Kwa Nini" Yako

Shauku ya kupata mfumo-kinga imara zaidi ni moja tu ya sababu nyingi kwa nini ungependa kufanya mabadiliko mengi maishani mwako. Sababu zingine zinazovuma kwa wengi ni pamoja na:

- Kuishi maisha yenye ubora wa juu kabisa, kwa uamilifu na utimilifu, kwa muda mrefu uwezekanao.
- Kuwa msaada wa karibu kwa wazazi, mwenzi wa ndoa, watoto, wajukuu, au wengine unaowapenda.
- Kujitunza nafsi yako na kudumisha uhuru kwa muda mrefu uwezavyo.
- Kujisikia vizuri hasa!
- Kuwa na sababu thabiti ya kuamka asubuhi (inayojulikana kama Ikigai huko Japani)

Vyovyote "kwa nini" zako ziwezavyo kuwa, utakuwa na uwezekano mkubwa zaidi wa kutulia kwenye mpango wako ikiwa ziko wazi katika mtazamo. Ndiyo maana tunapendekeza, kama sehemu ya hatua hii, kwamba uandike sababu za malengo yako mapya. Kwa ajili ya zoezi hili, inaweza pia kusaidia kujenga taswira akilini jinsi utakavyofaidika kwa badiliko hili. Tafiti zimeonesha kuwa nguvu ya utashi hudumu kwa muda mrefu kwa watu wanaohamasishwa kwa maono ya matokeo chanya wanayotarajia kupata.

UNAPOFASILI KILE
kinachokuhalimisha,
KINACHOKUHAMASISHA
NA KUKUPA ARI!

Hivi "kwa nini" yako ni nini?

Unapojua kwa nini unafanya kile unachofanya hata siku ngumu zaidi inakuwa rahisi sana!

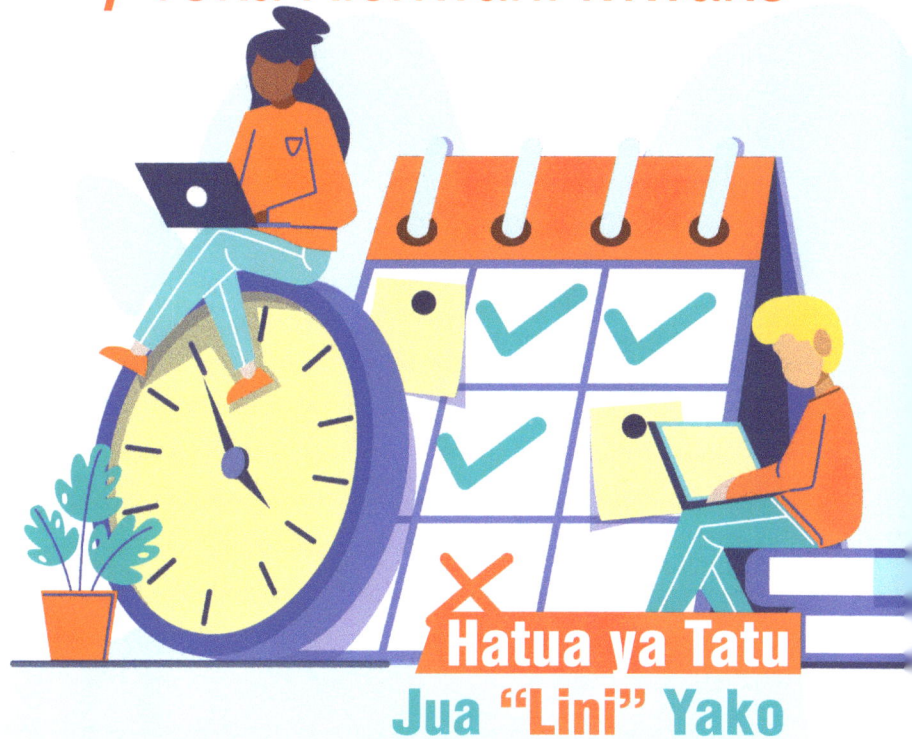

Hatua ya Tatu
Jua "Lini" Yako

Watu wanaoweka malengo na kuyatimiza hasa huweka malengo hayo kwenye kalenda yao. Kuna kitu fulani tu kuhusu kuweka tarehe ya kuanza inayoifanya iwe halisi zaidi. Pia, watafiti wamegundua kuwa watu wanaoweka tarehe ya kuanza kanuni fulani mpya ya mwenendo wa maisha wana uwezekano mkubwa wa kutimiza malengo yao. Kwa hiyo endelea. Sasa ni wakati wa kuweka lengo hilo kwenye kalenda!

Hatua ya Nne Jua "Nani" Yako

Kwa mtazamo wa kwanza, hii inaweza kuonekana kuwa rahisi. Kwa kweli "nani" yako atakuwa wewe! Hata hivyo, kuna lingine zaidi hapo kuliko hilo. Hekima ya kale inasema: "Kama unataka kwenda haraka, nenda mwenyewe—lakini kama unataka kwenda mbali, nendeni pamoja." Watafiti wamegundua kuwa wale wenye msaada wa wanajamii wenzao wana uwezekano mkubwa wa kustahimili na kutimiza malengo yao. Hizi hapa njia kadhaa za kupata msaada huo:

1. Jiweke karibu na watu wenye nidhamu binafsi. Ushawishi wa marafiki ambao tayari wanatimiza kile unachojaribu kufanya unaweza kuwa na matokeo chanya.

2. Kama una familia na marafiki watakaokuunga mkono, waambie kuhusu malengo yako halafu waombe wakupe hamasa. Ikiwa washirika wako wa karibu wanaendelea kukuburuza ushuke chini, hilo litakuwa tatizo. Hatupendekezi kuwaondoa wanafamilia karibu nawe, lakini unaweza kufanya hivyo kwa marafiki wachache. Au watengeneze wachache kadhaa, angalau.

Vipi kama unaishi mashambani, bila matarajio ya kuwaona marafiki bora, wenye mtazamo chanya au maadili mema? Hapa ndipo mahali ambapo vitabu na video nzuri zinapoingia. Unaweza kujumuika na watu waliofanikiwa zaidi kwenye sayari hii, watu ambao wameshinda chochote kile unachokabiliana nacho, kwenye raha mustarehe nyumbani pako mwenyewe. Hata kama huwajui wao binafsi, unaweza kutazama video zao, ukasoma vitabu vyao, na kuhalimishwa.

69

Hatua ya Tano
Jua "Wapi" Yako

Sehemu hii kwa namna bora inaweza kuitwa, "Jua Wapi Pako Usipotakiwa." Ikiwa unajaribu kuacha kunywa pombe lakini unaendesha gari kupitia karibu na baa ya mji huo kila usiku unaporudi nyumbani kutoka kazini, basi ni wakati wa kuchagua njia tofauti. Endapo unapita karibu na baa yenye vitafunwa kila wakati unapoenda msalani, tafuta njia ndefu. Kwa ajili ya hatua hii, tumia muda fulani kufikiria "wapi" ambapo una uwezekano mkubwa zaidi wa kutaabika kwa mazoea yoyote unayotaka kuyajenga au kuyavunja. Kisha fanya mpango. Kwa kuepuka kabisa baadhi ya maeneo, unaweza kuongeza uwezekano wako wa mafanikio kwa kupunguza mchosho—na msongo—kwenye msuli wako wa nguvu ya utashi.

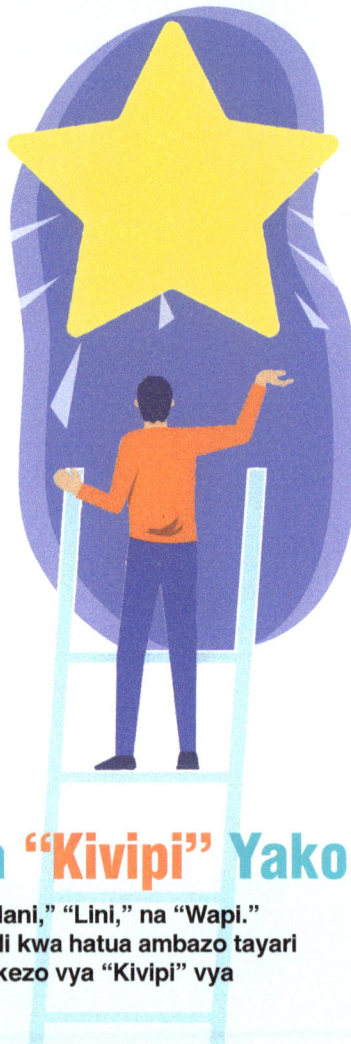

Hatua ya Sita — Jua "Kivipi" Yako

Tayari tumezungumza kuhusu "Kwa nini," "Nani," "Lini," na "Wapi." "Kivipi" huongeza utekelezaji kivitendo zaidi kwa hatua ambazo tayari umechukua hapo juu. Hizi hapa baadhi ya vidokezo vya "Kivipi" vya kuzingatia wakati wa kufanya mpango wako:

PANGA MAPEMA ILI KUKABILI JARIBU. Hii inamaanisha kutanabihi hali zinazoweza kuvunja maamuzi yako na kuwa na mpango wa jinsi ya kuzishughulikia. Mfano, mtu akikupa soda, unaweza kupanga kumwomba maji metuko au maji ya kawaida badala yake.

ONDOA MAJARIBU OFISINI AU NYUMBANI MWAKO. Kama ukificha tu "vikwazo" vyako, bado utajua wapi vilipo nawe utajaribiwa katika nyakati zako za udhaifu. Kwa hiyo viondoe kabisa, endapo unaweza.

JIFUNZE JINSI YA "KUPACHANISHA" SHUGHULI. Watu wengi wameweza kujihamasisha kufanya mambo ambayo hawakutaka kufanya (mfano, kutembea) pamoja na kitu wanachopenda (mfano, kutembelea na rafiki).

SAMBAZA VIDOKEZI ONANI KUZUNGUKA OFISI YAKO AU NYUMBANI. Vidokezi vyenye maana vilivyobandikwa pote ofisini au nyumbani vinaweza kuwa chagizo thabiti kwa nguvu ya utashi.

JUMUISHA TUZO KWENYE MPANGO WAKO. Fikiria njia bora za hapa na pale za kujitunuku pale unapofikia hatua au malengo fulani ya juu.

Hatua ya Saba
Weka Mpango Wako katika Utekelezaji

Kadiri mpango wako kuliofikiriwa vizuri unapoingia kwenye vitendo, fikiria kujumuisha hatua zifuatazo ili kuongeza uwezekano wako wa mafanikio:

KULA KIAFYA NA KULALA VYEMA. Mienendo ya mlo na kulala itaathiri uwezo wako wa kujitawala nafsi.

ENDELEA KUZINGATIA "KWA NINI" ZAKO. Utahitaji sababu hizo za hamasa kwa ajili ya kudumu kwenye mpango wako mpaka uwe asilia kwako.

DUMISHA SUKARI YA DAMU YAKO IWE THABITI. Tafiti zimeonesha kwamba "kushindwa" kwa nguvu ya utashi mara nyingi hufungamanishwa na viwango vya chini vya glukosi ya damu. Kama ukihisi kujitokeza kwa hali ya kushuka sukari kwenye damu na hutaki kula vitafunwa, mbinu mojawapo inayotumiwa na baadhi ni kunywa maji ya moto ambamo juisi ya limao na asali kijiko cha mezani vimekorogewa.

EPUKA KUNYWA POMBE. Utafiti unaonesha pombe inaweza kuvuruga mwenendo wa kujinidhamisha kwa kupunguza uwezo wa kutafakari matokeo ya vitendo wezekani.

IPENDE NAFSI YAKO. Usihamanike ikiwa utafanya makosa. Jisamehe haraka kisha endelea na mwanzo mpya.

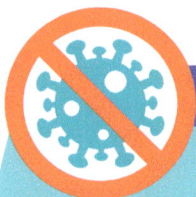

Mpango wa Utekelezaji

→ Durusu sura ambazo umesoma hadi sasa kwenye kitabu hiki. Je kuna mambo kadhaa ambayo ungependa kuyabadili? Ikiwa ndivyo, hivi kuna jambo moja unalohisi kulistaanani unapoanza?

→ Fuata hatua saba katika sura hii ili kuunda mpango kisha tekeleza kwenye eneo unalotamani kuliboresha kwanza.

SUGUA MENO YAKO:

Uhusiano wa Meno na Mfumo wa Kinga

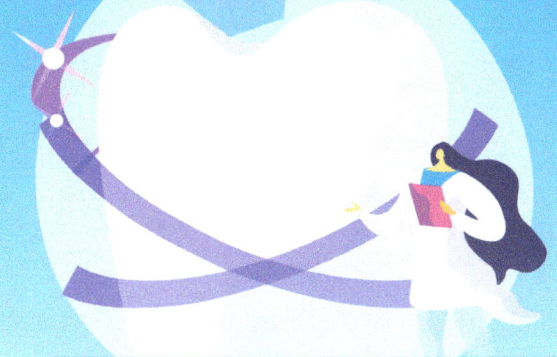

Takwimu za Kushangaza Kuhusu Afya ya Fizi na UVIKO-19 Taklifu

Katika uchunguzi wa hivi karibuni, watafiti waligundua kwamba watu wenye hatua mbaya ya maradhi ya fizi waliopata UVIKO-19 walikuwa na uwezekano:

- mara 4 zaidi kuhamishiwa Chumba cha Wagonjwa Mahututi
- mara 5 zaidi kuwekewa mashine ya upumuaji
- mara 9 zaidi kufa

Wagonjwa haohao pia walikuwa na viwango vya juu zaidi vya Protini C-Amilifu (kiashiria cha mtilifiko) kuliko wagonjwa ambao maradhi yao ya UVIKO-19 hayakuwa makali kama wao.

Yote Huanza na Jinjivitisi

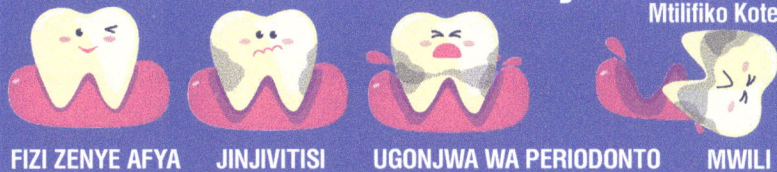

Mtilifiko Kote

FIZI ZENYE AFYA   JINJIVITISI   UGONJWA WA PERIODONTO   MWILI

Taarifa Zingine za Meno Zinazohusiana na Ugonjwa

- Ugonjwa wa fizi ni mojawapo ya magonjwa sugu zaidi ulimwenguni. Imekadiriwa kwamba 20-50% ya idadi ya watu ulimwenguni wanaugua ugonjwa wa fizi. Tafiti kadhaa nchini Marekani na Uingereza yamedokeza kwamba 50-90% ya watu wazima wanakabiliwa na kiwango fulani cha jinjivitisi.
- Pale mwili unapopambana na maambukizi katika maeneo anuwai, chembe chache nyeupe za damu zinazoshambulia magonjwa hupatikana kinywani. Hii inaacha rasilimali chache za kutokomeza vitisho vinavyoingia.
- Jarida la Maradhi ya Kinywa liliripoti kuwa, kwa sababu ya visa vingi vya vidonda vya ulimi, upele kwenye kinywa, na lekrosisi ya mdomo, vinavyoambatana na UVIKO-19, mdomo hufikiriwa kuwa chanzo kikuu cha maambukizi ya kirusi cha korona na uenezaji wake.
- Desturi iliyoenea ya uvaaji barakoa kwa vipindi virefu imeleta ugonjwa mpya, unaojulikana kama "Kinywa Barakoa," pamoja na seti ambatani ya changamoto za meno (angalia ukurasa ufuatao).

SWALI: Kwa nini watu wenye hali mbaya ya ugonjwa wa fizi hupata visa vikali zaidi vya UVIKO-19?

JIBU: Kwa sababu afya ya mdomo (kinywa) imefungamanishwa kwa karibu na afya ya mwili mzima. Unapokuwepo mtilifiko kwenye fizi, unaweza kuwa na hakika kwamba kuna mtilifiko ndani ya matumbo na pia maeneo mengine ya mwili.

MARADHI YA UPUMUAJI: JINSI MAMBO YANAVYOANZA

Bakteria wabaya, virusi, au vimelea vinavyosababisha maambukizi ya njia ya upumuaji huingia mwilini pale watu wanapovuta matone madogo sana kutoka kinywani na kooni na kuyaingiza mapafuni. Baada ya kusafiri hadi kwenye mapafu, wavamizi hawa wenye madhara kiafya huzaliana na kuongezeka. Wakati mwili unapokimbiza "seli wapiganaji" kwenda kwenye eneo hilo, mtilifiko huibuka. Hatimaye, endapo miwako isipotulizwa, tishu huharibiwa. Kama ambavyo imeripoti Akademi ya Periodontolojia Marekani, "Bakteria wanaokulia kinywani wanaweza kuvutwa na kuingizwa mapafuni na kusababisha magonjwa ya upumuaji kama vile nimonia, hasa kwa watu wenye ugonjwa wa periodonto." Haipaswi kushangaza, basi, kwamba tafiti nyingi za kisayansi zimepata uhusiano thabiti sana kati ya afya duni ya kinywa na maambukizi makubwa ya bakteria.

Mtanziko wa "Kinywa Barakoa"

Kuvaa barakoa, hasa katika sehemu zilizozibwa ambapo vijidudu vinaweza kuwa vingi, hakika kunaweza kuzidisha usambazaji wa bakteria, virusi, na vimelea vya magonjwa kwa njia ya hewa. Barakoa aina ya N95 hasa, ambayo huvaliwa na waganga wa upasuaji kote ulimwenguni, hupata jina lake kutokana na ukweli kwamba huchuja 95% ya chembe zinazosambazwa kwa hewa. Wakati ambapo kuvaa barakoa kwa vipindi vifupi haina madhara makubwa, kuvaa barakoa kwa vipindi virefu kunaweza kuwa tatizo kwa sababu zifuatazo:

- **Upumuaji hafifu kupitia kinywa:** Uvaaji barakoa huchagiza upumuaji kwa kinywa. Hii hupunguza kiwango cha mate na husababisha "ukavu wa kinywa," ambapo hutengeneza uwanja sadifu wa kuzaliana na kukuzia virusi na bakteria, na hivyo kuongeza hatari ya kunuka kinywa, kuoza meno, na maambukizi mengine.
- **Dihaidresheni:** Uvaaji barakoa huwafanya baadhi wanywe maji kidogo kuliko kawaida, ambapo kwa mara nyingine husababisha ukavu wa kinywa.
- **Hewa iliyorafidhishwa:** Uvaaji barakoa husababisha kaboni daioksaidi nyingi zaidi kuliko kawaida kurundikwa kinywani. Viwango hivi vya juu kidogo vya kaboni daioksaidi huongeza uasidi wa maikrobaiomu ya kinywani, na hivyo kuongeza hatari ya kupata ugonjwa wa fizi na ghadhia zingine za mtilifiko.

"Mtanziko" ni kwamba, kwa kuathiri kwa namna hasi aina na kiwango cha bakteria kinywani mwako, uvaaji barakoa unaweza kuchochea mlolongo wa matukio yanayodhoofisha mfumo wa kinga, na hivyo kupunguza ukinzani dhidi ya ugonjwa hasa ambao barakoa ilikusudiwa kuzuia. Kwa makadirio fulani, 50% ya wagonjwa wanaohudumiwa na madaktari wa meno leo wanasumbuliwa na kiwango fulani cha "kinywa barakoa."

> *Kila wakati unapomeza, unapanda mfumo wako wa tumbo na matumbo kwa bakteria, kuvu, na virusi kutoka kinywani mwako—bilioni 140 kwa siku.*
> — Cass Nelson-Dooley, Heal Your Oral Microbiome

Uhusiano Kati ya Kinywa na Mfumo wa Chakula: Wahusika Wakubwa katika Afya Kijumla

Wakati ambapo watu wengi wanaelewa uhusiano wa moja kwa moja kati ya kinywa na mfumo wa chakula, si wengi wanaelewa athari kubwa ambayo bakteria wanaoishi kinywani wanayo kwa matumbo, mfumo wa kinga, na afya kijumla. Kwa mfano:

- Kama yalivyo matumbo yako, kinywa chako ni "uwanja wa michezo wa bakteria" wenye mamia ya aina ya bakteria wanaoishi ndani.
- Kirusi fulani anapokutana na bakteria kinywani mwako, kinaweza kumla bakteria huyo ili akue na kuzaliana.
- Bakteria wabaya hupenda chakula dufu, ndiyo sababu chakula cha starehe cha ziada ambacho watu wengi wanakula ili kuwatuliza wakati wa msongo wa mtanduko ni hatari maradufu.
- Kirusi kinapoingia kinywani mwako, hakikai tu mahali hapo. Badala yake, husafiri kote mwilini mwako, na kuathiri mfumo wako wa kinga.
- Fizi zako zikitilifishwa na bakteria, mwili wako wote unaweza kutilifishwa pia. Hii ndiyo sababu magonjwa ya mtilifiko yamefungamanishwa kwa ukaribu sana na ugonjwa wa fizi (periodonto).

Njia 4 za Kupunguza Kinywa Barakoa

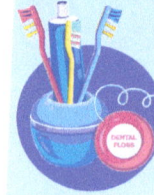

1. DUMISHA USAFI MAKINI WA KINYWA: Ni desturi nzuri kupiga mswaki na kusugutua mara mbili kwa siku. Ili kudumisha kinywa chako katika usafi bila masazo ya chembe za chakula, pia ni wazo zuri kusukutua kinywa chako kila mara unapomaliza kula.

2. TIBU UGONJWA WA FIZI: Ikiwa utaona uwezekano wa kutokea ugonjwa wa fizi, mtembelee daktari wako wa meno na kuanza tiba mara moja.

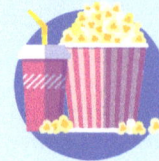

3. ZINGATIA MLO WAKO: Baadhi ya vyakula, kama vile pombe, chakula dufu, na sukari, huwalisha bakteria wabaya. Kupunguza matumizi ya vyakula kama hivyo na kula vile vilivyo bora kutawaimarisha bakteria wako wazuri.

4. DUMISHA BARAKOA KATIKA USAFI NA UASIRIFU: Endapo usipofua au kubadilisha barakoa, bakteria kutoka kwenye pumzi yako wanaweza kuzaliana kwenye barakoa na kusubiri hapo ili uwavute waingie ndani tena.

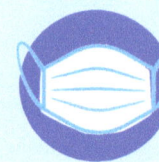

45% YA BAKTERIA KINYWANI WANAPATIKANA PIA KWENYE MATUMBO.

ASILIMIA 80 YA WAMEREKANI WANAKABILIWA NA AINA FULANI YA UGONJWA WA FIZI

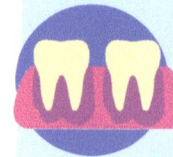

Changamoto za Kiafya Zinazohusianishwa na Ugonjwa wa Fizi na Maikrobaiomu Hatari katika Mfumo wa Chakula

Watafiti wameripoti kwamba wakati afya ya meno inapokosekana, kuna kiasi kidogo cha naitriki oksaidi ichagizayo afya katika damu. Changamoto za kiafya ambazo watafiti wamehusianisha na ugonjwa wa fizi hujumuisha:

- Ugonjwa wa Inflamesheni ya Matumbo
- Ugonjwa wa Figo
- Saratani ya Ini
- Uneneshadidi
- Osteoporosisi
- Utendaji Duni wa Mfumo wa Kinga
- Kujifungua Kabla ya Muda
- Magonjwa ya Mfumo wa Upumuaji
- Ugonjwa wa Alzheimer
- Baridi Yabisi
- Wasiwasi
- Sirosisi ya Ini
- Saratani ya Utumbo Mpana
- Mfadhaiko
- Kisukari
- Saratani ya Matumbo
- Ugonjwa wa Moyo
- Shinikizo Kubwa la Damu

TAFITI ZINAONESHA KWAMBA WANAUME WENYE UGONJWA WA FIZI WANA:

uwezekano wa 30% zaidi wa kupata saratani za damu

uwezekano wa 59% zaidi wa kupata saratani ya figo

uwezekano wa 54% zaidi wa kupata saratani ya kongosho

Nini Husababisha Ugonjwa wa Fizi?

- Lishe duni
- Kushindwa kupiga mswaki au kusugutua meno
- Uvutaji sigara
- Dawa za kisasa
- Mabadiliko ya homoni za kike
- Upungufu wa kinga (kama UKIMWI)
- Urithi
- Msongo
- Kuzeeka
- Vijazo au vishimo dufu
- Kisukari

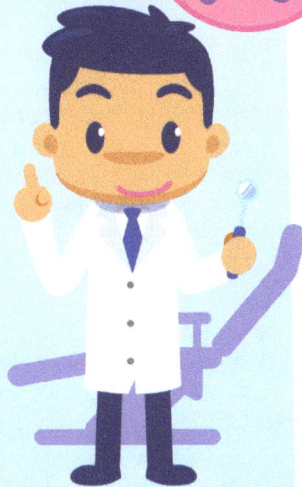

Dalili za Ugonjwa wa Fizi

Kwa sababu ugonjwa wa fizi mara nyingi huwa kimya, watu wengi hawatambui kwamba wanao mpaka mambo yanapofikia hatua mbaya zaidi. Ishara za onyo za ugonjwa wa fizi hujumuisha:

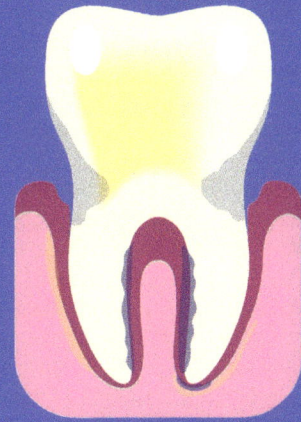

- Fizi nyekundu, zilizovimba, au zenye ukakasi
- Vidonda kinywani
- Kutokwa na damu wakati wa kupiga mswaki, kusugutua, au kula chakula kigumu
- Fizi kurudi nyuma kusugutua
- Mabadiliko katika namna meno "yanavyoingiliana" wakati wa kutafuna

KUJIFUNGUA KABLA YA MUDA KUMEHUSIANISHWA NA UGONJWA WA FIZI.

Watafiti wamegundua kuwa akina mama wenye fizi duni kiafya wana uwezekano mkubwa zaidi wa kujifungua kabla ya wakati au kujifungua watoto wenye uzito nakisi. Mabadiliko ya homoni yanayochochewa na vizuia-mimba, ujauzito, au sababu zingine zote zinaweza kuchangia ugonjwa wa fizi kwa wanawake.

Wavuta sigara wana uwezekano mara 4 zaidi wa kupata ugonjwa wa fizi wenye hatua mbaya. Iwapo wazazi wako walikuwa na ugonjwa wa ufizi wa hali ya juu, una uwezekano mara 12 zaidi wa kuwa na bakteria wabaya wanaousababisha.

Je Dawa za Kusukutua Kinywa ni Jibu?

Dawa za kusukutulia huua bakteria mbaya. Baadhi ya tafiti hata zimeripoti kwamba dawa za kusukutulia zinaweza kuua kirusi cha UVIKO. Licha ya mambo haya mazuri, kuna sababu kadhaa kwa nini dawa za kusukutulia siyo njia nzuri ya kupambana na ugonjwa wa fizi:

- Dawa nyingi za kusukutulia zina pombe, na hivyo husababisha ukavu wa kinywa, jambo ambalo ni hatari sana katika vita dhidi ya bakteria.
- Dawa za kusukutulia zinazosifiwa kuua 99.9% ya bakteria, huangamiza wazuri na wabaya pia. Hii inaharibu maikrobaiomu kinywani, ikipunguza uwezo wake wa kupambana na maradhi ya kavitisi, jinjivitisi na kunuka kinywa. Maikrobaiomu hawa waliodhurika hupitishwa hadi kwenye matumbo.
- Dawa za kusukutulia zinaweza kukufanya uhisi kinywa ni kisafi ilhali sivyo, jambo ambalo huwahimiza baadhi kupuuza mazoea ya kusafisha meno kila siku kama vile kupiga mswaki na kusugutua.
- Watafiti wamebaini kwamba upungufu wa uzalishaji wa bakteria unaosababishwa na matumizi ya dawa za kusukutulia unahusiana na uzalishaji mdogo wa naitreti na ongezeko la hatari ya kupata ugonjwa wa kadiovasikula.
- Dutu za kuimarishia zinazotumiwa katika dawa nyingi za za kusukutulia, za viwandani zenye uasidi, zinaweza kusababisha kuoza meno kwa kubonyoa enameli ya jino.
- Dawa nyingi za kusukutulia pia hujumuisha rangi bandia za chakula, baadhi yao zimebainishwa kuwa dutu zinazosababisha saratani.

JAMBO LA MSINGI: Matumizi ya dawa za kusukutulia za viwandani ni kama kuweka kinywani mwako antibaiotiki isiyo ya lazima, ivurugayo maikrobaiomu.

Kemikali katika Dawa za Meno

Dawa nyingi za meno za viwandani ni pamoja na kemikali kali ambazo siyo nzuri kwa meno au fizi. Wakati ambapo kemikali hizi zinaweza kukifanya kinywa kilete hisia ya ulaini au ladha nzuri, hazifai kwa afya kijumla. Baadhi pia huwaangamiza bakteria wazuri. Dutu za kuepuka ni pamoja na: aluminiamu haidroksaidi, aspartame, carrageenan, DEA (diethanolamine), vionzi ladha, rangi za chakula, vihifadhi vimiminavyo fomaldehaidi, parabens, potassium sorbate, propylene glycol, sodium benzoate, sodium lauryl sulfate, sodiumsaccharin, titanium dioxide, na triclosan.

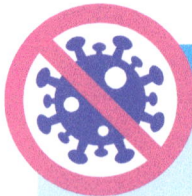

DUTU ZA KUSUKUTULIA KINYWA ZINAZOPASWA KUPEUKWA: Pombe, klorini daioksidi, klorheksidini, cocamidopropylbetaine, parabens, Poloxamer 407, fomaldehaidi, na sakarini. Kama ungependa kweli kutumia dawa ya kusukutulia, jaribu kutengeneza yako mwenyewe. Kuna maelekezo mazuri mtandaoni, kwa ajili ya kutengeneza nyumbani. Manufaa ya ziada ni kwamba utajua unachoweka kinywani mwako!

Vidokezo vya Haraka vya Kuboresha Afya ya Meno

Kufanya maboresho katika lishe ni mojawapo ya njia bora za kupambana na ugonjwa wa fizi na kuboresha afya ya meno. Baadhi ya chaguzi za lishe huwalisha bakteria wabaya (mathalani sukari, vyakula dufu, na vyakula vilivyochaguliwa) ilhali chaguz zingine huwalisha bakteria wazuri (mathalani mlo wa vyakula halasa vitokanavyo na mimea). Kuhamisha uchaguzi wako kwenda katika mwelekeo sahihi ni hatua kubwa ya kuboresha afya ya kinywa. Pamoja na kufanya chaguzi bora za lishe, unaweza pia kuwasaidia bakteria ambao ni "jamaa wazuri" kinywani mwako kwa kufuata ushauri huu hapa chini:

- Usivute sigara.
- Piga mswaki mara mbili kwa siku kwa dakika mbili.
- Sugutua meno mara mbili kwa siku.
- Mtembelea daktari wa meno mara mbili kwa mwaka.

Mpango wa Utekelezaji

→ Fahamu uhusiano wa moja kwa moja kati ya afya ya kinywa chako na mwili wako, kisha chukua hatua zinazohitajika ili kuboresha na kudumisha aina ya bakteria wazuri wanaostawi kinywani mwako.

→ Kama utajikuta katika hali ambapo lazima uvae barakoa kwa vipindi vya muda mrefu, fanya kila unachoweza katika maeneo mengine ili kukuza afya njema ya kinywa.

→ Pitia tena visababishi vya ugonjwa wa fizi kisha fanya juhudi ya kuboresha vile unavyoweza kudhibiti.

→ Fikiria utaratibu wako wa kila siku wa utunzaji wa meno ili kuona endapo kuna nafasi ya maboresho, kisha fanya mabadiliko muhimu.

→ Durusu viambato katika dawa ya meno, dutu za kusukutulia, au bidhaa zingine za meno unazotumia, halafu zitupe zile zenye madhara.

→ Ikiwa kuna maumivu ya meno au maambukizi kwenye kinywani mwako ambayo hujaweza kuzuia, mtembelee daktari wa meno haraka iwezekanavyo. Kumeza dawa za kutuliza maumivu ilhali maambukizi yanaendelea huruhusu bakteria wabaya wajiimarishe zaidi mwilini mwako.

→ Mtembelee daktari wa meno mara mbili kwa mwaka ama una maumivu ya meno au la. Usafi mzuri wa meno utaondoa utando (bakteria) wowote waliojirundika kwenye meno yako na kusaidia katika safari yako ya kudumisha kinywa chenye afya.

REJESHA FURAHA YAKO:
Hatua Madhubuti Unazoweza Kuchukua

Kama yalivyo Homa ya Uhispania ya mwaka 1918, mtanduko wa UVIKO-19 ulichuwa na athari kubwa kwa afya na akili za watu wengi, bila kutaja uhai wenyewe. Katikati ya machafuko ya kijamii, vizuizi, changamoto za kiafya na huzuni kama hizo, imekuwa rahisi kupoteza "furaha" yetu. Hata hivyo, kwa namna fulani, ingawa shimo kubwa sana mioyoni mwetu limeachwa na wale ambao tumewapoteza, lazima tuchague "kusonga mbele." Japo tunachukua muda kuhuzunika, hatuwezi kusikitika milele. Kufanya hivyo ingekuwa kudhoofisha, siyo tu afya yetu, bali na ile ya watoto wetu. Na hivyo, lazima "turejeshe furaha yetu."

Msongo Bila Majonzi Ndilo Lengo Letu

Labda umewahi kuwa njozi ya kupata maisha "yasiyo na msongo." Ikiwa ndivyo, hauko peke yako. Hata hivyo, kama inavyooneshwa kwa chati kwenye ukurasa huu:

- Maisha yasiyo na msongo kwa kweli ni jambo baya
- Bila msongo wowote kabisa, tunapoteza hisia yetu ya kutambua kusudi au maana maishani
- Ufanisi katika utendaji, furaha, na hata mifumo ya kinga yetu hupungua pale ambapo "msongo mzuri" unapokosekana maishani

Wakati huohuo, msongo mkubwa kupita kiasi husababisha:

- Simanzi
- Wasiwasi, taharuki, na/au hasira
- Uchovu mkubwa na hata uharibifu
- Viwango vya juu vya kotisoli
- Kuathirika kwa utendaji wa mfumo wa kinga

Dokezo moja muhimu kwa ajili ya kurejesha furaha yetu ni kujifunza kudhibiti msongo bila simanzi, ambapo utafungua mlango kwa ajili ya ufanisi wa utendaji, furaha, na afya iwe katika kilele chake.

Kizingo cha msongo

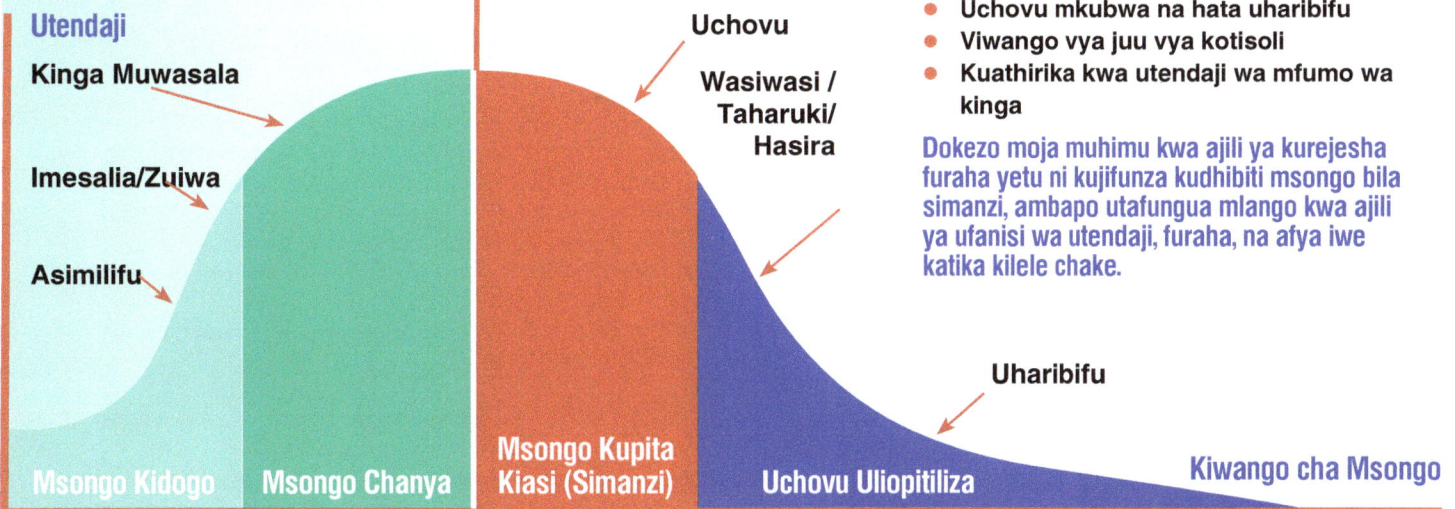

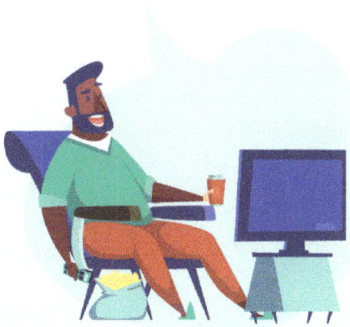

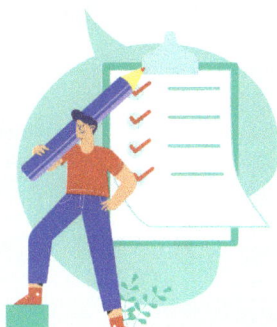

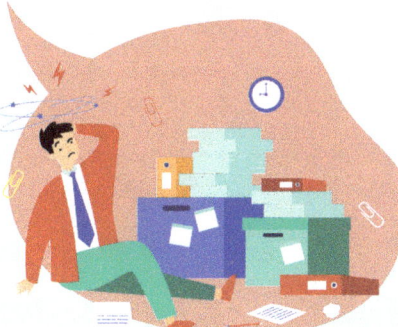

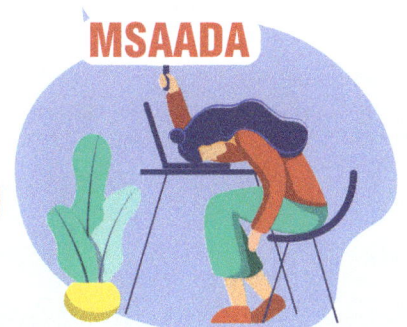

Utendaji

Kinga Muwasala

Imesalia/Zuiwa

Asimilifu

Uchovu

Wasiwasi / Taharuki/ Hasira

Uharibifu

Kiwango cha Msongo

| Msongo Kidogo | Msongo Chanya | Msongo Kupita Kiasi (Simanzi) | Uchovu Uliopitiliza |

MSAADA

KICHEKO: Bado ni Tiba Bora

Huko nyuma mnamo mwaka 1875, muungwana mmoja mshupavu kwa jina George Vasey aliandika kitabu akikashifu kicheko. Kwenye kitabu chake kikubwa cha kuchosha, Vasey alidokeza kuwa:

- Ni wale tu ambao ni "mabahaimu, wabadhirifu, na wahalifu" ndio walikuwa "wametekwa na uraibu wa vicheko vya makelele."
- Kicheko ilikuwa tabia kabihi, ya kipumbavu, na pujufu inayofanywa na mazuzu tu wasio na kitu kichwani.
- Kwa kuzuia hewa isipite kwenda mapafuni, siyo tu kwamba kicheko kiliharibu sura ya uso, lakini mara nyingi kulisababisha vifo.
- Watu wenye busara kamwe hawatakutwa wakicheka, katika mazingira yoyote yale.

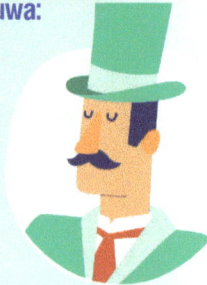

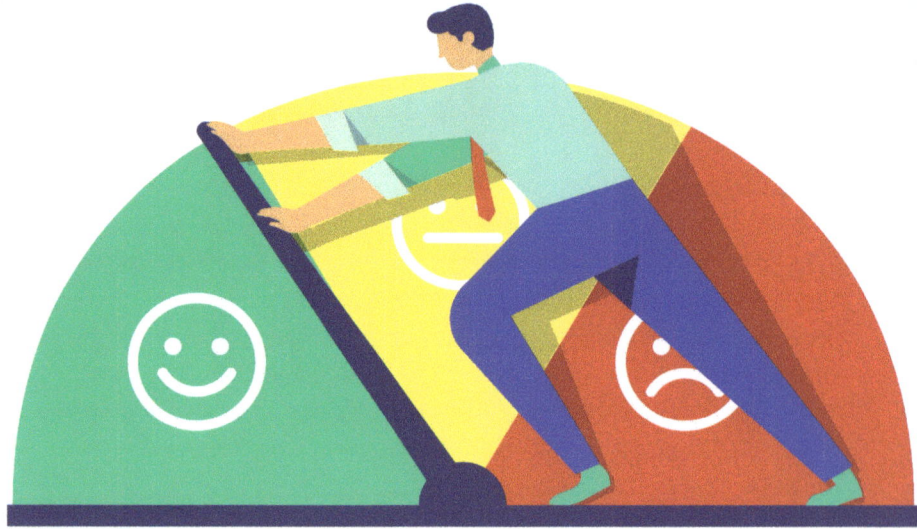

ZINGATIA: Wakati ambapo mwanafalsafa Mgiriki Chrysippus anasemekana alikufa kwa kucheka utani wake mwenyewe, hili ni jambo tofauti, badala ya kanuni!

Njia 7 za Kucheka Zaidi

1. Kusanyikeni pamoja na familia au marafiki wa zamani kisha mcheke juu ya picha au nyakati za zamani.
2. Jifunze kujicheka mwenyewe na utafute ucheshi katika hali ambazo vinginevyo zinakera.
3. Rekodi "Kituko" (audio ya dakika moja yako mwenyewe ukichekelea kwa bashasha), kisha cheka nayo kwa furaha pamoja na wengine.
4. Jiunge kwenye usiku wa michezo, usiku wa karaoke, au hafla nyingine maridhawa ya kijamii.
5. Washirikishe wengine jambo fulani la kufurahisha kila siku.
6. Tumia muda mwingi na watu wenye furaha maishani mwako.
7. Andaa mkusanyiko wa vitu vinavyokuchekesha. Kisha, unapohisi kunyong'onyea, rejelea mkusanyiko wako.

Kwa bahati njema, siyo wote wa zama za Victoria waliafiki mtazamo wa kebehi wa Vasey juu ya tabia ya kibinadamu ya kicheko. Kwa kweli, ushahidi wa kisayansi upo thabiti kwenye upande wa kicheko kama zoezi lenye manufaa. Matokeo chanya kiafya yanayohusiana na kicheko hujumuisha:

- **Kuboreshwa kwa Mtiririko wa Damu:** Watafiti wamegundua kuwa, ilhali msongo hupunguza mtiririko wa damu kwa 35%, kicheko huongeza kwa 22%. Hilo ni badiliko la 57%! Hali hii ya kuboreshwa kwa mzunguko wa damu huongeza viwango vya oksijeni na endofini (homoni ya hisia nzuri). Wakati huohuo, hupunguza viwango vya kotisoli, epinefrini, na homoni zingine zinazosababisha msongo.
- **Zoezi Lisilokusudiwa:** Unapocheka, misuli yako ya fumbatio hunapukia na kusinyaa kama vile ambavyo ingekuwa endapo kama ungefanya mazoezi ya kuinuka (isipokuwa hukuhitaji kufanya kazi hiyo). Hilo ni jambo makini ilioje!
- **Kupunguza Maumivu:** Wanasayansi wamehusianisha kicheko na misuli kutaanamu, ambapo husaidia kuvunja mzunguko wa mtukutiko wa maumivu yanayoambatana na maumivu sugu na ghadhia za misuli. Kicheko pia hutiririsha endofini, ambavyo ni kama viua-maumivu mwilini.
- **Kupunguza Shinikizo la Damu:** Upumuaji wa kina unaofanyika wakati wa kicheko kizuri hutanua mishipa ya damu, na kusababisha kushuka kwa shinikizo la damu.
- **Kuimarisha Mfumo wa Kinga:** Kicheko kimegundulika kuimarisha "seli T" na nyuropeptaidi zinazousaidia mwili kuyakabili magonjwa.
- **Pia huongeza** antibodi zinazopambana na maambukizi, seli zinazoratibu kinga, na seli zinazotafuta na kuangamiza seli za virusi na uvimbe.
- **Ogani za Ndani Zenye Afya:** Ongezeko la viwango vya oksijeni litokanalo na upumuaji wa kina unaofanyika wakati wa kicheko husisimua ubongo, moyo, mapafu, na misuli kadhaa mwilini. Usisimuaji huu huongeza urajilisi wa seli na pia huboresha afya ya ogani kijumla.
- **Kuunguza Kalori:** Watafiti kutoka Kituo cha Tiba cha Chuo Kikuu cha Vanderbilt waligundua kuwa, kulingana na aina ya mwili, dakika 10-15 za kucheka kwa kina kunakoshughulisha misuli ya tumbo, zinaweza kuunguza kalori 10-40. Kwa mtu mwenye uzito wa pauni 160, hii ni sawa na kutembea dakika 10 kwenye mashine ya mazoezi kwa kasi ya maili 2 kwa saa. (Labda ungeweza kuongeza faida maradufu, kwa kusoma kitabu fulani kinachoburudisha ukiwa kwenye mashine hiyo ya mazoezi...)

Manufaa Kiafya ya Mfungamano Imara Kijamii

Miunganiko ya kijamii ni njia nyingine madhubuti ya kuimarisha mfumo wa kinga na kudumisha akili timamu nyakati za mtanduko. Katika utafiti mmoja wa aina yake, ukosefu wa mfungamano wa kijamii ulionekana kama hatari kubwa dhidi ya afya kuliko uneneshadidi, kuvuta sigara, na shinikizo kubwa la damu. Hiyo ndiyo iliyofanya upotevu wa uhusiano wa kijamii uliotokana na kujitenga, kuepuka msongamano, na uvurugaji wa jumla wa muundo wa kawaida wa kijamii viwe na gharama kubwa sana katika vita dhidi ya UVIKO-19. Kitabaini, hatua kadhaa kali zilizochukuliwa ili kuzuia kusambaa kwa kirusi hiki zilisababisha athari za kudhoofisha kinga, jambo lililowafanya watu wakabiliwe na hatari zaidi juu ya ueneaji wake. Wakati ambapo hayajawepo majibu kamili kuhusu hali hii, ni juu yetu sote kutambua umuhimu wa uhusiano wa kijamii na kudumisha mifungamano ya karibu pamoja na wengine hata katika nyakati ngumu. Manufaa ya kiafya ya mifungamano imara kijamii, yenye uthibitisho hujumuisha:

- **Kupungua shinikizo la damu, kasi ya mapigo ya moyo, na viwango vya homoni za msongo**
- **Viwango vya chini vya wasiwasi na mfadhaiko**
- **Mbinu bora za kudhibiti hisia**
- **Mtilifiko kidogo mwilini**
- **Kupona haraka na vyema kutokana na maradhi na magonjwa**

MANUFAA YA KUCHEZA YALETAYO FURAHA NA KUIMARISHA KINGA

Wakati ambapo kucheza ni jambo asilia kwa vijana, watu wazima wengi huliona kama la kitoto na kupoteza muda. Hakuna linginelo liwezalo kuwa mbali na ukweli kuliko hili, hata hivyo. Kucheza, ambapo ina faida kubwa sana kwa watoto kwa namna nyingi, huweza pia kuwasaidia watu wazima kupitia:

- **KUTULIZA MSONGO:** Kama shughuli ya kufurahisha, kucheza humimina endofini za mwili, seti ya kemikali za "hisia njema" zinazoweza kuimarisha hisia ya jumla ya hali njema na hata kupunguza maumivu.
- **KUBORESHA UTENDAJI WA UBONGO:** Shughuli za kufurahisha zinazoupatia ubongo changamoto zinaweza kuboresha utendaji wa ubongo, kuzuia matatizo ya kumbukumbu, na kuimarisha nahima kijumla.
- **KUONGEZEKA UBUNIFU:** Watu wazima pamoja na watoto mara nyingi hujifunza vizuri zaidi wanapokuwa na hisia ya stahamuli na ucheshi. Kucheza pia kunaweza kuchochea ubunifu, ambapo nayo huimarisha ujuzi wa kumudu mambo na kutafuta ufumbuzi wa matatizo.
- **KUIMARISHA MAHUSIANO:** Kicheko cha pamoja hukuza huruma, nisaha, usuhuba, na dhamani. Hali ya ucheshi wa akili pia ni madhubuti katika kutuliza mazingira ya kukosa ustadi, kuvunja ubaridi kwa wageni, na kujenga urafiki mpya. Ucheshi pia huweza kusaidia kuponya majeraha ya kihisia, maumivu na kinyongo.
- **KUONGEZA NISHATI, UHAMILIFU, KUKABILI MARADHI:** Watafiti wamegundua kwamba kufurahia kiasi fulani cha "kujiachia" kwenye ucheshi huboresha utendaji wa mfumo wa kinga na ukinzani dhidi ya magonjwa.

Baada ya mtanduko, mojawapo ya hatua bora tunazoweza kuchukua katika kutafuta "kurejesha furaha" maishani mwetu ni kukumbuka jinsi ya kucheza. Ili kufikia lengo hili, kuna masomo kadhaa tuwezayo kujifunza kutoka kwenye ulimwengu wa wanyama.

VIFO KUTOKANA NA KIRUSI CHA KORONA

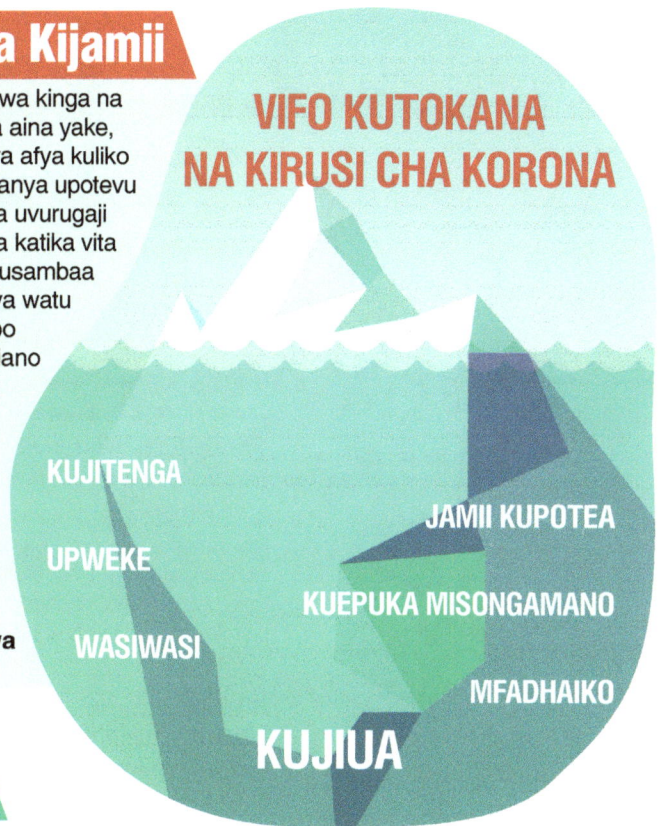

KUJITENGA

UPWEKE

WASIWASI

JAMII KUPOTEA

KUEPUKA MISONGAMANO

MFADHAIKO

KUJIUA

Moyo uliochangamka huleta ustawi mwema kama dawa nzuri; bali roho iliyopondeka huikausha mifupa.
— Mithali 17:22

Tunapotoa, Tunapokea

Kujihusisha katika vitendo vya kuwahudumia au kuwafadhili wengine ni mojawapo ya njia bora za kujenga na kuboresha mifungamano ya kijamii. Watafiti wamegundua kwamba vitendo vya huruma na utoaji:

- Hujenga hisia ya kuwa na mwelekeo na kusudi maishani
- Vina manufaa makubwa sana kwa "mtoaji"

Wakati ambapo juhudi za kuufanya ulimwengu uwe mahali pa taanusi na furaha zaidi ni muunganiko halisi na uimarishaji wa mfumo wa kinga, kujistaanani nafsi kujikita katika nafsi kumehusianishwa hasa na msongo unaodhoofisha kinga.

JAMBO LA MSINGI: Tunapowasaidia wengine, tunajisaidia pia!

Mifano Zaidi Kuhusu Kucheza kutoka kwenye Jamii ya Wanyama

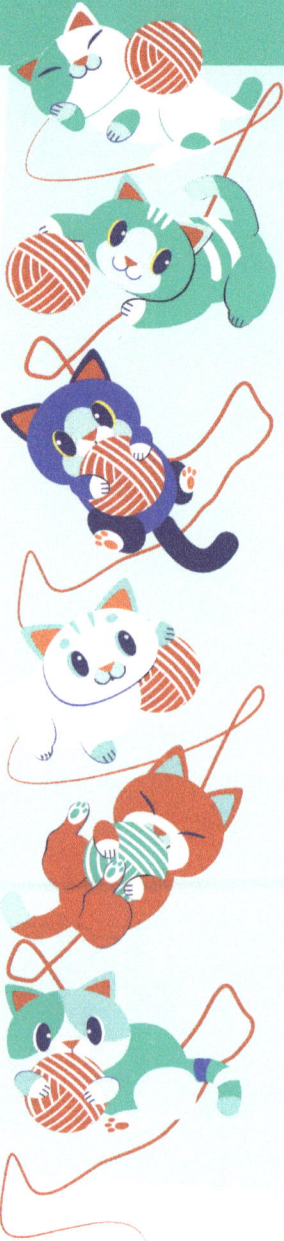

- **PAKA** na watoto wao wanapenda kuviziana, kufukuzana, kushambuliana, kupigana, na kuparuana wao kwa wao—lakini yote ni katika kudumisha michezo ya furaha.

- **MAMBA** hupenda kuteleza kwenye miteremko yenye utelezi. Wanaweza pia kuambaa kwenye mawimbi, na wanapenda kuchezea vitu (mathalani yungiyungi bwawani).

- **WATOTO WA MBWA** wanapenda kurukaruka, kufukuzana, kunguruma, kubweka, na kung'ata vitu. Pale mtoto wa mbwa "anapoinamisha kichwa" huwa anacheza na siyo kuwa kahiri—tabia inayoendelea hadi ukubwani.

- **POMBOO** wanapenda kuruka, kubingirika, kubiduka, kupurusha maputo ya povu, na kufukuzana kwa furaha kubwa ya kucheza. Hata pomboo wakubwa ni wadadisi sana, na wanapenda kutengeneza michezo yao wenyewe.

- Ili kuonesha kwamba anataka kucheza, **TEMBO** kwa furaha atatikisha kichwa chake na "kucheza." Tembo wadogo mara nyingi hufurukutana wao kwa wao na kugaagaa ardhini. Kwa upande wao, tembo wakubwa mara nyingi huwaacha wale wadogo wapande juu yao.

- **SAMAKI** hupenda kurukia kiucheshi juu ya vitu kama vijiti, miamba, na kasa.

- **SHAKWE HERINGI** wanapenda kucheza mchezo uitwao "dondoka udakwe," ambapo huwaangusha chaza na kujaribu kuwadaka kabla hawajatua. Ingawa shakwe heringi hula chaza, kawaida hawali wale wanaocheza nao.

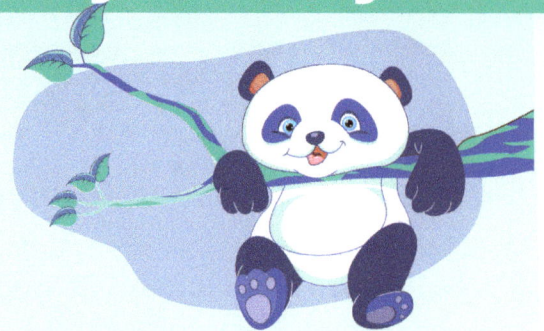

- **WATOTO WA PUNDA/FARAS** I mara nyingi huanza kucheza ndani ya saa mawili baada ya kuzaliwa! Wanafurahia kukimbizana, kuzunguka, kukimbia mwendo wa shoti kiajabu, kung'atana, mchezo wa kupigana, na kurusha vitu huku na hule.

- **SEA OTTERS** hupenda kuteleza, kutosa vipande vidogo vya mawe, kupigana mwereka, na kucheza na chakula chao kabla ya kula.

- **DUBU PANDA MDOGO** hupenda kupanda miti, kupigana mwereka, na kuteleza haraka kwenye utelezi. Wanapenda pia kupanda kwenye vidude vya kuchezea kama vile farasi wa mbao.

- **KUNGURU WADOGO** wanapenda kubingirika kwenye theluji. Wanapenda pia kuchezea vitu vidogo kama vizibo vya chupa, kombe za bahari, kokoto, na vipande vya glasi.

- Tangu wanapoondoka kwenye kifuko, **KANGAROO** wanapenda kurushiana makonde ya ucheshi. Hutikisa vichwa vyao ili kuonesha wanacheza. Kangaroo wakubwa nao huchunga michezo ya kupigana, isipokuwa mara nyingi husimama miguu ikiwa bapa na paruana badala ya kurushiana makonde.

> *Hatuachi kucheza kwa sababu tumezeeka; tunazeeka kwa sababu tunaacha kucheza.*
> — George Bernard Shaw

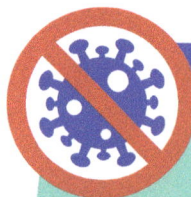

Mpango wa Utekelezaji

→ Tumia muda fulani kufikiria mzigo wa msongo maishani mwako. Je una msongo "mzuri" unaoudhiti? Au pengine "umesongwa kupitiliza," umelemewa sana, na unakabiliwa na uchovu mno? Ikiwa jibu la mwisho ni kweli, fikiria hatua kadhaa za awali unazoweza kuchukua ili ubadilike.

→ Fikiria mara ngapi umecheka katika juma lililopita. Ikiwa umejigundua umelemewa sana kiasi cha kushindwa kucheka au kutabasamu, fikiria na utekeleze mikakati fulani ya kuanza kurejesha upya furaha.

→ Hata kama umejitenga, fanya juhudi kuifanya mifungamano ya kijamii iwe hai kupitia kupiga simu, vikundi mtandaoni, au mazungumzo kwenye video.

→ Panga "usiku wa ucheshi" mara moja kwa juma pamoja na familia na/au marafiki.

PIGA VITA UNENE:

Uhusiano Kati ya Uzito Uliopitiliza na UVIKO-19

Uneneshadidi huelekea kuzidisha mara tatu hatari ya kulazwa hospitalini kutokana na UVIKO-19. Uzito uliopitiliza, ambao umehusianishwa na utendaji duni wa mfumo wa kinga, huongeza hatari inayohusiana na mtanduko takriban kwa kila mtu.

Kadiri Jirimu Tungamano-Mwili (BMI) inapokuwa juu zaidi ndivyo huwa juu zaidi hatari hizi zinazohusiana na UVIKO:

- Kulazwa hospitalini
- Kulazwa ICU (Kitengo cha Wagonjwa Mahututi)
- Kupumua kwa mitambo
- Kifo

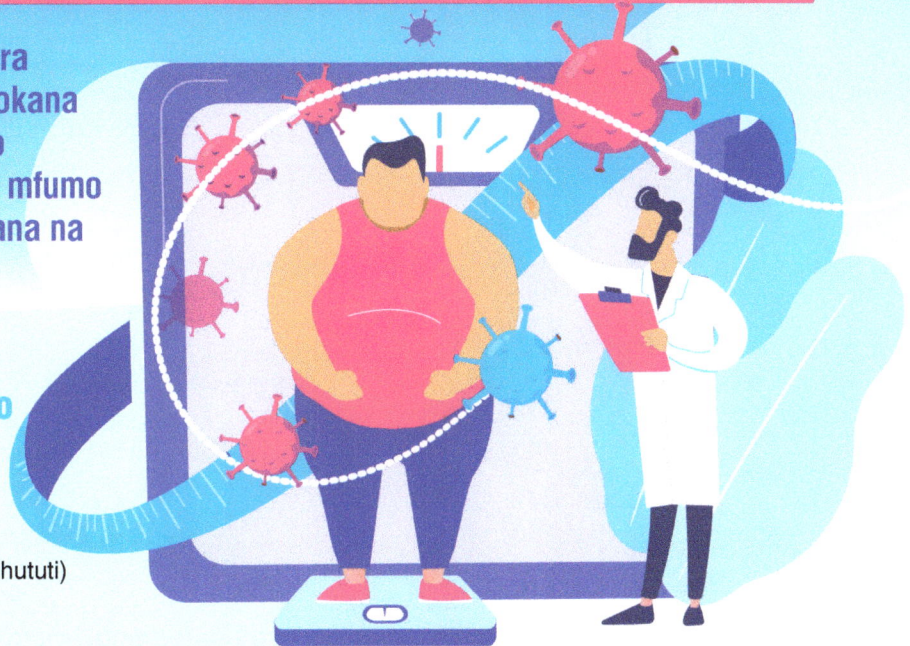

Uneneshadidi haikuwa ghadhia ambatani pekee iliyoinua kichwa chake kibaya wakati wa mtanduko. Lakini yenye ilikuwa "kubwa":

Asilimia ya wagonjwa wenye UVIKO-19 waliolazwa hospitalini nchini Marekani, waliokuwa na hali zifuatazo za kiafya:

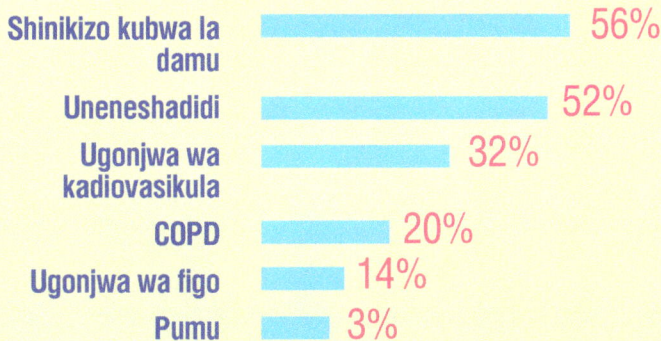

Shinikizo kubwa la damu	56%
Uneneshadidi	52%
Ugonjwa wa kadiovasikula	32%
COPD	20%
Ugonjwa wa figo	14%
Pumu	3%

Kulazwa hospitalini awali mnamo mwezi Aprili 18, 2020. Takwimu za hivi karibuni za ueneaji kwa watu wazima nchini Marekani, zinapatikana CDC NHIS, NHANES au BRESS (2016-2018) Chanzo: CDC

JIHADHARI NA... Naam, Jihadhari Tu!

TAHADHARI KWA WATU WEMBAMBA!

- Kuna "jinamizi jipya" kwenye himaya ya uneneshadidi liitwalo uneneshadidi osteosakopeniki.
- Watu wanaopoteza msongano wa mfupa au wenye misuli nakisi wana hali hii.
- 30% ya watu "wanaoonekana bayana kuwa wembamba" wanakidhi maelezo haya, na kuwafanya kimetaboliki wawe waneneshadidi.
- Unaweza kuonekana mwembamba lakini ukawa mneneshadidi kimetaboliki kwa wakati mmoja.
- Kwa hiyo kuonekana mwembamba haikuondoi kitasilinifu kwenye ndoano ya ghadhia ambatani.
- Tunachohitaji sote ni afya ya kimetaboliki!

TATIZO LA UNENE LINALOONGEZEKA:
Takwimu za Kushangaza Unazopaswa Kujua

Ulimwengu Unazidi Kuongezeka Idadi ya Watu

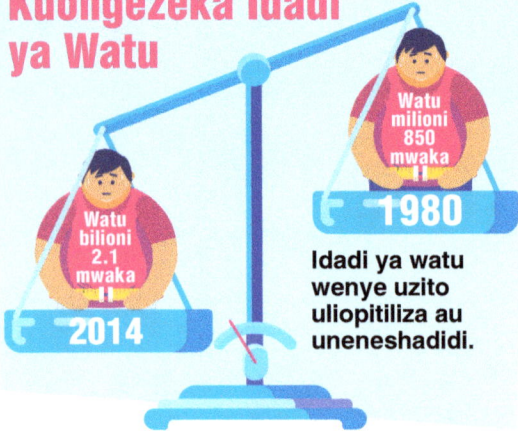

Watu bilioni 2.1 mwaka
2014

Watu milioni 850 mwaka
1980

Idadi ya watu wenye uzito uliopitiliza au uneneshadidi.

Jinsi ya Kujua kama Una Uzito Uliopitiliza au Mneneshadidi

KOKOTOA JIRIMU TUNGAMO-MWILI (BMI) UKITUMIA KANUNI HII

BMI = uzito (kg) / (urefu x urefu) (m)

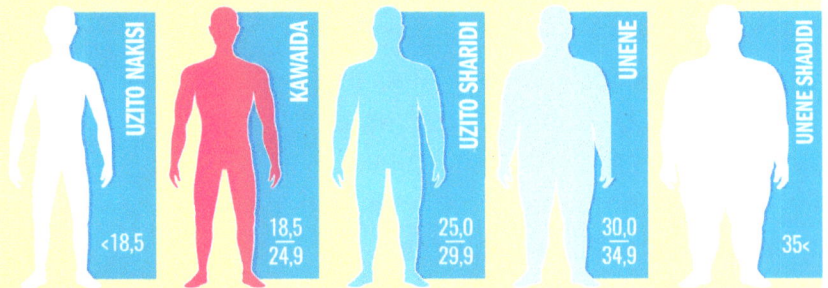

UZITO NAKISI	KAWAIDA	UZITO SHARIDI	UNENE	UNENE SHADIDI
<18,5	18,5 24,9	25,0 29,9	30,0 34,9	35<

ZINGATIA: Utafiti unadokeza kwamba watu wenye asili ya Kusini Mashariki mwa Asia, India, Afrika, Kisiwa cha Pasifiki, au Amerika ya Kusini wanapaswa kuwa na BMI ya 23 au pungufu. (BMI ni kipimo cha fati ya mwili kwa kuzingatia urefu na uzito.)

UNENESHADIDI UNAUA!
Magonjwa 7 fahanani yatokanayo na uneneshadidi.

1. Baridi yabisi
2. Maumivu ya mgongo
3. Saratani
4. Kisukari
5. Ugumba/ utasa
5. Kiharusi
7. Ugonjwa wa moyo

Karibu 30%
ya idadi ya watu duniani ni wana unene shadidi au uzito sharidi.

Katika nchi nyingi zilizoendelea, idadi ya watu wenye uzito sharidi au unene shadidi ni zaidi ya 50%.

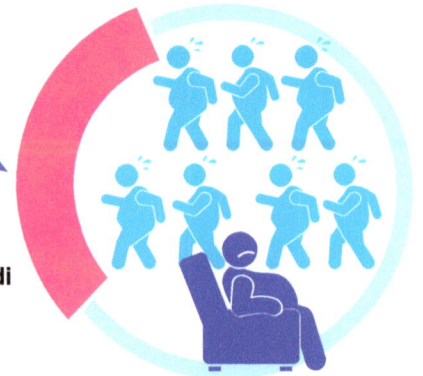

Kwa nini uzito uliokithiri ni hatari sana kwa utendaji wa mfumo wa kinga?

KWA SABABU:

- Huathiri vibaya vipokezi ACE2 (ambavyo ni protini zinazopatikana kwenye aina nyingi za seli). Vipokezi ACE2 husaidia kudhibiti shinikizo la damu, mtilifiko, na kuponya majeraha. Kwa mtu mwenye uzito sharidi, vipokezi ACE2 vinakuwa vimeparaganyika hata kabla UVIKO haujashambulia.

- Huuweka mwili katika hali ya mtilifiko sugu, ambao huongeza uwepo wa saitokaini zisababishazo mtilifiko mapema.

- Hudhoofisha kinga kwa kuwekea ukinzani insulini na leptini. Matokeo yake ni kuongezeka hatari ya kupata ugonjwa na matokeo duni ya kitabibu pale ambapo magonjwa kama vile UVIKO-19 yanaposhambulia.

Katikati ya habari zote hizi mbaya, kuna habari fulani njema!

UNENE shadidi
HUZUILIKA
Unaua ULIMWENGU

Vidokezo Vikuu Kuhusu Kupunguza Uzito

Kidokezo №1:

Jaza Nusu Sahani Mboga Mbichi

Wakati ambapo mboga mbichi zinaweza kuonekana kama chaguo la ajabu la mlo wa staftahi, zinakimu manufaa muhimu za kiafya kwa ajili ya mabadiliko ya lishe. Pamoja na kuwa na kiwango kidogo cha kalori na fati, mboga mbichi ni chanzo makini cha:

- Bakteria wazuri kwenye matumbo wanaohitajika sana ili kuboresha afya kijumla. Upikaji huua bakteria wazuri, ndiyo sababu mboga mbichi ni bora kwa kusudi hili.
- Faiba, vitamini, na antioksidanti zinazochagiza afya.

ZINGATIA: Ikiwa unapata shida kuhusu mbogamboga kwa ajili ya staftahi, unaweza kutumia matunda badala yake. Hakikisha tu unatumia matunda yasiyotoka ukanda wa kitropiki (kama vile maberi) yenye jirimu ndogo ya glaisemia. Hata hivyo, kwa kweli kuna faida nyingi za kula mboga zilizojaa sahani asubuhi.

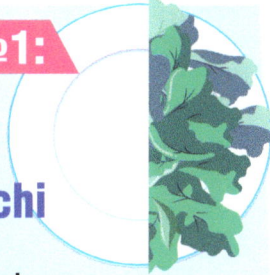

Kidokezo №2: Jaribu Kundi-Lishe la Gastriki

Ili Kupunguza uzito haraka, jaribu kujaza tumbo lako kabla ya mianzo ya mlo kwa tiba zifuatazo:

- TBSP glukomannan
- Mlo wa kitani wa TBSP
- Mbegu za mchia za TBSP au maganda ya psyllium
- KIKOMBE cha maji

Changanya na kunywa halahali kabla ya chakula, kwa vile huganda haraka sana. Fanya hivi kabla ya kila mlo kila siku kisha tazama uzito ukiporomoka!

Kidokezo №3: Dhibiti Kula Kimhemko

Hivi una njaa kweli? Watu wengi hushughulikia msukosuko wa kihisia kwa kukimbilia vyakula vya stahamani. Ilhali vyakula hivyo vinaweza kutuliza, kuna njia bora za kukabili mihemko. (Tazama sura za kitabu hiki zinazohusu amani na mawazo chanya ili kupata vidokezo kadhaa makini).

ZINGATIA: UNAPOJAZA SAHANI YAKO, USISAHAU MWONGOZO WA "G-BOMBS®" ULIOTAJWA MAPEMA KATIKA KITABU HIKI.

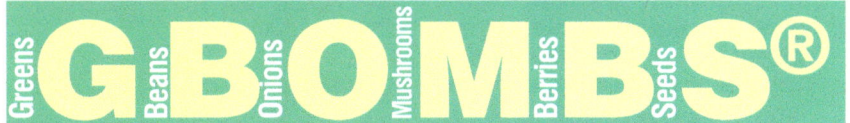

Greens Beans Onions Mushrooms Berries Seeds GBOMBS®

Kama faida ya ziada, chaguzi nyingi za vyakula kwenye orodha ya G-Bombs® ziko chini kwenye mizani ya Jirimu ya Glaisemia.

Kidokezo №4: Weka Thamani ya Jirimu ya Glaisemia ya Vyakula Ulavyo Chini ya 55

Jirimu ya Glaisemia (GI) ni mfumo unaopangilia vyakula kuanzia 1 hadi 100 kulingana na kasi yao ya kuongeza viwango vya sukari katika damu. Kabohaidreti zenye GI kubwa husababisha viwango vya sukari kwenye damu kupanda haraka, kisha zahama hutokea. Kwa upande mwingine, kabohaidreti zenye GI ndogo huyeyushwa na kutilimishwa polepole kwa ajili ya nishati endelevu. Lishe yenye GI ndogo inaweza kusaidia kudhibiti uzito kwa:

- Kupunguza viwango vya insulini (ambayo husaidia katika kuunguza fati)
- Kukusaidia uhisi umeshiba kwa muda mrefu zaidi
- Kuendesha mwili kwa kuupatia nishati endelevu
- Kuboresha utendaji wa akili

Pamoja na kusaidia katika udhibiti wa uzito, lishe yenye GI ndogo imethibitishwa kuwa kinga dhidi ya magonjwa ya moyo, kisukari kinachojitokeza kwa watu wazima, usawijifu wa makyula, na saratani kadhaa.

ATHARI YA VYAKULA KWENYE SUKARI YA DAMU

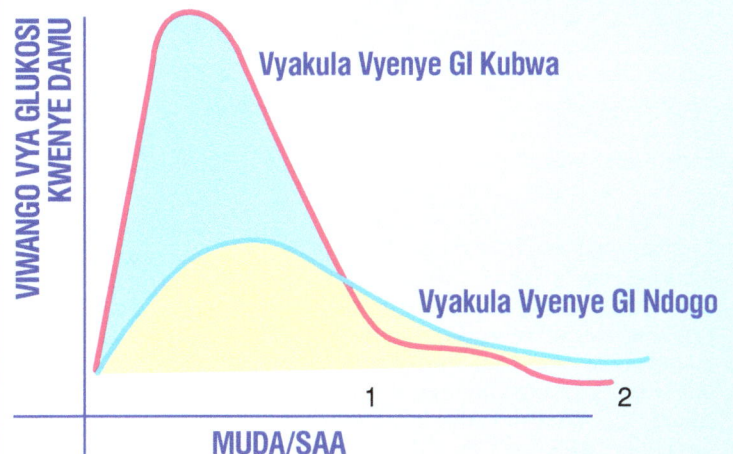

VIWANGO VYA GLUKOSI KWENYE DAMU

Vyakula Vyenye GI Kubwa

Vyakula Vyenye GI Ndogo

1 2

MUDA/SAA

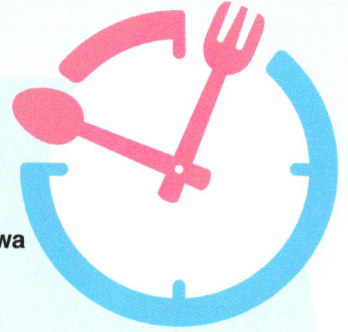

Kidokezo №5: Simamia Muda Wako wa Milo

Katika miaka ya hivi karibuni, watu wengi wamegundua manufaa ya kufunga kwa vipindi (IF). Ingawa kuna "mionjo" mingi ya IF, mojawapo rahisi na mashuhuri zaidi ni kuzuia tu "dirisha la ulaji" kila siku. Kupanga nyakati za kula mapema zaidi mchana pia kuna faida kubwa sana kwa ajili ya kupunguza uzito na afya bora kijumla, kama ilivyoainishwa hapa chini:

Faida za Kufunga kwa Vipindi

- Kipindi kirefu zaidi cha kupumzisha mfumo wa umeng'enyaji
- Udhibiti bora wa insulini
- Kuboresha maikrobaiomu (bakteria ya matumbo)
- Nishati nyingi zaidi
- Kupunguza uzito haraka
- Kuamilisha homoni za ukuaji
- Husaidia kukarabati matumbo yanayovuja

Faida za Kuruka Chakula cha Jioni

- Kuimarisha uzalishaji wa homoni za ukuaji
- Kupunguza hatari ya kupata ugonjwa sugu kama vile kisukari na ugonjwa wa moyo
- Kuongezeka ushupavu
- Kupungua viwango vya lipidi na glukosi kwenye damu

Kidokezo №6: Jiunge katika Kutembea na Zoezi Linalohimili Uzito

Kufanya matembezi mara kwa mara kwa ukakamavu, hususan nje, inabaki kuwa njia mojawapo bora ya kuchagiza metabolisimu na kuboresha afya kijumla. Kwa sababu tungamo ya misuli husaidia kuunguza kalori nyingi zaidi, watu wengi hugundua kwamba mazoezi fulani ya kuhimili uzito pia yana faida katika vita vyao binafsi dhidi ya unene.

Kidokezo №8: Kunywa Maji Mengi

Utafiti nyingi zimeonesha kuwa kunywa maji husaidia kupunguza uzito. Watu wengi wanachanganya dihaidresheni na kuhisi njaa. Wanapoanza kunywa maji zaidi, hawali sana na hivyo hupunguza uzito. Pamoja na kujaza matumbo kiasi kwamba hakuna nafasi kubwa ya chakula, maji pia hutumika kama kizuizi cha hamu. H2O nzuri ya zamani huusaidia mwili wako kuondoa sumu na husaidia ogani zako kukaa na maji ili zifanye kazi kwa ufanisi zaidi. Maji pia ni mazuri sana katika kuusaidia mwili uepuke kuhifadhi fati.

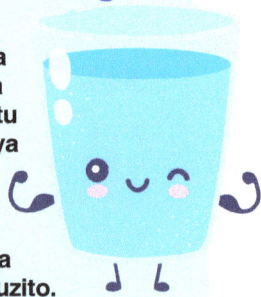

Kidokezo №7: Kaa Mbali na Fati Huru

Lishe yenye fati kidogo kamwe siyo wazo zuri. Ubongo wako unahitaji fati ili ufanye kazi vizuri. Pamoja na hilo, fati kwenye chakula ndiyo iletayo shibe inayohitajika ili kukusaidia uache kula. Licha ya sifa chanya ambayo mafuta ya mizeituni imepokea kupitia lishe ya ukanda wa Mediterania, lishe bora kwa ajili ya kupunguza uzito HAIWEZI kujumuisha fati huru kama vile majarini, siagi na mafuta. Kwa lishe ya kimatibabu, sehemu bora za kupata fati ni mizeituni, parachichi, mbegu, karanga, na vyanzo vingine vya chakula halisa.

Kidokezo №9: Hakikisha Kupata Usingizi Wako

Ukosefu wa usingizi unaweza kuhujumu mpango wowote wa kupunguza uzito. Kifupi, ni ngumu kudumisha mwenendo wa kujitawala unaohitajika kushikamana na programu wakati ambapo akili imechoka. Usingizi mzito ni wakati mwili unapojinya na kujikarabati kila usiku, ambapo hufanya Zzz hata ziwe muhimu zaidi kwa mchakato wa kuondoa fati ya ziada kwenye tishu. Tunaweka usingizi mwishoni kwenye orodha hii kwa sababu tayari umejadiliwa katika kitabu hiki. Hata hivyo, kushughulikia upungufu wowote wa usingizi hupaswa kuwa moja ya mambo ya kwanza unayokabili katika juhudi zako za kupunguza uzito.

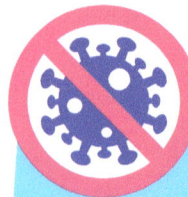

Mpango wa Utekelezaji

→ Tathmini hali yako binafsi ya kiafya. Je una uzito sharidi, mnene shadidi, au mnene kimetaboliki (mwembamba kimwonekano lakini mwenye misuli kidogo au unasumbuliwa na tatizo la upotevu wa mifupa)?

→ Ikiwa jibu la maswali yoyote hapo juu ni "ndio," pitia tena sura hii na uamue nini unachoweza kufanya ili kuanza safari ya kuelekea kwenye afya bora.

→ Rukia utendaji!

PUMZIKO KUTOKA KWENYE SHAKAWA

Shida hutokea. Hatuwezi kuikwepa. Lakini tunaweza kuishughulikia kwa namna bora zaidi. Tunaweza pia kuacha kuibua yetu wenyewe. Na tunaweza kuwa na furaha, hata katika nyakati ngumu. Sura hii inachunguza jinsi gani hilo hutokea.

Kupata Mahali Pako pa Furaha katika Nyakati Ngumu

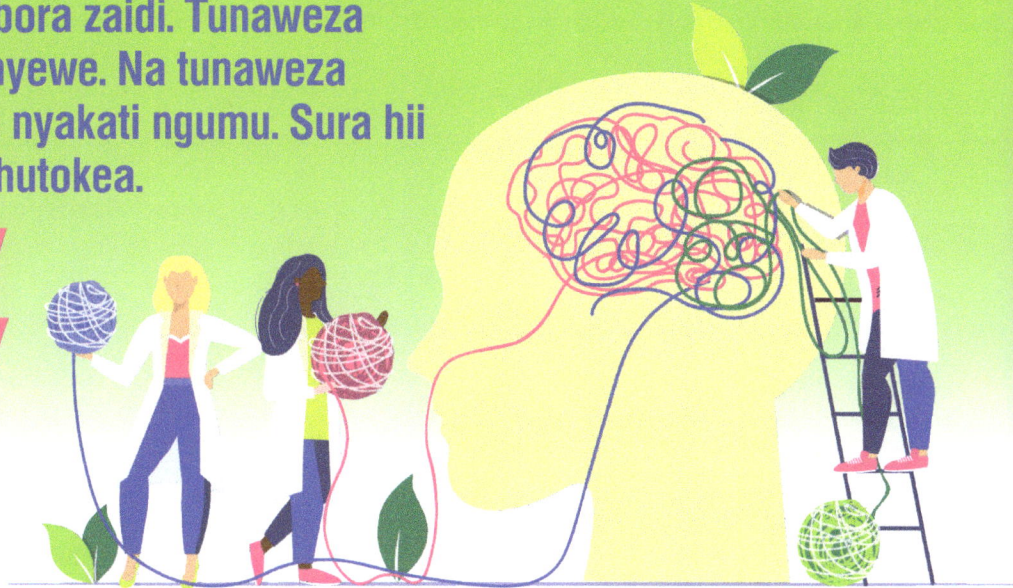

Nimejifunza katika hali yoyote niliyo nayo, niridhike.
- Mtume Paulo

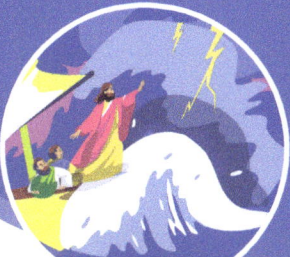

Mtanduko wa UVIKO-19 liliongeza kwa kiasi kikubwa msongo wa akili uliowakumba wengi. Nchini Marekani, asilimia ya watu waliopata dalili za mfadhaiko na wasiwasi iliongezeka hadi viwango vya juu (kama inavyooneshwa kwa chati hapa chini):

Kabla ya mtanduko **Baada ya mtanduko**

WATU WAZIMA MAREKANI WALIORIPOTI DALILI ZA WASIWASI AU MFADHAIKO

Januari - Juni 2019 **11%**

Desemba 2020 **40%**

Chanzo: Vituo vya Kudhibiti na Kuzuia Magonjwa.

- Wengi miongoni mwa wale waliokuwa wakipambana na mfadhaiko na wasiwasi hushughulikia changamoto hizo kupitia utumiaji wa dawa maalum.
- Wakati gani dawa za akili zinaweza kusaidia au hata kuhitajika katika hali zingine, changamoto zimejitokeza kufuatia utumiaji huru wa dawa za akili kama vile benzodiazepines, SSRI, antipsychotic meds, visisimshi, na zingine.
- Kwa namna mahususi, dawa hizi husababisha misigano ya nyurotransimita na matokeo ya utegemezi.
- Kwa bahati nzuri, dawa siyo njia pekee ya kukabili msongo wa maisha.
- Kwa kufanya chaguzi bora za mtindo wa maisha zinazoimarisha afya, tunaweza kudhibiti msongo kwa njia ambazo zinatusaidia kusadihifisha ustawi na furaha.

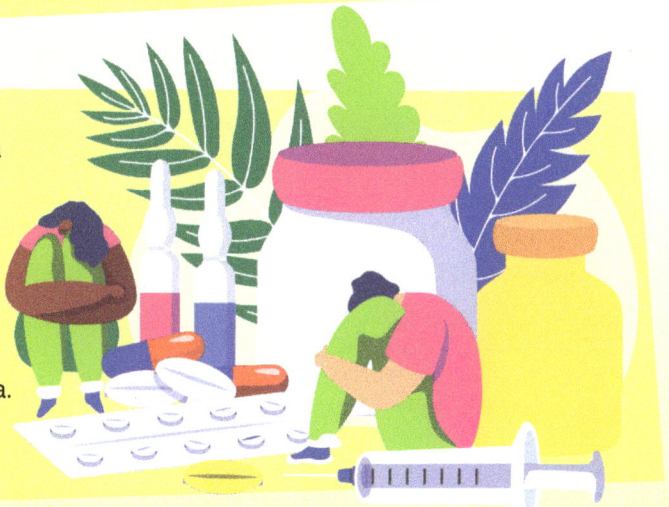

VIFAA: Katika kitabu hiki, tayari tumezungumzia mambo kadhaa unayoweza kufanya ili kusadihifisha mfumo wako wa kinga, pamoja na njia za kudhibiti vyema msongo (mathalani mawazo chanya, mifungamano ya kijamii, na kurejesha furaha yako). Katika sura hii, tungependa kudokeza mikakati mingine kadhaa ya kupunguza msongo ili kuongeza kwenye sanduku la zana zako za kuinua nahima na kinga ya mwili.

Rekebisha "Makosa ya Kifikra"

- Bila kulifahamu, wengi wetu tunaanguka katika makosa ya kifikra au "upotofu wa kiutambuzi" ambao huishia kusababisha msongo unaovuruga kinga maishani mwetu.

- Tiba ya Utambuzi na Tabia (CBT) imewasaidia watu wengi kubadili mifumo yao ya mawazo kwa kuwajibika kwa ajili ya fikra zao wenyewe.

- Wazo kwamba tunaweza kubadilisha jinsi tunavyotenda na kuhisi kwa kubadilisha mawazo yetu ni dhana ya msingi kwenye CBT.

- Watafiti wamegundua kuwa CBT ni muhimu katika hali nyingi, ikiwa ni pamoja na kuwasaidia watu kuwa na mahusiano mazuri, kumudu huzuni, na sababu kupitia changamoto nyingi za maisha.

- Hata kusoma tu kitabu kizuri kuhusu CBT imethibitishwa kitabibu kuboresha nahima na kuinua fikira. (Mathalani, Feeling Good: The New Mood Therapy (Kujisikia Vizuri: Tiba ya Nahima Mpya) cha Dkt. David Burns kimethibitishwa kitabibu kwamba kina matokeo chanya kwa afya ya akili kwa wengi miongoni mwa wale wanaokisoma.)

- Ifuatayo ni orodha ya makosa ya kifikra (kama yalivyopendekezwa na Dkt. Burns) ambayo sote tunahitaji kujilinda nayo.

KOSA LA KIFIKRA №1:

Fikra Nyeusi na Nyeupe (au Kingamizi)

- Kila kitu kinaonekana katika uhalalisi (mathalani nyeusi na nyeupe, jema na uovu).
- Kufikiri hufanywa katika viwango vilivyokithiri. Hakuna uwanja wa kati.
- Kwa sababu ukweli au "uhalisia" kwa kawaida uko mahali fulani katikati, fikra hii mara nyingi haisaidii sana.
- Mitandao ya kijamii na zanatafuti hulisha fikra kingamizi kwa kuwasilisha matokeo kulingana na kile ambacho watu walitafuta hapo awali. Hii huwa na mwelekeo wa kuimarisha kile wanachojua tayari.
- Hii imechangia mwenendo unaoelekea kwenye fikra kingamizi (na hata shakihishupavu).
- Ili kuona vyema, tunahitaji kuangalia mtazamo mpana. Ingawa hakika kuna maadili halalisi, katika maeneo mengi ya maisha kunapaswa pia kuwepo nafasi ya maoni halali—lakini kinzani.

KOSA LA KIFIKRA №2: Ujumuishaji Mkubwa

- Watu wanapofanya ujumuishaji mkubwa, hufanya mahitimisho muhimu au hukisia kwamba kuna "kanuni ya maisha" kwa msingi wa dhahama moja. Zingatia maneno "daima" na "kamwe."
- Tukio moja baya wao hulitazama kama mwenendo usiokoma kamwe na kama uhalali wa kutumia hitimisho lao hasi kwenye kila kitu.
- "Tuliachana na mchumba wangu. Niko vibaya sana kwenye mahusiano na kamwe sitajiingia kwenye ndoa," ni mfano mojawapo wa ujumuishaji wenye madhara.
- Watafiti wamebaini kwamba kosa la kifikra la ujumuishaji sharidi linahusiana na ghadhia za wasiwasi pamoja na PTSD (ghadhia ya msongo baada ya jeraha la mawazo).
- Watafuta-maoni wanapofanya tafiti za kitaifa, wanahitaji "sampuli kiasi" fulani kabla ya kufanya mahitimisho. Tunahitaji kufanya hivyo maishani mwetu!

KOSA LA KIFIKRA №3: Machujio ya Akili

- Tunaona kile tulichodhamiria kuona.
- Kuangalia kupitia chujio la akili ni kama kuyaangalia maisha kupitia miwani chafu.
- Kuangalia kupitia chujio la akili lisilo kamili kunaweza kuibua au kudhoofisha zaidi hali ya wasiwasi na mfadhaiko.
- Hisia za kukosa tumaini zinazosababishwa na mtazamo hasi kama huo zinaweza kukithiri kiasi cha kusababisha mawazo ya kujiua.

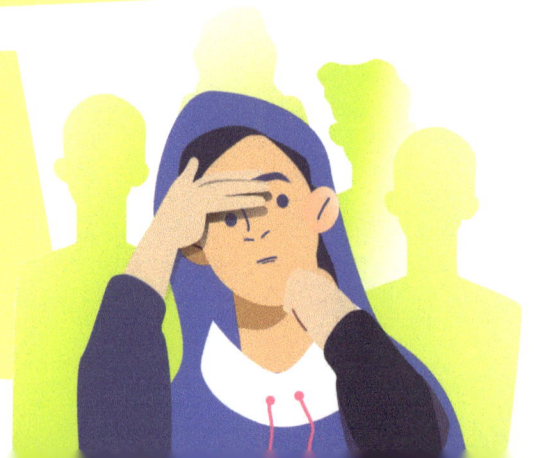

KOSA LA KIFIKRA №4:
Kupotosha Mambo Chanya

- Watu wanaofanya kosa hili la kifikra kweli wanaona mambo chanya. Lakini wanayapotosha tu.
- Kwa mfano, badala ya kukiri kwamba matokeo mazuri yanatokana na ustadi, wanaweza kujiaminisha kwamba ilikuwa nasibu tu.
- Shida ya kosa hili la kiakili ni kwamba huwaongoza watu wadhani hawana uwezo wa kutawala hali zao.
- Imani hizi hasi hupunguza motisha na kukuza hali ya kujifunza kutojiweza.

KOSA LA KIFIKRA №5: Kusoma Akili

- Usomaji wa akili hufanyika pale watu wanapodhani wanajua kile wengine wanachofikiria.
- Desturi ya kusoma akili, ambapo watu hurukia mahitimisho kulingana na kile wanachodhani mwingine anafikiria, ndicho kisababishi cha shida nyingi za mahusiano.
- Hata wenzi waliooana ambao wamekuwa pamoja kwa miaka mingi si kila wakati anajua mwenzake afikiriacho!
- Ukiwa mashakani vyovyote vile kuhusu kile afikiriacho mtu mwingine, jambo bora la kufanya ni kuuliza!

KOSA LA KIFIKRA №7:
Ukuzaji au Unakisishaji

- Kwa kosa hili la kifikra, watu hukuza kupita kiasi umuhimu wa kitu fulani kidogo au hupunguza umuhimu wa kitu fulani nyeti hasa.
- Matokeo halisi ni kwamba matatizo hukuzwa hadi kiwango kisichodhibitiwa wakati huo hali nzuri zikipuuzwa.
- Kwa sababu kosa hili la kifikra linakuza hofu ilhali linapunguza tabia tasilisi, watu wenye changamoto za ukuzaji au unakisishaji wa mambo mara nyingi hukabiliwa na mashambulio ya wahaka.
- Ufumbuzi wa kushinda upotofu huu ni kutuliza mawazo na kuangalia mtazamo mpana.

KOSA LA KIFIKRA №6:
Kosa la Mbashiri

- Watu wanaofanya kosa hili hufikiri wanajua wakati ujao kabla ya wakati huo kuwadia.
- Ilhali ni mojawapo ya upotofu wa utambuzi fahanani zaidi, kosa la mbashiri linahusianishwa na wasiwasi na mfadhaiko.

KOSA LA KIFIKRA №8:
Mantiki ya Kimhemko

- Kwa sababu wale wanaopima mambo kimhemko huchukua chochote wanachohisi kana kwamba ni "ukweli wa injili," mara nyingi hutegemea hisia za tumboni ili kufanya maamuzi makubwa.
- Watu wanaopima mambo kimhemko wana shida ya kutenganisha hisia zao na ukweli.
- Wakati ambapo hisia ni sehemu muhimu ya mchakato wetu wa kufikiria, tunahitaji pia kuzifahamu taarifa za kweli!
- Mantiki ya kimhemko ndicho chanzo namba moja cha uvivu. "Sijisikii kufanya kazi, hivyo sitafanya."

KOSA LA KIFIKRA №9:
Ulakibishaji

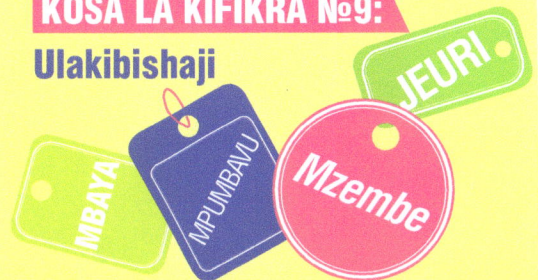

- Walakibishaji huchukua tendo moja bainifu la mtu (hata lao wenyewe) na kuiakizia nafsi yote ya mtu husika. Kwa mfano, endapo mtu fulani ni mkorofi wakati mmoja, hupewa jina la bwege milele. Mazingira ya "ubwege" hayajalishi na hakuna msamaha: "bwege" mara moja, "bwege" daima.
- Ulakibishaji huchochea na kudumisha hisia hasi. Ni hatari sana kwa mahusiano na huweza kuibua tabia zisizofaa.
- Kama unadhani unashughulika na mtu mwema ambaye alifanya tu makosa, mlango uko wazi kuzungumza naye na kusuluhisha mambo. Mara tu unapomlakibu mtu kwamba ni bwege au jina fulani lingine hasi, inakuwa ngumu sana kupata suluhisho.

KOSA LA KIFIKRA №10: Unafsishaji

- Watu wanaojiakizia mambo ambayo kwa kweli hayahusiani nao kabisa—wao binafsi—hufanya kosa hili la kifikra.
- Mifano ya unafsishaji ni pamoja na kujilaumu kwa mambo ambayo siyo kosa lako au kuamini kuwa unalengwa au kutengwa kwa makusudi wakati ambapo kwa kweli sivyo.
- Watafiti wamehusianisha unafsishaji na hisia za hatia isiyofaa.

Kufoka, Msamaha Uko Ndani

- Ulimwengu wa Magharibi, hususan Marekani, imeelezewa na mwanasaikolojia Dkt. Martin Seligman kama "jamii ya mlipuko inayoona kuwa ukweli, haki na hata jambo sadifu kuelezea hasira zetu."
- Wakati kuna nyakati ambapo tunahitaji kuwasiliana na hata kuelezea hisia zetu, kujitokeza ni shida kwani hasira huwa mbaya wakati inavyoonyeshwa.
- Hasira barabarani ni mfano bora wa hisia zilizoongezeka ambazo, ikiwa zingeshughulikiwa kwa njia nzuri, zingeokoa maisha.
- Watafiti wameonyesha kuwa hasira ni hatari kwa afya ya mwili. Kwa upande mwingine, msamaha umeonyeshwa
- kukuza afya kwa kutoa hali ya kupumzika na hata kupunguza shinikizo la damu.

MAADILI YA MSINGI

Fanya Amani na Nafsi Yako

- Kuenda kinyume na dhamiri ya mtu ni mojawapo ya "Mapigo" 10 yaliyotajwa katika sura inayofuata ambayo inachangia unyogovu unaosababisha kinga.
- Tunapotangaza seti moja ya maadili ya maisha lakini tunaishi nyingine, tunaunda "hitilafu ya utambuzi" ambayo inatuweka chini ya hali ya dhiki.
- Kwa mfano, ikiwa tunasema watoto wetu ni muhimu sana kwetu lakini tunatumia muda kidogo pamoja nao, tunaishi jambo moja na tunafanya lingine.
- Kuzingatia kwa uaminifu maadili yetu, na ikiwa tunaishi kulingana na imani zetu za msingi, ni moja wapo ya mambo muhimu zaidi ya kupunguza mkazo tunaweza kufanya.
- Ikiwa haujui ni nini unathamini zaidi maishani, jiulize "ninapenda kuzungumza nini, kufikiria, au kutumia wakati?" Majibu ya maswali hayo yataonyesha kile unachothamini sana.

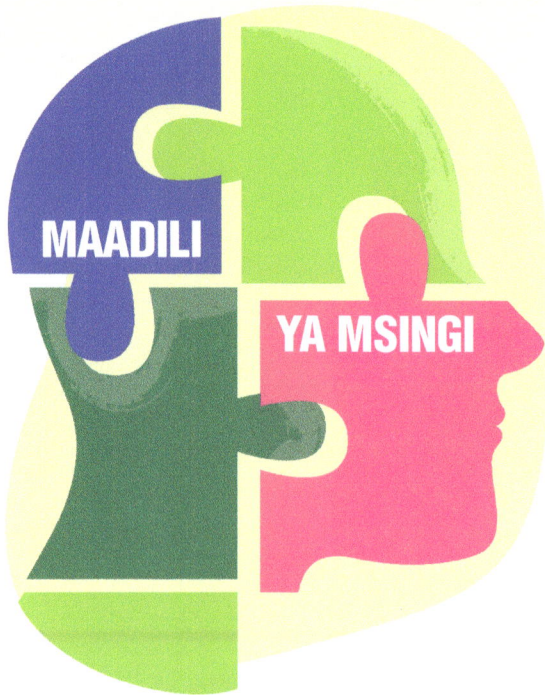

Jinsi ya Kufikiria Upya Maadili Yako ya Msingi

- Tengeneza orodha fupi ya maadili ya maisha unayotamani kujitahidi.
- Tengeneza orodha ya pili inayoonyesha jinsi unatumia wakati wako mwingi.
- Linganisha orodha hizo ili uone jinsi "zinavyolingana."

DOKEZO: Unapopenda kufanya kitu, hakuna mtu anayepaswa kufanya au "kukushawishi" kuifanya. Surfers surf kwa sababu wanapenda kutumia. Skiers ski kwa sababu wanapenda skiing. Wakati "tunalazimishwa" kufanya kitu au kuhitaji msukumo wa nje, mambo hayaishii vizuri. Mfano mzuri ni mamilioni ya dieters ambao hujilazimisha katika regimens zisizofurahi ili kupunguza uzito. Wakati afya njema ni shauku, mambo huwa rahisi sana!

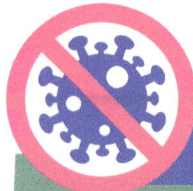

Mpango wa Utekelezaji

→ Ikiwa umepita kwenye janga hilo kwa msaada wa dawa za kukuandikia au kujipatia dawa ya kunywa pombe, dawa za burudani au upunguzaji mwingine, fikiria jinsi ya kubadilisha njia hizo za kudhibiti mafadhaiko na tabia nzuri.

→ Fikiria orodha ya makosa 10 ya kufikiria kulingana na maisha yako mwenyewe. Unapokuwa mkweli kwako mwenyewe, je! Unahisi umeteleza katika moja ya makosa hayo? Ikiwa ndivyo, jaribu "kukuza", angalia picha kubwa, na unyooshe fikira zako.

→ Ikiwa unakabiliwa na wasiwasi au unyogovu, au unahisi kama unaweza kuanguka katika makosa kadhaa ya kufikiria, fikiria kusoma kitabu kizuri juu ya Tiba ya Utambuzi wa Tabia. Ikiwa una shida kweli, tafadhali tafuta msaada mara moja.

→ Fikiria nyakati zingine ambazo "umejitokeza". Je! Matokeo kawaida yamekuwa mazuri? Ikiwa sivyo, fikiria jinsi unaweza kuboresha jibu lako kwa hali ngumu.

→ Fuata hatua kwenye ukurasa huu chini ya kichwa "Jinsi ya Kufikiria tena Maadili yako ya Msingi." Ikiwa kuna mafadhaiko au kutokujali katika maisha yako yanayosababishwa na pengo kati ya kile unaamini na jinsi unavyoishi, fanya mpango wa jinsi ya kupunguza msongo huo.

CHAGUA AMANI:

Nguvu ya Tumaini katika Kusaidia

Watu wengi hawatambui kuwa njia ambayo wanafikiria ina athari ya moja kwa moja kwenye kinga yao. Lakini ndivyo ilivyo— na athari zake ni kubwa hasa.

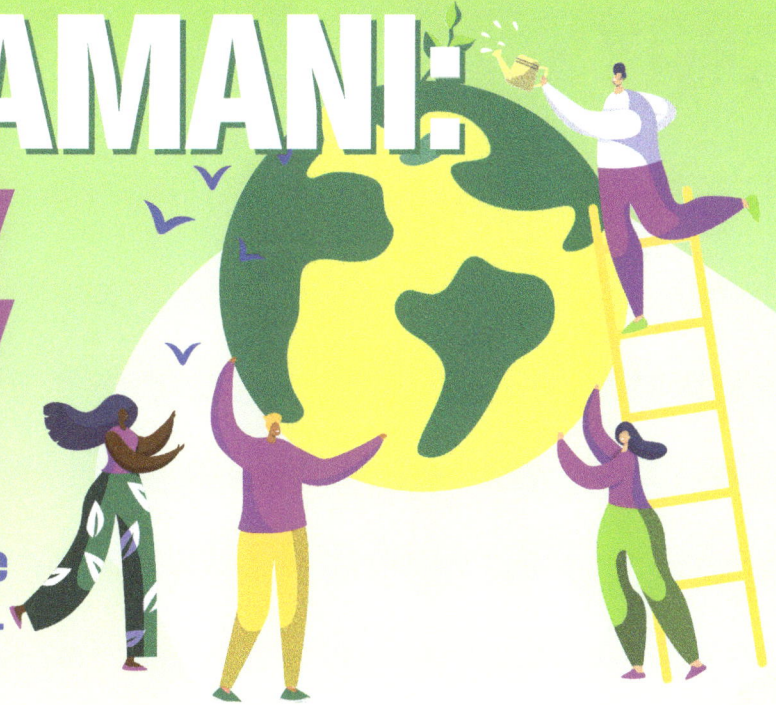

UTAFITI UMEONESHA KWAMBA WATU WENYE TUMAINI ZAIDI, USADIHIFU, NA MTAZAMO CHANYA WANAKUWA NA:

- Nguvu kinga za mwili kijumla
- Viwango vya juu vya seli fulani za kinga kama vile antibodi na seli za T
- Shinikizo la chini la damu, triglaiseraidi, na lehemu kuliko wenzao wasio na matumaini

WALE WANAOKAA UPANDE BORA WA MAISHA PIA HUELEKEA:

- Kujitunza vyema kupitia lishe na mazoezi
- Kusababisha mizunguko ya ubongo inayohusiana na malipo kupitia mawazo mazuri
- Kuwa na ujuzi bora wa kukabiliana, ambayo hupunguza athari mbaya ya mafadhaiko mwilini
- Kuwa na hatari ndogo ya kifo cha mapema
- Kuishi hadi 15% kwa muda mrefu kuliko wale walio na maoni mabaya juu ya maisha

KWA NINI NAHIMA NI MUHIMU — Hasa katika Nyakati za Mtanduko

Kuwa na msongo wa mawazo, upweke, au mfadhaiko, kwa kweli huongeza hatari yako ya "kushuka" na UVIKO-19 au maambukizi mengine ya virusi. Kwa kweli ni mzunguko mbaya. Janga hilo husababisha mafadhaiko, ambayo pia huongeza hatari ya kuambukizwa, ambayo hufanya ugonjwa kuwa mbaya zaidi. Kujitenga na kuepuka msongamo pia kunachangia upweke, ambayo inawafanya watu waweze "kupata" virusi ambavyo wanajaribu kuepusha.

MAMBO MUHIMU: Kuinua roho zetu kwa kukuza tumaini inapaswa kuwa kipaumbele kikubwa, haswa katika nyakati ngumu.

Katika miaka ya hivi karibuni, utafiti wa mfumo wa kinga ya akili umeibuka kuwa uwanja mpya wa kisayansi:

Saikonyuroimunolojia (PNI)

Ingawa jina linaweza kuonekana kuwa la kutisha, maana yake ni rahisi sana:

- Saiko inahusu akili
- Nyuro inahusu ubongo
- Imunolojia inahusu jinsi kinga inavyofanya kazi

Kupitia PNI, wanasayansi wanagundua njia zaidi na zaidi ambazo ubongo huathiri mfumo wa kinga na ustawi wa jumla. Hii ni habari njema sana, kwani inatupa silaha nyingine yenye nguvu sana kutekeleza katika mapambano dhidi ya UVIKO-19 na vitisho vingine vya kiafya.

WAYS TO BE A MORE HOPEFUL
na Kuwa Mtu Mwenye Mtazamo Chanya

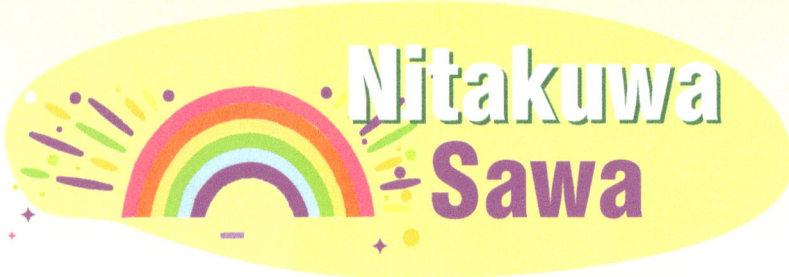

Nitakuwa Sawa

Bila kujali kile unachokiita, sisi sote tunajua kuwa matumaini, mtazamo chanya, au mawazo mazuri yanaweza kuwa mambo mazuri. Swali halisi ni kwamba, tunawezaje kuwa na matumaini zaidi — hasa ikiwa maisha yametupiga makofi ya chini sana. Mojawapo ya mikakati sita ifuatayo inaweza kutuanzisha kwenye njia ya kupona:

1 Chambua lugha yako ya mwili.

Kumbukach—ochote unachozingatia, unahisi. Kwa hivyo kataa kujivunia. Simama mrefu na kichwa chako juu na mabega nyuma, hata ikiwa haujisikii. Unaweza kushangazwa na athari ambayo mabadiliko haya yanaweza kuwa nayo kwenye nahima yako!

2 Onesha tabasamu.

Ikiwa hiyo haifanyi kazi, tabasamu tena. Ikiwa mtu mwingine hana tabasamu la kumpa, mbariki na yako mojawapo.

3 Futa Mtazamo Wako Hasi wa Ndani

Watu hasi wanapenda kukaa juu ya jinsi wanavyo mbaya, wakishiriki orodha yao ya ole kwa mtu yeyote ambaye atasikiliza. Hii inaweza kuweka shida kwenye mahusiano, pamoja na kufanya shida kuonekana mbaya zaidi kuliko ilivyo kweli.

4 Jikite katika Kuwa Mwema!

Pitisha kwa wengine maneno ya "samahani" na "asante" kwa bashasha. Jaribu kuwapata wengine wanaofanya mambo kwa usahihi, na tumia muda wako kupongeza badala ya kukosoa. Jisikie huru kuomba radhi kama inahitajika na kulipia kitu fulani mapema wakati wowote unapoweza. Ikiwa haujajaribu hapo awali, huenda ukapata neema hiyo—na tabia ya adabu—kwa kweli huambukizika!

6 Futa Maneno na Misemo Hasi.

Futa vishazi na maneno hasi (k.v. "Jambo la Baya-la Kutisha-Ovu") kutoka kwenye msamiati wako. Kupunguza lugha yetu, au kubadilisha kuwa maneno mazuri zaidi, ni njia nzuri ya kuinuka kutoka uwanja wa hasira hadi eneo lenye mtazamo mwema zaidi. Kauli za kupiga marufuku kwenye orodha ya misemo inayodhoofisha nahima ni pamoja na vitu kama: "Nina kirihi," "wewe ni mbaya sana," na "uliwezaje?"

5 Andika Orodha ya Shukrani.

Andika orodha ya watu kumi, maeneo, au vitu ambavyo kwavyo unashukuru sana. Weka orodha hii kwa urahisi, na uirejee wakati unapohisi unyong'onyevu.

ZINGATIA: Ikiwa mtu fulani mpendwa wako amefariki au umepitia tukio fulani lenye kuleta jeraha moyoni, ni kawaida kuwa na huzuni. Wakati tunakabiliwa na "hali ya mfadhaiko" kama hiyo, ni muhimu kutojipiga. Tunahitaji kujitahidi kupitia huzuni yoyote tunayokutana nayo—pamoja na kuelewa kuwa uponyaji unachukua muda.

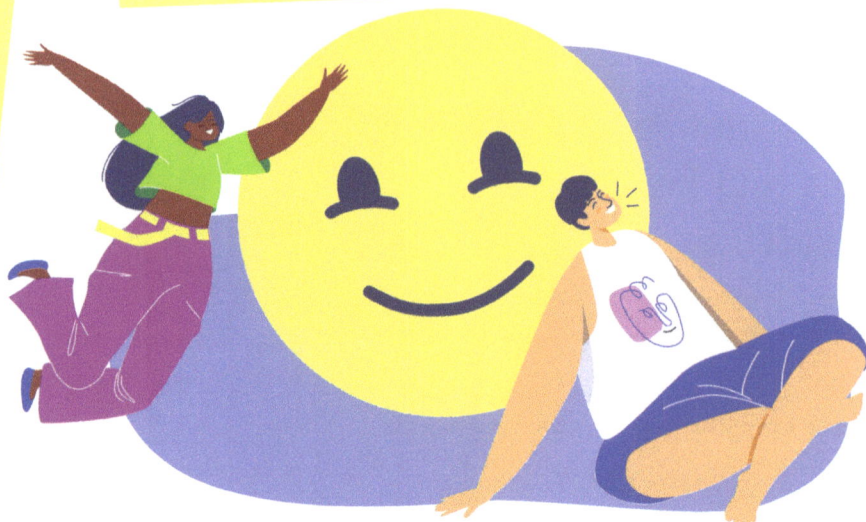

Kuelewa kwa Nini Mfadhaiko Hushambulia

Katika juhudi zetu za kutibu mfadhaiko, inaweza kusaidia kujua sababu za hali mbaya. Dkt. Neil Nedley na Eddie Ramirez wameandika kwamba njia moja inayotegemea ushahidi wa kupima na hata kutabiri mfadhaiko ni kupitia sababu 10 za "Mapigo". Ikiwa mtu ana "Mapigo" manne au zaidi katika maisha yake, atakuwa na mfadhaiko. Kwa kuongezea, kadiri "Mapigo" yanavyodumishwa, ndivyo mtu huyo anavyoweza kuwa na huzuni zaidi. Makundi 10 ya "Mapigo" ambayo mara nyingi husababisha mfadhaiko ni:

1. **KIJENITIKI:** Historia ya familia ya mfadhaiko au kujiua

2. **MAKUZI:** Ubalehe wa mapema kwa wasichana, mfadhaiko wa vijana, kulelewa katika tabia isiyo ya jadi, ya dhuluma, au nyumba iliyojaa uraibu wa dawa za kulevya

3. **MTINDO WA MAISHA:** Ukosefu wa mazoezi, hewa safi, au mwanga wa jua

4. **USINGIZI DUNI:** Insomnia au kukosa usingizi

5. **URAIBU:** Pombe, tumbaku, kafeini (watumiaji waliokithiri), dawa za kujiburudisha, n.k.

6. **LISHE:** Lishe isiyofaa kiafya au upungufu wa lishe

7. **SUMU:** Ikiwa ni pamoja na viwango vya juu vya risasi, zebaki, arseniki, nk.

8. **MSONGO WA KIJAMII:** Ikiwa ni pamoja na kukosekana kwa msaada wa kijamii, matukio mabaya au hasa ya kimaisha, kiwango cha chini cha kijamii, kulelewa na babu na bibi, au kuwa na mwanafamilia wa karibu anayepambana na uraibu.

9. **HALI ZA KITABIBU:** Magonjwa taklifu yanayohitaji matibabu ya kitaalamu

10. **NDEWE YA UBONGO WA MBELE:** Mara kwa mara kwenda kinyume na dhamiri ya mtu, au kufanya uchaguzi wa mtindo wa maisha unaoathiri vibaya utendaji wa ndewe ya ubongo wa mbele (k.m. kutazama televisheni kupita kiasi, michezo ya bahati-nasibu, uraibu wa kingono, na uraibu wa kamari)

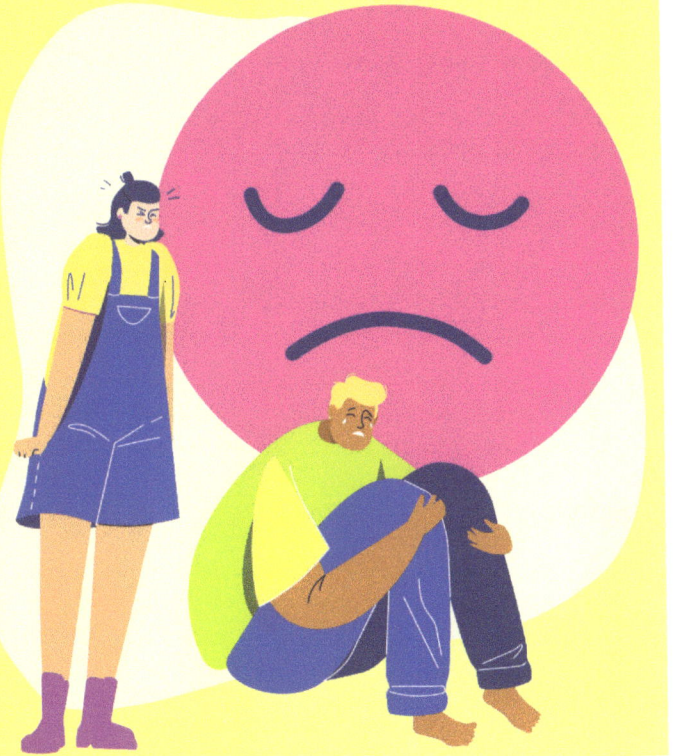

Chaguzi 7 za Mitindo ya Maisha Maridhawa Zinazoamilisha

Mikakati mingi ya kukuza afya iliyopendekezwa katika kitabu hiki siyo tu inaongeza nahima, lakini inasaidia kuzuia mfadhaiko. Tiba zifuatazo za mtindo wa maisha zimethibitishwa kukabili unyong'onyevu:

1. Kulala usingizi wa kutosha na tulivu (angalau saa 7 kwa usiku, lakini siyo zaidi ya 9)

2. Tiba nuru angavu (mwanga wa jua au taa maalum ya ndani ya yenye viwango vya matibabu inaweza kusaidia)

3. Tiba ya muziki wa kitamaduni (nyimbo nzuri, zilizochujwa, mathalani nyimbo za Kikristo au muziki wa baroki ni bora)

4. Mazoezi ya kiroho ya kila siku (kama kusoma Biblia au sala)

5. Mazoezi ya kupumua kwa kina (hasa njeau msituni)

6. Mazoezi ya kawaida ya mwili (mazoezi ya nje ambayo huongeza kasi ya mapigo ya moyo ni bora)

7. Haidrotherapi (matibabu ya joto na baridi ni bora sana katika kusisimua nahima na hivyo kuongeza mtiririko wa damu kwenye ndewe ya ubongo wa mbele)

KUTAMBUA "KWA NINI" UNAJISIKIA KUFADHAIKA NI HATUA YA KWANZA KUELEKEA UPONYAJI.

Mtu anapotambua kuwa ana "Mapigo" yaliyo nje ya uwezo wake kuyadhibiti (kwa mfano jenetiki, makuzi, au hali ya matibabu iliyopo tayari) anaweza kutambua umuhimu wa kubadilisha "Mapigo" yale anayoweza kuyadhibiti.

Imani ni Muhimu

Mchungaji mkuu wa Kiprotestanti, John Wesley, alikuwa ndani ya meli iliyokuwa ikielekea Amerika mnamo mwaka 1735 wakati dhoruba kali ilipotokea. Wakati wa kilele cha dhoruba hiyo, mawimbi yalipenya hadi melini, yalikagawanya tanga kuu vipandevipande, na kumiminika maji ndani humo. Kwa wale waliokuwemo ndani, ilionekana kana kwamba matumaini yote yamepotea. Ingawa alikuwa Mkristo na hata mmishenari wakati huo, Wesley mwenyewe alihofu sana, kama ilivyokuwa kwa waabiri wengine Waingereza waliopiga kelele na kulia kwa hofu. Lakini katikati ya ghasia na machafuko hayo, kikundi cha Wakristo Wamoraviani—pamoja na watoto—wakaimba kwa utulivu wakati wote wa dhoruba hiyo. Wakati dhoruba ilipokoma hatimaye, Wesley akauliza endapo Wamoraviani walikuwa wakiogopa. "Hapana," likaja jibu. "Hatuogopi kufa."

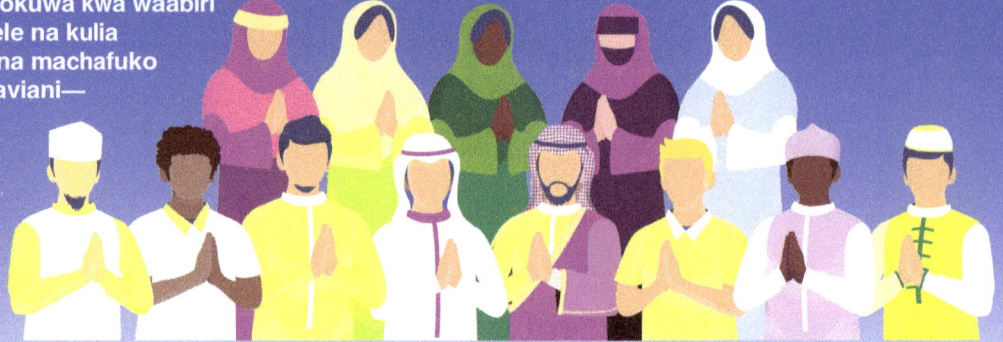

SWALI: Kwa nini watu wengine hupata "amani katika dhoruba" ilhali wengine wanaogopa?

Swali hili limeulizwa kwa karne nenda rudi. Kwa nini watu wengine wametembea kwa utulivu kwenye kibanzi chembamba, wakakodolea macho kikosi cha warusha risasi, "wakashuka chini pamoja na meli," au hata wakakabiliwa na mtanduko—wakati wengine wakiganda kwa hofu?

JIBU: Sehemu moja muhimu ya "fumbo la utulivu" ambayo imepata kutazamwa katika miaka ya hivi karibuni ni uhusiano kati ya dini na uthabiti. Mapitio ya tafiti za kisayansi juu ya matokeo chanya ya imani katika nyakati ngumu yamefunua taarifa kadhaa za kuvutia. Katika uchunguzi mmoja wa Marekani, watafiti waliandika kwamba:

- Zaidi ya 40% ya wagonjwa wa kitibabu katika baadhi ya maeneo ya Marekani walisema kwamba dini ndicho kigezi muhimu zaidi kilichowawezesha wahimili magonjwa. Wengine kiasi cha 50% katika uchunguzi huo huo walisema kwamba imani yao ilisaidia kwa kiwango cha wastani au kikubwa zaidi. 10% tu ya wagonjwa walionesha kwamba walipata faraja kidogo au hawakupata kabisa faraja kutoka katika imani yao.
- Katika utafiti mwingine, wanasayansi waligundua kwamba Wakristo wanaoamini Biblia walikuwa na matarajio mema zaidi kuliko wale wa tamaduni za dini huria.

KATIKA SURA YA 1 YA KITABU HIKI, TULIZUNGUMZIA JINSI GANI, WAKATI WA MAJANGA YALIYOHARIBU KABISA UFALME WA RUMI, WAKRISTO WAENDELEA KUBAKI ILI KUWAHUDUMIA WAGONJWA WAKATI WAPAGANI WAKIKIMBIA KWA HOFU. LEO, WANASAYANSI WANAANDIKA KWAMBA IMANI IMARA KWA MUNGU NI KIGEZI KINACHOTULIZA AMBACHO, PAMOJA NA KUIMARISHA UWEZO WETU WA KUKABILI MAMBO, KWA KWELI INA MATOKEO CHANYA KWENYE UTENDAJI WA KINGA YA MWILI.

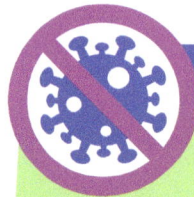

Mpango wa Utekelezaji

→ Pitia njia (zilizopendekezwa katika sura hii) za kuwa mtu mwenye matumaini na mtazamo chanya zaidi. Ikiwa haujafanyia kazi mikakati hiyo ya kukuza nahima maishani mwako, amua ni ipi ya kujaribu, kisha anza.

→ Zingatia pia chaguzi za mtindo wa maisha kwenye ukurasa huohuo, kisha jaribu moja au zaidi unazofikiri zinaweza kukusaidia.

→ Soma tena orodha ya "Mapigo" yanayochochea mfadhaiko. Fikiria yale unayoweza kudhibiti, na jinsi unavyoweza kuyatumia hayo ili kupunguza hatari yako ya kupata mfadhaiko.

→ Ikiwa bado hujafanya hivyo, jaribu kusoma ibara moja ya Biblia kutoka katika Mithali kila siku kwa juma. Tunapendekeza pia kutafuta baadhi ya aya nyingi ambapo Biblia hutumia maneno "Usihofu" au "Usiogope."

→ Jaribu kumletea Mungu dhiki zako. "Huku mkimtwika Yeye fadhaa zenu zote, kwa maana Yeye hujishughulisha sana kwa mambo yenu." (1 Petro 5:7)

SURA YA 1 – JIFUNZE HISTORIA

- "Every Home a Sanitarium," Life & Health Magazine, May, 1919: Vol. 34.
- "Hutchinson Institution Makes a Record Combating Disease," Hutchinson Leader, December 13, 1918.
- A. B. Olsen, "How to Survive Influenza," Life & Health Magazine, May, 1919: Vol. 34.
- Abraham JP, et al. Using heat to kill SARS-CoV-2. Reviews in Medical Virology. 2020 Sep;30(5):e2115.
- American Public Health Association. Weapons Against Influenza. American Journal of Public Health. 1918 Oct;8(10):787-8.
- Fargey KM. The Deadliest enemy. Army History. 2019 Apr 1(111):24-39.
- Fears JR. The plague under Marcus Aurelius and the decline and fall of the Roman Empire. Infectious Disease Clinics. 2004 Mar 1;18(1):65-77.
- Franchimont P, et al. Hydrotherapy-mechanisms and indications. Pharmacology & therapeutics. 1983 Jan 1;20(1):79-93.
- Galli F, et al. Better prepare for the next one. Lifestyle lessons from the COVID-19 pandemic. PharmaNutrition. 2020 Jun;12:100193.
- Hobday RA, Cason JW. The open-air treatment of pandemic influenza. American journal of public health. 2009 Oct;99(S2):S236-42.
- Hobday RA. The open-air factor and infection control. Journal of Hospital Infection. 2019 Sep 1;103(1):e23-4.
- https://www.alaskapublic.org/2020/05/06/what-alaskans-learned-from-the-mother-of-all-pandemics-in-1918/
- https://www.tenement.org/the-flu-of-1918-sneeze-but-dont-scatter/
- Huremović D. Brief history of pandemics (pandemics throughout history). InPsychiatry of pandemics 2019 (pp. 7-35). Springer, Cham.
- Iddir M, et al. Strengthening the immune system and reducing inflammation and oxidative stress through diet and nutrition: considerations during the COVID-19 crisis. Nutrients. 2020 Jun;12(6):1562.
- Johnson NP, Mueller J. Updating the accounts: global mortality of the 1918-1920 "Spanish" influenza pandemic. Bulletin of the History of Medicine. 2002 Apr 1:105-15.
- Koch A, et al. system impacts of the European arrival and Great Dying in the Americas after 1492. Quaternary Science Reviews. 2019 Mar 1;207:13-36.
- L. E. Elliott, "The Value of Sanitarium Treatment in Respiratory Diseases," Life & Health Magazine, May, 1919: Vol. 34.
- Papagrigorakis MJ, et al. Typhoid fever epidemic in ancient Athens. InPaleomicrobiology 2008 (pp. 161-173). Springer, Berlin, Heidelberg.
- Petrofsky J, et al. Moist heat or dry heat for delayed onset muscle soreness. Journal of clinical medicine research. 2013 Dec;5(6):416.
- Philbrick KJ. Epidemic Smallpox, Roman Demography, and the Rapid Growth of Early Christianity, 160 CE to 310 CE (Doctoral dissertation, Columbia University).
- Robertson JS, Inglis SC. Prospects for controlling future pandemics of influenza. Virus research. 2011 Dec 1;162(1-2):39-46.
- Shanks GD, Brundage JF. Pathogenic responses among young adults during the 1918 influenza pandemic. Emerging infectious diseases. 2012 Feb;18(2):201.
- Stange N. Politics of Plague: Ancient Epidemics and Their Impact on Society.
- Sudre CH, et al. Attributes and predictors of long COVID. Nature Medicine. 2021 Apr;27(4):626-31.
- Talty S. The illustrious dead: the terrifying story of how typhus killed Napoleon's greatest army. Broadway Books; 2010.
- Wilton P. Spanish flu outdid WWI in number of lives claimed. CMAJ: Canadian Medical Association Journal. 1993 Jun 1;148(11):2036.

SURA YA 2 – NENDA KITANDANI

- Abbasmanesh M, et al. Effect of sleep deprivation on mood and reaction time in the athletes and non-athletes. Rooyesh-e-Ravanshenasi Journal (RRJ). 2019 Nov 10;8(8):55-62.
- Abe Y, et al. Stress coping behaviors and sleep hygiene practices in a sample of Japanese adults with insomnia. Sleep and Biological Rhythms. 2011 Jan;9(1):35-45.
- Adam K, Oswald I. Sleep is for tissue restoration. Journal of the Royal College of Physicians of London. 1977 Jul;11(4):376.
- American Psychological Association. More Sleep Would Make Most Americans Happier, Healthier and Safer.
- Aton SJ, Herzog ED. Come together, right… now: synchronization of rhythms in a mammalian circadian clock. Neuron. 2005 Nov 23;48(4):531-4.
- Auld F, et al. Evidence for the efficacy of melatonin in the treatment of primary adult sleep disorders. Sleep Medicine Reviews. 2017 Aug 1;34:10-22.
- Besedovsky L, et al. Sleep and immune function. Pflügers Archiv-European Journal of Physiology. 2012 Jan;463(1):121-37.
- Bin Heyat MB, et al. Progress in Detection of Insomnia Sleep Disorder: A Comprehensive Review. Current Drug Targets. 2021 Apr 1;22(6):672-84.
- Bryant PA, et al. Sick and tired: does sleep have a vital role in the immune system?. Nature Reviews Immunology. 2004 Jun;4(6):457-67.
- Cairney SA, et al. Memory consolidation is linked to spindle-mediated information processing during sleep. Current Biology. 2018 Mar 19;28(6):948-54.
- Cappuccio FP, et al. Sleep duration and all-cause mortality: a systematic review and meta-analysis of prospective studies. Sleep. 2010 May 1;33(5):585-92.
- Chaput JP, et al. Sleep timing, sleep consistency, and health in adults: a systematic review. Applied Physiology, Nutrition, and Metabolism. 2020;45(10):S232-47.
- Chaput JP. Is sleep deprivation a contributor to obesity in children?. Eating and Weight Disorders-Studies on Anorexia, Bulimia and Obesity. 2016 Mar 1;21(1):5-11.
- Cho CH, et al. Exposure to dim artificial light at night increases REM sleep and awakenings in humans. Chronobiology international. 2016 Jan 2;33(1):117-23.
- Cohen S, et al. Sleep habits and susceptibility to the common cold. Archives of internal medicine. 2009 Jan 12;169(1):62-7.
- Cooper CB, et al. Sleep deprivation and obesity in adults: a brief narrative review. BMJ open sport & exercise medicine. 2018 Oct 1;4(1):e000392.
- Cuzzocrea S, Reiter RJ. Pharmacological actions of melatonin in acute and chronic inflammation. Current topics in medicinal chemistry. 2002 Feb 1;2(2):153-65.
- Douglas NJ, et al. Respiration during sleep in normal man. Thorax. 1982 Nov 1;37(11):840-4.
- Fogel RB, et al. The effect of sleep onset on upper airway muscle activity in patients with sleep apnoea versus controls. The Journal of physiology. 2005 Apr;564(2):549-62.
- Gallant AR, et al. The night-eating syndrome and obesity. Obesity reviews. 2012 Jun;13(6):528-36.
- Hanson JA, Huecker MR. Sleep Deprivation. StatPearls [Internet]. 2020 Oct 15.
- Hlaing EE. Relations between subjective sleep quality, sleep self-efficacy and cognitive performance in young and older adults. Southern Illinois University at Carbondale; 2011.
- https://www.cdc.gov/sleep/data_statistics.html
- Jagannath A, et al. The genetics of circadian rhythms, sleep and health. Human molecular genetics. 2017 Oct 1;26(R2):R128-38.
- Knutson KL, Van Cauter E. Associations between sleep loss and increased risk of obesity and diabetes. Annals of the New York Academy of Sciences. 2008;1129:287.
- Lan L, et al. Thermal environment and sleep quality: A review. Energy and Buildings. 2017 Aug 15;149:101-13.
- Lee H, et al. Effects of exercise with or without light exposure on sleep quality and hormone reponses. Journal of exercise nutrition & biochemistry. 2014 Sep;18(3):293.
- Lewis PA, et al. How memory replay in sleep boosts creative problem-solving. Trends in cognitive sciences. 2018 Jun 1;22(6):491-503.
- Li Y, et al. Relationship between stressful life events and sleep quality: rumination as a mediator and resilience as a moderator. Frontiers in psychiatry. 2019 May 27;10:348.
- Liao C, et al. Effects of Window Opening on the Bedroom Environment and resulting Sleep Quality. Science and Technology for the Built Environment. 2021 May 7(just-accepted):1-24.
- Liao Y, et al. Sleep quality in cigarette smokers and nonsmokers: findings from the general population in central China. BMC public health. 2019 Dec;19(1):1-9.
- Mallon L, et al. Relationship between insomnia, depression, and mortality: a 12-year follow-up of older adults in the community. International Psychogeriatrics. 2000 Sep 1;12(3):295.
- Mindell JA, et al. Implementation of a nightly bedtime routine: How quickly do things improve?. Infant Behavior and Development. 2017 Nov 1;49:220-7.
- Mullan BA. Sleep, stress and health: A commentary. Stress and Health. 2014 Dec;30(5):433-5.
- Nagendra RP, et al. Meditation and its regulatory role on sleep. Frontiers in Neurology. 2012 Apr 18;3:54.
- Nutt D, Wilson S, Paterson L. Sleep disorders as core symptoms of depression. Dialogues in clinical neuroscience. 2008 Sep;10(3):329.
- Park J, et al. Lifetime coffee consumption, pineal gland volume, and sleep quality in late life. Sleep. 2018 Oct;41(10):zsy127.
- Prather AA, et al. Behaviorally assessed sleep and susceptibility to the common old. Sleep. 2015 Sep 1;38(9):1353-9.
- Ritter SM, et al. Good morning creativity: task reactivation during sleep enhances beneficial effect of sleep on creative performance. Journal of sleep research. 2012 Dec;21(6):643-7.
- Roth T. Insomnia: definition, prevalence, etiology, and consequences. Journal of clinical sleep medicine. 2007 Aug 15;3(5 suppl):S7-10.
- Salari N, et al. Prevalence of stress, anxiety, depression among the general population during the COVID-19 pandemic: a systematic review and meta-analysis. Globalization and health. 2020 Dec;16(1):1-1.
- Segers A, Depoortere I. Circadian clocks in the digestive system. Nature Reviews Gastroenterology & Hepatology. 2021 Feb 2:1-3.
- Shin JE, Kim JK. How a good sleep predicts life satisfaction: The role of zero-sum beliefs about happiness. Frontiers in psychology. 2018 Aug 28;9:1589.
- Uthgenannt D, et al. Effects of sleep on the production of cytokines in humans. Psychosomatic Medicine. 1995 Mar 1;57(2):97-104.
- Vieira E, et al. Clock Genes, Inflammation and the Immune System—Implications for Diabetes, Obesity and Neurodegenerative Diseases. International Journal of Molecular Sciences. 2020 Jan;21(24):9743.
- Vitiello MV. Sleep, alcohol and alcohol abuse. Addiction Biology. 1997 Apr;2(2):151-8.
- Wagner U, et al. Emotional memory formation is enhanced across sleep intervals with high amounts of rapid eye movement sleep. Learning & memory. 2001 Mar 1;8(2):112-9.
- Walker MP, et al. Cognitive flexibility across the sleep-wake cycle: REM-sleep enhancement of anagram problem solving. Cognitive Brain Research. 2002 Nov 1;14(3):317-24.
- Wardle-Pinkston S, et al. Insomnia and cognitive performance: A systematic review and meta-analysis. Sleep medicine reviews. 2019 Dec 1;48:101205.
- Watson EJ, et al. Caffeine consumption and sleep quality in Australian adults. Nutrients. 2016 Aug;8(8):479.
- Yuan R, et al. The effect of sleep deprivation on coronary heart disease. Chinese Medical Sciences Journal. 2016 Dec 1;31(4):247-53.

SURA YA 3 – RUHUSU HOMA IENDELEE

- Al-Nouri L, Basheer K. Mothers' perceptions of fever in children. J Trop Pediatr. 2006 Apr;52(2):113-6.
- Bain BJ. Structure and function of red and white blood cells. Med (United Kingdom). 2017;45(4):187-93.
- Casadevall A. Thermal Restriction as an Antimicrobial Function of Fever. PLoS Pathog. 2016 May;12(5):e1005577.
- Chapman A. Physicians, plagues and progress: the history of western medicine from antiquity to antibiotics. Lion Hudson Limited; 2016.
- Currents N. Fever and Thermal Therapy. 2020;83(April):4-6.
- Dong L, et al. Fever phobia: A comparison survey between caregivers in the inpatient ward and caregivers at the outpatient department in a children's hospital in China. BMC Pediatr. 2015;15(1):163.
- Evans SS, et al. Fever and the thermal regulation of immunity: The immune system feels the heat. Nat Rev Immunol. 2015/05/15. 2015 Jun;15(6):335-49.
- Greaney JL, et al. Sympathetic control of reflex cutaneous vasoconstriction in human aging. J Appl Physiol. 2015/08/13. 2015 Oct;119(7):771-82.
- Haghayegh S, et al. Before-bedtime passive body heating by warm shower or bath to improve sleep: A systematic review and meta-analysis. Sleep Med Rev. 2019;46:124-35.
- Haman F, Blondin DP. Shivering thermogenesis in humans: Origin, contribution and metabolic requirement. Temperature. 2017 May;4(3):217-26.
- Harvard T. Medicine and Cosmology in Classical Greece : First Principles in Early Greek Medicine. 2016;
- Hasebe Y. Effects of hot compress treatment with a hot water bottle on physiological parameters and subjective sensations in healthy women. Japan J Nurs Sci. 2005;2(2):107-14.
- Jackson SW. Galen—on mental disorders. Journal of the History of the Behavioral Sciences. 1969 Oct;5(4):365-84.
- Kluger MJ. 4. The Adaptive Value of Fever. In: Fever: Its Biology, Evolution, and Function. Princeton University Press; 2015. p. 129-66.
- Lack LC, et al. The relationship between insomnia and body temperatures. Sleep Med Rev. 2008 Aug;12(4):307-17.
- Laukkanen JA, et al. Cardiovascular and Other Health Benefits of Sauna Bathing: A Review of the Evidence. Mayo Clin Proc. 2018;93(8):1111-21.
- Lee SY, et al. Oncological hyperthermia: The correct dosing in clinical applications. Int J Oncol. 2018/11/23. 2019 Feb;54(2):627-43.
- Lin F ching, Young HA. Interferons: Success in anti-viral immunotherapy. Cytokine Growth Factor Rev. 2014/07/29. 2014 Aug;25(4):369-76.
- Ludwig J, McWhinnie H. Antipyretic drugs in patients with fever and infection: Literature review. Br J Nurs. 2019 May;28(10):610-8.
- Murin CD, et al. Antibody responses to viral infections: a structural perspective across three different enveloped viruses. Nat Microbiol. 2019/03/18. 2019 May;4(5):734-47.
- Nicholson LB. The immune system. Essays Biochem. 2016 Oct;60(3):275-301.
- Nyce J. Alert to US physicians: DHEA, widely used as an OTC androgen supplement, may exacerbate COVID-19. Endocr Relat Cancer. 2021;28(2):R47-53.
- Ogoina D. Fever, fever patterns and diseases called "fever" - A review. J Infect Public Health. 2011;4(3):108-24.
- Papaioannou TG, et al. Heat therapy: an ancient concept re-examined in the era of advanced biomedical technologies. J Physiol. 2016 Dec;594(23):7141-2.
- Plaza JJG, et al. Role of metabolism during viral infections, and crosstalk with the innate immune system. Intractable Rare Dis Res. 2016 May;5(2):90-6.
- Prow NA, et al. Lower temperatures reduce type I interferon activity and promote alphaviral arthritis. PLoS Pathog. 2017 Dec;13(12):e1006788.
- Purssell E. Treatment of fever and over-the-counter medicines. Arch Dis Child. 2007/05/23. 2007 Oct;92(10):900-1.
- Rather IA, et al. Self-medication and antibiotic resistance: Crisis, current challenges, and prevention. Saudi J Biol Sci. 2017/01/09. 2017 May;24(4):808-12.
- Ray JJ, Schulman CI. Fever: Suppress or let it ride? J Thorac Dis. 2015 Dec;7(12):E633-6.
- Richmond VL, et al. Prediction of Core Body Temperature from Multiple Variables. Ann Occup Hyg. 2014 Nov;59(9):1168-78.
- Rotz PD. Winner of the Southern African historical society's student essay prize in 2015: Sweetness and fever? Sugar production, aedes aegypti, and dengue fever in Natal, South Africa, 1926-1927. South African Hist J. 2016 Jul;68(3):286-303.
- Sarkar D, et al. Alcohol and the immune system. Alcohol Res Curr Rev. 2015;37(2):153-5.
- Tansey EA, Johnson CD. Recent advances in thermoregulation. Adv Physiol Educ. 2015 Sep;39(1):139-48.
- Tsay CJ. Julius Wagner-Jauregg and the legacy of malarial therapy for the treatment of general paresis of the insane. Yale J Biol Med. 2013 Jun;86(2):245-54.
- Weiner DB. Philippe Pinel's "Memoir on Madness" of December 11, 1794: A fundamental text of modern psychiatry. Am J Psychiatry. 1992 Jun;149(6):725-32.
- Woesner1 ME. What is old is new again: The use of whole-body hyperthermia for depression recalls the medicinal uses of hyperthermia, fever therapy, and hydrotherapy. Curr Neurobiol [Internet]. 2019;10(2):56-66.
- Yagawa Y, et al. Cancer immunity and therapy using hyperthermia with immunotherapy, radiotherapy, chemotherapy, and surgery. J Cancer Metastasis Treat. 2017;3(10):218.
- Zhao ZD, et al. A hypothalamic circuit that controls body temperature. Proc Natl Acad Sci U S A. 2017 Feb;114(8):2042-7.

SURA YA 4 – LOWEA · VUKIZA · SIBUA

- Bender T, et al. Hydrotherapy, balneotherapy, and spa treatment in pain management. Rheumatology international. 2005 Apr 1;25(3):220-4.
- Brenner IK, et al. Immune changes in humans during cold exposure: effects of prior heating and exercise. Journal of Applied Physiology. 1999 Aug 1.
- Church JM. Warm water irrigation for dealing with spasm during colonoscopy: simple, inexpensive, and effective. Gastrointestinal endoscopy. 2002 Nov 1;56(5):672-4.
- Coudevylle GR, et al. Impact of Cold Water Intake on Environmental Perceptions, Affect, and Attention Depends on Climate Condition. The American Journal of Psychology. 2020 Jul 1;133(2):205-19.
- Deaux E, Engstrom R. The temperature of ingested water: Its effect on body temperature. Physiological Psychology. 1973 Jun;1(2):152-4.
- Dubnov-Raz G, et al. Influence of water drinking on resting energy expenditure in overweight children. International journal of obesity. 2011 Oct;35(10):1295-300.
- https://finland.fi/life-society/bare-facts-of-the-sauna (This is Finland: Ministry of Foreign Affairs for Finland)
- https://sauna.fi/saunatietoa/ (Finnish Sauna Society)
- Iiyama J, et al. Effects of single low-temperature sauna bathing in patients with severe motor and intellectual disabilities. International journal of biometeorology. 2008 Jul;52(6):431-7.
- Kauppinen K. Sauna, shower, and ice water immersion. Physiological responses to brief exposures to heat, cool, and cold. Part II. Circulation. Arctic medical research. 1989 Apr 1;48(2):64-74.
- Kawahara Y, et al. Effects of bath water and bathroom temperatures on human thermoregulatory function and thermal perception during half-body bathing in winter. InElsevier Ergonomics Book Series 2005 Jan 1 (Vol. 3, pp. 171-176). Elsevier.
- Lee EC, et al. Interleukin-6 responses to water immersion therapy after acute exercise heat stress: a pilot investigation. Journal of athletic training. 2012;47(6):655-63.
- Liao S, von der Weid PY. Lymphatic system: an active pathway for immune protection. InSeminars in cell & developmental biology 2015 Feb 1 (Vol. 38, pp. 83-89). Academic Press.
- Liikkanen LA, Laukkanen JA. Sauna bathing frequency in Finland and the impact of COVID-19. Complementary Therapies in Medicine. 2021 Jan 1;56:102594.
- Moore Jr JE, Bertram CD. Lymphatic system flows. Annual review of fluid mechanics. 2018 Jan 5;50:459-82.
- Mooventhan A, Nivethitha L. Scientific evidence-based effects of hydrotherapy on various systems of the body. North American journal of medical sciences. 2014 May;6(5):199.
- Moss GA. Water and health: a forgotten connection?. Perspectives in public health. 2010 Sep;130(5):227-32.
- Naumann J, Sadaghiani C. Therapeutic benefit of balneotherapy and hydrotherapy in the management of fibromyalgia syndrome: a qualitative systematic review and meta-analysis of randomized controlled trials. Arthritis research & therapy. 2014 Aug;16(4):1-3.
- Petrofsky JS, et al. The effect of the moisture content of a local heat source on the blood flow response of the skin. Archives of dermatological research. 2009 Sep;301(8):581-5.
- Saketkhoo K, et al. Effects of drinking hot water, cold water, and chicken soup on nasal mucus velocity and nasal airflow resistance. Chest. 1978 Oct 1;74(4):408-10.
- Song CW, et al. Effects of temperature on blood circulation measured with the laser Doppler method. International Journal of Radiation Oncology* Biology* Physics. 1989 Nov 1;17(5):1041-7.
- Soto-Quijano DA, Grabois M. Hydrotherapy. In Pain Management 2007 Jan 1 (pp. 1043-1051). WB Saunders.
- Tochihara Y, Ohnaka T. Environmental Ergonomics-The Ergonomics of Human Comfort, Health, and Performance in the Thermal Environment. Elsevier; 2005 Apr 2.
- Van der Sluijs E, Slot DE, et al. The effect of water on morning bad breath: a randomized clinical trial. International journal of dental hygiene. 2016 May;14(2):124-34.
- Weston M, et al. Changes in local blood volume during cold gel pack application to traumatized ankles. Journal of Orthopaedic & Sports Physical Therapy. 1994 Apr;19(4):197-9.
- Yeung SS, et al. Effects of cold water immersion on muscle oxygenation during repeated bouts of fatiguing exercise: a randomized controlled study. Medicine. 2016 Jan;95(1).

SURA YA 5 – PUMUA ILI UPONE

- Alexander DD, et al. Air ions and respiratory function outcomes: A comprehensive review. Vol. 12, Journal of Negative Results in BioMedicine. 2013.
- Berman MG, et al. The cognitive benefits of interacting with nature. Psychological science. 2008 Dec;19(12):1207-12.
- Chevalier G, et al. Earthing: Health implications of reconnecting the human body to the Earth's surface electrons. J Environ Public Health. 2012;2012.
- Craig JM, et al. Natural environments, nature relatedness and the ecological theater: connecting satellites and sequencing to shinrin-yoku. Journal of physiological anthropology. 2016 Dec;35(1):1-0.Ewert A, Chang Y. Levels of Nature and Stress Response. Behav Sci (Basel).

MAREJEO

- Du S, et al. Laser guided ionic wind. Vol. 8, Scientific Reports. 2018.
- Engemann K, et al. Residential green space in childhood is associated with lower risk of psychiatric disorders from adolescence into adulthood. Proceedings of the national academy of sciences. 2019 Mar 12;116(11):5188-93.
- Franco LS, et al. A review of the benefits of nature experiences: more than meets the eye. International journal of environmental research and public health. 2017 Aug;14(8):864.
- Furuyashiki A, et al. A comparative study of the physiological and psychological effects of forest bathing (Shinrin-yoku) on working age people with and without depressive tendencies. Environmental health and preventive medicine. 2019 Dec;24(1):1-1.
- Grafetstätter C, et al. Does waterfall aerosol influence mucosal immunity and chronic stress? A randomized controlled clinical trial. Vol. 36, Journal of Physiological Anthropology. 2017.
- Hobday RA, Cason JW. The open-air treatment of pandemic influenza. American journal of public health. 2009 Oct;99(S2):S236-42.
- Hobday RA, Dancer SJ. Roles of sunlight and natural ventilation for controlling infection: historical and current perspectives. Journal of hospital infection. 2013 Aug 1;84(4):271-82.
- Jiang SY, et al. Negative air ions and their effects on human health and air quality improvement. International journal of molecular sciences. 2018 Oct;19(10):2966.
- Kuo M. How might contact with nature promote human health? Promising mechanisms and a possible central pathway. Frontiers in psychology. 2015 Aug 25;6:1093.
- Lazzerini F, et al. Progress of negative air ions in health tourism environments applications. Bol Soc Española Hidrol Medica. 2018;33(1):27-46.
- Li Q, et al. A forest bathing trip increases human natural killer activity and expression of anti-cancer proteins in female subjects. J Biol Regul Homeost Agents. 2008 Jan 1;22(1):45-55.
- Li Q, et al. Effects of forest bathing on cardiovascular and metabolic parameters in middle-aged males. Evidence-Based Complementary and Alternative Medicine. 2016 Jan 1;2016.
- Li Q, et al. Forest bathing enhances human natural killer activity and expression of anti-cancer proteins. International journal of immunopathology and pharmacology. 2007 Apr;20(2_suppl):3-8.
- Li Q, et al. Phytoncides (wood essential oils) induce human natural killer cell activity. Immunopharmacology and immunotoxicology. 2006 Jan 1;28(2):319-33.
- Lobo V, et al. Free radicals, antioxidants and functional foods: Impact on human health. Vol. 4, Pharmacognosy Reviews. 2010. p. 118-26.
- Mann D. Negative Ions Create Positive Vibes [Internet]. 2003. Available from: https://www.webmd.com/balance/features/negative-ions-create-positive-vibes#1
- Margaret M, et al. Shinrin-Yoku (Forest Bathing) and Nature Therapy: A State-of-the-Art Review.
- Morita E, et al. A before and after comparison of the effects of forest walking on the sleep of a community-based sample of people with sleep complaints. BioPsychoSocial medicine. 2011 Dec;5(1):1-7.
- Park BJ, et al. The physiological effects of Shinrin-yoku (taking in the forest atmosphere or forest bathing): evidence from field experiments in 24 forests across Japan. Environmental health and preventive medicine. 2010 Jan;15(1):18-26.
- Perez V, et al. Air ions and mood outcomes: A review and meta-analysis. Vol. 13, BMC Psychiatry. 2013.
- Pino O, La Ragione F. There's something in the air: Empirical evidence for the effects of negative air ions (NAI) on psychophysiological state and performance. Research in Psychology and Behavioral Sciences. 2013;1(4):48-53.
- Suzuki S, et al. Effects of negative air ions on activity of neural substrates involved in autonomic regulation in rats. International journal of biometeorology. 2008 Jul;52(6):481-9.
- US Environmental Protection Agency. Report to Congress on indoor air quality, volume II: assessment and control of indoor air pollution. Technical Report EPA/400/1-89/001C. 1989.
- Wang H, et al. Study on the change of negative air ion concentration and its influencing factors at different spatio-temporal scales. Vol. 23, Global Ecology and Conservation. 2020.
- Watanabe I, et al. Physical effects of negative air ions in a wet sauna. Vol. 40, International Journal of Biometeorology. 1997. p. 107-12.
- Wiszniewski A, et al. Effects of Air-Ions on Human Circulatory Indicators. Polish Journal of Environmental Studies. 2014 Mar 1;23(2).
- Yau KK, Loke AY. Effects of forest bathing on pre-hypertensive and hypertensive adults: a review of the literature. Environmental health and preventive medicine. 2020 Dec;25(1):1-7.
- Zeng C, et al. Benefits of a three-day bamboo forest therapy session on the physiological responses of university students. International journal of environmental research and public health. 2020 Jan;17(9):3238.
- Zhu SX, et al. Comprehensive Evaluation of Healthcare Benefits of Different Forest Types: A Case Study in Shimen National Forest Park, China. Forests. 2021 Feb;12(2):207.

SURA YA 6 – LINDA PUA YAKO

- Adams SH, et al. Medical vulnerability of young adults to severe COVID-19 illness—data from the National Health Interview Survey. Journal of Adolescent Health. 2020 Sep 1;67(3):362-8.
- Bartley J, McGlashan SR. Does milk increase mucus production?. Medical hypotheses. 2010 Apr 1;74(4):732-4.
- Braun SR. Respiratory rate and pattern. Clinical Methods: The History, Physical, and Laboratory Examinations. 3rd edition. 1990.
- Brett L, et al. Clinical course and prediction of survival in ideopathic pulmonary fibrosis. Am J Respir Crit Care Med. 2011;183:431-40.
- Brinkman JE, Toro F. Physiology, respiratory drive.[Updated 2020 May 24]. StatPearls [Internet]. Treasure Island (FL): StatPearls Publishing. 2020.
- Butler BD. Hills BA. The lung as a filter for microbubbles. J Appl Physiol. 1979;47:537-43.
- Cao Y, et al. Environmental pollutants damage airway epithelial cell cilia: Implications for the prevention of obstructive lung diseases. Thoracic cancer. 2020 Mar;11(3):505-10.
- Carey RM, Lee RJ. Taste receptors in upper airway innate immunity. Nutrients. 2019 Sep;11(9):2017.
- Castriotta RJ, et al. Workshop on idiopathic pulmonary fibrosis in older adults. Chest. 2010 Sep 1;138(3):693-703.
- Crisan-Dabija R, et al. "A Chain Only as Strong as Its Weakest Link": An Up-to-Date Literature Review on the Bidirectional Interaction of Pulmonary Fibrosis and COVID-19. Journal of Proteome Research. 2020 Sep 4;19(11):4327-38.
- Dhand R, Li J. Coughs and sneezes: their role in transmission of respiratory viral infections, including SARS-CoV-2. American journal of respiratory and critical care medicine. 2020 Sep 1;202(5):651-9.
- Dixon AE, Peters U. The effect of obesity on lung function. Expert Rev Respir Med 2018; 12: 755-67.
- Fan C, et al. Alterations in Oral-Nasal-Pharyngeal Microbiota and Salivary Proteins in Mouth-Breathing Children. Frontiers in Microbiology. 2020 Oct 9;11:2472.
- García-Arroyo FE, et al. Rehydration with soft drink-like beverages exacerbates dehydration and worsens dehydration-associated renal injury. American Journal of Physiology-Regulatory, Integrative and Comparative Physiology. 2016 Jul 1.
- Ghisa M, et al. Idiopathic pulmonary fibrosis and GERD: links and risks. Therapeutics and clinical risk management. 2019;15:1081.
- Gilroy Jr RJ, et al. Respiratory mechanical effects of abdominal distension. Journal of Applied Physiology. 1985 Jun 1;58(6):1997-2003.
- Gransee HM, et al. Respiratory muscle plasticity. Comprehensive Physiology. 2011 Jan 17;2(2):1441-62.
- Hasler WL. Gas and bloating. Gastroenterol Hepatol. 2006;2(9):654-62.
- Hassan AO, Feldmann F, Zhao H, Curiel DT, Okumura A, Tang-Huau TL, Case JB, Meade-White K, Callison J, Chen RE, Lovaglio J. A single intranasal dose of chimpanzee adenovirus-vectored vaccine protects against SARS-CoV-2 infection in rhesus macaques. Cell Reports Medicine. 2021 Apr 20;2(4):100230.
- Hsia CC, et al. Lung structure and the intrinsic challenges of gas exchange. Comprehensive physiology. 2011 Jan 17;6(2):827-95.
- https://www.lung.org/blog/how-your-lungs-work (American Lung Association)
- Janeway CA Jr, et al. Immunobiology: The Immune System in Health and Disease. 5th edition. New York: Garland Science; 2001. The mucosal immune system.
- Joseph D, et al. Non-respiratory functions of the lung. Continuing Education in Anaesthesia, Critical Care & Pain. 2013 Jun 1;13(3):98-102.
- Joyner MJ, Casey DP. Regulation of increased blood flow (hyperemia) to muscles during exercise: a hierarchy of competing physiological needs. Physiological reviews. 2015 Apr 1.
- Karwowska M, Kononiuk A. Nitrates/nitrites in food—Risk for nitrosative stress and benefits. Antioxidants. 2020 Mar;9(3):241.
- Knowles MR, Boucher RC. Mucus clearance as a primary innate defense mechanism for mammalian airways. The Journal of clinical investigation. 2002 Mar 1;109(5):571-7.
- Kubba S. Indoor Environmental Quality (IEQ). LEED v4 Practices, Certification, and Accreditation Handbook. 2016:303.
- Lee JS, et al. Does chronic microaspiration cause idiopathic pulmonary fibrosis?. The American journal of medicine. 2010 Apr 1;123(4):304-11.
- Lee JS, et al. Gastroesophageal reflux therapy is associated with longer survival in patients with idiopathic pulmonary fibrosis. American journal of respiratory and critical care medicine. 2011 Dec 15;184(12):1390-4.
- Lee RJ, Cohen NA. Taste receptors in innate immunity. Cellular and molecular life sciences. 2015 Jan;72(2):217-36.
- Magder S. Heart-Lung interaction in spontaneous breathing subjects: the basics. Annals of translational medicine. 2018 Sep;6(18).
- Pilette C, et al. Lung mucosal immunity: immunoglobulin-A revisited. European Respiratory Journal. 2001 Sep 1;18(3):571-88.
- Ra SH, et al. Upper respiratory viral load in asymptomatic individuals and mildly symptomatic patients with SARS-CoV-2 infection. Thorax. 2021 Jan 1;76(1):61-3.
- Randell SH, Boucher RC. Effective mucus clearance is essential for respiratory health. American journal of respiratory cell and molecular biology. 2006 Jul;35(1):20-8.
- Rhoades R, Tanner GA, editors. Medical physiology. Boston (MA): Little, Brown; 1995 Jan.
- Schwab JA, Zenkel M. Filtration of particulates in the human nose. The Laryngoscope. 1998 Jan;108(1):120-4.
- Scoditti E, et al. Role of diet in chronic obstructive pulmonary disease prevention and treatment. Nutrients. 2019 Jun;11(6):1357.
- Sharma RK, et al. Distribution of gingival inflammation in mouth breathing patients: an observational pilot study. Journal of Dentistry Indonesia. 2016;23(2):28-32.
- Spagnolo P, et al. The management of patients with idiopathic pulmonary fibrosis. Frontiers in medicine. 2018 Jul 2;5:148.
- Stickel S, et al. The practical management of fluid retention in adults with right heart failure due to pulmonary arterial hypertension. European Heart Journal Supplements. 2019 Dec 1;21(Supplement_K):K46-53.
- Subramanian CR, Triadafilopoulos G. Refractory gastroesophageal reflux disease. Gastroenterology report. 2015 Feb 1;3(1):41-53.
- Walser T, et al. Smoking and lung cancer: the role of inflammation. Proceedings of the American Thoracic Society. 2008 Dec 1;5(8):811-5.
- Weupe M, et al. Moving Mucus Matters for Lung Health. Front. Young Minds. (2019) 7:106.
- Wipfli HL, Samet JM. Second-hand smoke's worldwide disease toll. Lancet (London, England). 2010 Nov 25;377(9760):101-2.

SURA YA 7 – PONYA MATUMBO YAKO

- Blaser MJ, Dominguez-Bello MG. The human microbiome before birth. Cell host & microbe. 2016 Nov 9;20(5):558-60.
- Breit S, et al. Vagus nerve as modulator of the brain-gut axis in psychiatric and inflammatory disorders. Front Psychiatry. 2018 Mar;9(MAR):44.
- Davis CD. The gut microbiome and its role in obesity. Nutr Today. 2016;51(4):167–74.
- Derrien M, et al. The Gut Microbiota in the First Decade of Life. Trends Microbiol. 2019 Dec;27(12):997–1010.
- Dill-McFarland KA, et al. Close social relationships correlate with human gut microbiota composition. Sci Rep. 2019 Jan;9(1):703.
- Gagliardi A, et al. Rebuilding the gut microbiota ecosystem. Vol. 15, International Journal of Environmental Research and Public Health. 2018.
- Galland L. The gut microbiome and the brain. J Med Food. 2014 Dec;17(12):1261–72.
- Goldschmidt BV. Updated For 2018 : The Dirty Dozen And Clean 15 Fruits And Vegetables. 2018;1–8.
- Jenkins TA, et al. Influence of tryptophan and serotonin on mood and cognition with a possible role of the gut-brain axis. Nutrients. 2016 Jan;8(1).
- Kim JY, et al. The human gut archaeome: identification of diverse haloarchaea in Korean subjects. Microbiome. 2020;8(1):114.
- Korpela K, et al. Selective maternal seeding and environment shape the human gut microbiome. Genome Res. 2018 Apr;28(4):561–8.
- Lacy BE, Spiegel B. Introduction to the Gut Microbiome Special Issue. Am J Gastroenterol. 2019;114(7):1013.
- Lam YY, et al. Are the gut bacteria telling us to eat or not to eat? Reviewing the role of gut microbiota in the etiology, disease progression and treatment of eating disorders. Nutrients. 2017 Jun;9(6):602.
- Lawrence K, Hyde J. Microbiome restoration diet improves digestion, cognition and physical and emotional wellbeing. PLoS One. 2017 Jun;12(6):e01790
- Lozupone CA, et al. Diversity, stability and resilience of the human gut microbiota. Nature. 2012 Sep;489(7415):220–30.
- Mills S, et al. Movers and shakers: Influence of bacteriophages in shaping the mammalian gut microbiota. Gut Microbes. 2013;4(1):4–16.
- Nichols RG, et al. Interplay Between the Host, the Human Microbiome, and Drug Metabolism. Hum Genomics. 2019 Jun;13(1):27.
- Nieman DC, Wentz LM. The compelling link between physical activity and the body's defense system. J Sport Heal Sci. 2019;8(3):201–17.
- Quagliani D, Felt-Gunderson P. Closing America's Fiber Intake Gap: Communication Strategies From a Food and Fiber Summit. Am J Lifestyle Med. 2017 Jul;11(1):80–5.
- Rodríguez JM, et al. The composition of the gut microbiota throughout life, with an emphasis on early life. Microb Ecol Heal Dis. 2015 Feb;26(0):26050.
- Rowland I, et al. Gut microbiota functions: metabolism of nutrients and other food components. Eur J Nutr. 2017/04/09. 2018 Feb;57(1):1–24.
- Sekirov I, et al. Gut microbiota in health and disease. Physiol Rev. 2010 Jul;90(3):859–904.
- Sender R, et al. Are We Really Vastly Outnumbered? Revisiting the Ratio of Bacterial to Host Cells in Humans. Cell. 2016;164(3):337–40.
- Slavin J. Fiber and prebiotics: Mechanisms and health benefits. Nutrients. 2013 Apr;5(4):1417–35.
- Tun HM, et al. Exposure to household furry pets influences the gut microbiota of infants at 3-4 months following various birth scenarios. Microbiome. 2017;5(1):40.
- Tuso PJ, et al. Nutritional update for physicians: plant-based diets. Perm J. 2013;17(2):61–6.
- Valdes AM, et al. Role of the gut microbiota in nutrition and health. BMJ. 2018 Jun;361:36–44.
- Yang CL, et al. Increased hunger, food cravings, food reward, and portion size selection after sleep curtailment in women without obesity. Nutrients. 2019 Mar;11(3):663.
- Zhang YJ, et al. Impacts of gut bacteria on human health and diseases. Int J Mol Sci. 2015 Apr;16(4):7493–519.

SURA YA 8 – MLO WA KUEPUKA KATIKA NYAKATI ZA JANGA

- Agócs R, et al. Is too much salt harmful? Yes. Pediatric Nephrology. 2019 Nov 28:1-9.
- Andersen CJ. Impact of dietary cholesterol on the pathophysiology of infectious and autoimmune disease. Nutrients. 2018 Jun;10(6):764.
- Antman EM, et al. Stakeholder discussion to reduce population-wide sodium intake and decrease sodium in the food supply: a conference report from the American Heart Association Sodium Conference 2013 Planning Group. Circulation. 2014 Jun 24;129(25):e660-79.
- Arackal BS, Benegal V. Prevalence of sexual dysfunction in male subjects with alcohol dependence. Indian Journal of Psychiatry. 2007 Apr;49(2):109.
- Attwood AS, Munafò MR. Effects of acute alcohol consumption and processing of emotion in faces: implications for understanding alcohol-related aggression. Journal of psychopharmacology. 2014 Aug;28(8):719-32.
- Badrick E, et al. The relationship between alcohol consumption and cortisol secretion in an aging cohort. The Journal of Clinical Endocrinology & Metabolism. 2008 Mar 1;93(3):750-7.
- Brooke-Taylor S, et al. Systematic review of the gastrointestinal effects of A1 compared with A2 -casein. Advances in nutrition. 2017 Sep;8(5):739-48.
- Brumback T, et al. Effects of alcohol on psychomotor performance and perceived impairment in heavy binge social drinkers. Drug and alcohol dependence. 2007 Nov 2;91(1):10-7.
- Calhoun VD, et al. Alcohol intoxication effects on visual perception: an fMRI study. Human brain mapping. 2004 Jan;21(1):15-26.
- Cook NR, et al. Sodium and health—concordance and controversy. bmj. 2020 Jun 26;369.
- Della Corte KW, et al. Effect of dietary sugar intake on biomarkers of subclinical inflammation: a systematic review and meta-analysis of intervention studies. Nutrients. 2018 May;10(5):606.
- DiNicolantonio JJ, Lucan SC. The wrong white crystals: not salt but sugar as aetiological in hypertension and cardiometabolic disease. Open heart. 2014 Nov 1;1(1):e000167.
- Djoussé L, et al. Consumption of fried foods and risk of heart failure in the physicians' health study. Journal of the American Heart Association. 2015 Apr 23;4(4):e001740.
- Elitsur Y, Luk GD. Beta-casomorphin (BCM) and human colonic lamina propria lymphocyte proliferation. Clinical & experimental immunology. 1991 Sep;85(3):493-7.
- Evcili G, et al. Early and long period follow-up results of low glycemic index diet for migraine prophylaxis. Agri. 2018 Jan 8;30(1):8-11.
- Frassetto L, et al. A. Acid balance, dietary acid load, and bone effects—a controversial subject. Nutrients. 2018 Apr;10(4):517.
- Fuhrman J. The hidden dangers of fast and processed food. American journal of lifestyle medicine. 2018 Sep;12(5):375-81.
- Grivennikov SI, et al. M. Immunity, inflammation, and cancer. Cell. 2010 Mar 19;140(6):883-99.
- Husain K, et al. Alcohol-induced hypertension: Mechanism and prevention. World journal of cardiology. 2014 May 26;6(5):245.
- Iadecola C. Sugar and Alzheimer's disease: a bittersweet truth. nature neuroscience. 2015 Apr;18(4):477-8.
- Jacques A, et al. The impact of sugar consumption on stress driven, emotional and addictive behaviors. Neuroscience & Biobehavioral Reviews. 2019 Aug 1;103:178-99.
- Jakobsen LS, et al. Probabilistic approach for assessing cancer risk due to benzo [a] pyrene in barbecued meat: Informing advice for population groups. PloS one. 2018 Nov 8;13(11):e0207032.
- Jensen T, et al. Fructose and sugar: A major mediator of non-alcoholic fatty liver disease. Journal of hepatology. 2018 May 1;68(5):1063-75.
- Jeyaraman MM, et al. Dairy product consumption and development of cancer: an overview of reviews. BMJ open. 2019 Jan 1;9(1):e023625.
- Jobin K, et al. A high-salt diet compromises antibacterial neutrophil responses through hormonal perturbation. Science translational medicine. 2020 Mar 25;12(536).
- Knowles J, et al. Iodine intake through processed food: case studies from Egypt, Indonesia, the Philippines, the Russian Federation and Ukraine, 2010-2015. Nutrients. 2017 Aug;9(8):797.
- Knüppel A, et al. Sugar intake from sweet food and beverages, common mental disorder and depression: prospective findings from the Whitehall II study. Scientific reports. 2017 Jul 27;7(1):1-0.
- Laugesen M, Elliott RB. Ischaemic heart disease, Type 1 diabetes, and cow milk A1 -casein.
- Lechner WV, et al. Effects of alcohol-induced working memory decline on alcohol consumption and adverse consequences of use. Psychopharmacology. 2016 Jan 1;233(1):83-8.
- Leggio L, et al. Blood glucose level, alcohol heavy drinking, and alcohol craving during treatment for alcohol dependence: results from the Combined Pharmacotherapies and Behavioral Interventions for Alcohol Dependence (COMBINE) Study. Alcoholism: Clinical and Experimental Research. 2009 Sep;33(9):1539-44.
- Leisegang K. Malnutrition and obesity. InOxidants, antioxidants and impact of the oxidative status in male reproduction 2019 Jan 1 (pp. 117-134). Academic Press.
- Mahtani KR. Simple advice to reduce salt intake. British Journal of General Practice. 2009 Oct 1;59(567):786-7.
- Makarem N, et al. Consumption of sugars, sugary foods, and sugary beverages in relation to adiposity-related cancer risk in the Framingham Offspring Cohort (1991-2013). Cancer Prevention Research. 2018 Jun 1;11(6):347-58.
- Mantantzis K, et al. Sugar rush or sugar crash? A meta-analysis of carbohydrate effects on mood. Neuroscience & Biobehavioral Reviews. 2019 Jun 1;101:45-67.
- Michalopoulos GK. Liver regeneration. Journal of cellular physiology. 2007 Nov;213(2):286-300.
- Miranda PM, et al. High salt diet exacerbates colitis in mice by decreasing Lactobacillus levels and butyrate production. Microbiome. 2018 Dec;6(1):1-7.
- Morgan MY. The prognosis and outcome of alcoholic liver disease. Alcohol and Alcoholism (Oxford, Oxfordshire). Supplement. 1994 Jan 1;2:335-43.
- Moynihan P. Sugars and dental caries: evidence for setting a recommended threshold for intake. Advances in nutrition. 2016 Jan;7(1):149-56.
- Mucci LA, Wilson KM. Acrylamide intake through diet and human cancer risk. Journal of agricultural and food chemistry. 2008 Aug 13;56(15):6013-9.
- Myles IA. Fast food fever: reviewing the impacts of the Western diet on immunity. Nutr J. 2014 Jun 17;13:61.
- Nguyen DD, et al. Formation and Degradation of Beta-casomorphins in Dairy Processing. Crit Rev Food Sci Nutr. 2015;55(14):1955-67.

- Osna N, et al. Alcoholic liver disease: pathogenesis and current management. Alcohol research: current reviews. 2017;38(2):147.
- Pinnock CB, et al. Relationship between milk intake and mucus production in adult volunteers challenged with rhinovirus-2. Am Rev Respir Dis. 1990 Feb 1;141(2):352-6.
- Price A, Stanhope KL. Understanding the Impact of Added Sugar Consumption on Risk for Type 2 Diabetes. Journal of the California Dental Association. 2016 Oct 1;44(10):619-26.
- Rippe JM, Angelopoulos TJ. Sugars, obesity, and cardiovascular disease: results from recent randomized control trials. European journal of nutrition. 2016 Nov;55(2):45-53.
- Santarelli RL, et al. Processed meat and colorectal cancer: a review of epidemiologic and experimental evidence. Nutrition and cancer. 2008 Mar 17;60(2):131-44.
- Sarkar D, et al. Alcohol and the immune system. Alcohol research: current reviews. 2015;37(2):153.
- Satokari R. High intake of sugar and the balance between pro-and anti-inflammatory gut bacteria.
- Schrieks IC, et al. The effect of alcohol consumption on insulin sensitivity and glycemic status: a systematic review and meta-analysis of intervention studies. Diabetes Care. 2015 Apr;38(4):723-32.
- Seitz HK, Becker P. Alcohol metabolism and cancer risk. Alcohol Research & Health. 2007;30(1):38.
- Sharma C, et al. Advanced glycation End-products (AGEs): an emerging concern for processed food industries. Journal of food science and technology. 2015 Dec;52(12):7561-76.
- Smith R, et al. A pilot study to determine the short-term effects of a low glycemic load diet on hormonal markers of acne: a nonrandomized, parallel, controlled feeding trial. Molecular nutrition & food research. 2008 Jun;52(6):718-26.
- Stanhope KL. Sugar consumption, metabolic disease and obesity: The state of the controversy. Critical reviews in clinical laboratory sciences. 2016 Jan 2;53(1):52-67.
- Statovci D, et al. The impact of western diet and nutrients on the microbiota and immune response at mucosal interfaces. Frontiers in immunology. 2017 Jul 28;8:838.
- Stein MD, Friedmann PD. Disturbed sleep and its relationship to alcohol use. Substance abuse. 2006 Feb 15;26(1):1-3.
- Tall AR, Yvan-Charvet L. Cholesterol, inflammation and innate immunity. Nat Rev Immunol. 2015 Feb;15(2):104-16.
- Tangvoranuntakul P, et al. Human uptake and incorporation of an immunogenic nonhuman dietary sialic acid. Proceedings of the National Academy of Sciences. 2003 Oct 14;100(21):12045-50.
- Uribarri J, et al. Advanced glycation end products in foods and a practical guide to their reduction in the diet. J Am Diet Assoc. 2010 Jun;110(6):911-16.e12.
- Wallace TC, et al. Current Sodium Intakes in the United States and the Modelling of Glutamate's Incorporation into Select Savory Products. Nutrients. 2019 Nov 7;11(11):2691.
- Westover AN, Marangell LB. A cross-national relationship between sugar consumption and major depression? Depress Anxiety. 2002;16(3):118-20.
- Yide Q, et al. Effect of# beta#-casomorphin-7 on growth, growth-related hormone and GHR mRNA expression in rats. [Ying Yang xue Bao] Acta Nutrimenta Sinica. 2004 Jan 1;26(2):112-5.
- Yu S, Zhang G, Jin LH. A high-sugar diet affects cellular and humoral immune responses in Drosophila. Experimental cell research. 2018 Jul 15;368(2):215-24.

SURA YA 9 – VAA ILI KUZUIA

- Aristizábal B, González Á. Innate immune system - Autoimmunity - NCBI Bookshelf [Internet]. El Rosario University Press. 2013. p. 31–47. Available from: https://www.ncbi.nlm.nih.gov/books/NBK459455/
- Bloomfield SF, et al. The infection risks associated with clothing and household linens in home and everyday life settings, and the role of laundry. International Scientific Forum on Home Hygiene. 2011.
- Bockmühl DP, et al. Laundry and textile hygiene in healthcare and beyond. Microb Cell. 2019 Jul 1;6(7):299-306.
- Callewaert C, et al. Bacterial Exchange in Household Washing Machines. Front Microbiol. 2015 Dec 8;6:1381.
- Castellani JW, Young AJ. Human physiological responses to cold exposure: Acute responses and acclimatization to prolonged exposure. Autonomic Neuroscience. 2016 Apr 1;196:63-74.
- Cohen RA. The Ongoing History of Harm Caused and Hidden by the Viscose Rayon and Cellophane Industry. Am J Public Health. 2018 Oct;108(10):1274–5.
- Crini G, et al. Applications of hemp in textiles, paper industry, insulation and building materials, horticulture, animal nutrition, food and beverages, nutraceuticals, cosmetics and hygiene, medicine, agrochemistry, energy production and environment: a review. Environ Chem Lett. 2020; 18: 1451–1476.
- De Sousa J, et al. The effects of a moisture-wicking fabric shirt on the physiological and perceptual responses during acute exercise in the heat. Vol. 45, Applied Ergonomics. 2014. p. 1447–53.
- Eriksson H, et al. Body temperature in general population samples. The study of men born in 1913 and 1923. Acta Med Scand. 1985;217(4):347-52.
- Eungpinichpong W, et al. Effects of restrictive clothing on lumbar range of motion and trunk muscle activity in young adult worker manual material handling. Appl Ergon. 2013 Nov;44(6):1024-32.
- Evans SS, et al. Fever and the thermal regulation of immunity: The immune system feels the heat. Vol. 15, Nature Reviews Immunology. 2015. p. 335–49.
- Fowler JF, et al. Effects of merino wool on atopic dermatitis using clinical, quality of life, and physiological outcome measures. Vol. 30, Dermatitis. 2019. p. 198–206.
- Galloway S. Dehydration, rehydration, and exercise in the heat: rehydration strategies for athletic competition. Canadian journal of applied physiology. 1999 Apr 1;24(2):188-200.
- Gambichler T, et al. Protection against ultraviolet radiation by commercial summer clothing: Need for standardised testing and labelling. Vol. 1, BMC Dermatology. 2001.
- Gass E, Gass G. Thermoregulatory responses to repeated warm water immersion in subjects who are paraplegic. Spinal Cord. 2001 Mar;39(3):149-55.
- Gerba C, Kennedy D. Enteric virus survival during household laundering and impact of disinfection with sodium hypochlorite. Appl Environ Microbiol. 2007 Jul;73(14):4425-8.
- Gralton J, et al. Personal clothing as a potential vector of respiratory virus transmission in childcare settings. J Med Virol. 2015 Jun;87(6):925-30.
- Grice EA, Segre JA. The skin microbiome. Vol. 9, Nature Reviews Microbiology. 2011. p. 244–53.
- Hadland D, et al. Heat and cold tolerance: relation to body weight. Postgrad Med. 1974 Apr;55(4):75-80.
- Hifumi T, et al. Heat stroke. J Intensive Care. 2018 May 22;6:30.
- Hu G, et al. Effect of cold stress on immunity in rats. Experimental and therapeutic medicine. 2016 Jan 1;11(1):33-42.
- Hung M, et al. Influence of silk clothing therapy in patients with atopic dermatitis. Dermatol Reports. 2019 Dec 22;11(2):8176.
- Jung S, et al. Influence of polyester spacer fabric, cotton, chloroprene rubber, and silicone on microclimatic and morphologic physiologic skin parameters in vivo. Skin Res Technol. 2019 May;25(3):389-398.
- Koop L, Tadi P. Physiology, Heat Loss. [Updated 2020 Jul 27]. In: StatPearls [Internet]. Treasure Island (FL): StatPearls Publishing; 2021 Jan-.
- Ladaresta F, et al. Chemicals from textiles to skin: an in vitro permeation study of benzothiazole. Vol. 25, Environmental Science and Pollution Research. 2018. p. 24629–38.
- Lee-Chiong Jr T, Stitt J. Disorders of temperature regulation. Comprehensive therapy. 1995 Dec 1;21(12):697-704.
- Léonard A, et al. Mutagenicity, carcinogenicity, and teratogenicity of acrylonitrile. Mutat Res. 1999 May;436(3):263-83.
- Miyatsuji A, et al. Effects of clothing pressure caused by different types of brassieres on autonomic nervous system activity evaluated by heart rate variability power spectral analysis. Journal of physiological anthropology and applied human science. 2002; 21: 67-74. 10.2114/jpa.21.67.
- Morais DS, et al. Antimicrobial approaches for textiles: From research to market. Vol. 9, Materials. 2016.
- Mu F, et al. Structural characterization and association of ovine Dickkopf-1 gene with wool production and quality traits in Chinese merino. Vol. 8, Genes. 2017.
- Nieman D, Wentz L. The compelling link between physical activity and the body's defense system. Journal of sport and health science. 2019 May 1;8(3):201-17.
- Nurul Fazita M, et al. Green Composites Made of Bamboo Fabric and Poly (Lactic) Acid for Packaging Applications-A Review. Materials (Basel). 2016 Jun 1;9(6):435.
- Osilla E, et al. Physiology, Temperature Regulation. [Updated 2021 May 7]. In: StatPearls [Internet]. Treasure Island (FL): StatPearls Publishing; 2021 Jan-.
- Rovira J, et al. Human exposure to trace elements through the skin by direct contact with clothing: Risk assessment. Vol. 140, Environmental Research. 2015. p. 308–16.
- Shephard R, Shek P. Cold exposure and immune function. Canadian journal of physiology and pharmacology. 1998 Sep 1;76(9):828-36.
- Shin M, et al. The effects of fabric for sleepwear and bedding on sleep at ambient temperatures of 17°C and 22°C. Vol. 8, Nature and Science of Sleep. 2016. p. 121–31.
- Sone Y, et al. Effects of skin pressure by clothing on digestion and orocecal transit time of food. Journal of Physiological anthropology and applied human science. 2000 May 30;19(3):157-63.
- Starkie R, et al. Heat stress, cytokines, and the immune response to exercise. Brain Behav Immun. 2005 Sep;19(5):404-12.
- Suran M. A planet too rich in fibre: Microfibre pollution may have major consequences on the environment and human health. EMBO Rep. 2018 Sep;19(9):e46701.
- Svedman C, et al. Textile Contact Dermatitis: How Fabrics Can Induce Dermatitis. Curr Treat Options Allergy. 2019; 6:103–111 (2019).
- Takasu N, et al. The effects of skin pressure by clothing on whole gut transit time and amount of feces. J Physiol Anthropol Appl Human Sci. 2000 May;19(3):151-6.
- Yoo W. Effect of wearing tight pants on the trunk flexion and pelvic tilting angles in the stand-to-sit movement and a seated posture. J Phys Ther Sci. 2016 Jan;28(1):93-5.
- Yueping W, et al. Structures of bamboo fiber for textiles. Text. Res. J. 2010;80:334–343.

SURA YA 10 – MKUCHUE KINCHILA! HASHA

- Abebe E, et al. Review on major food-borne zoonotic bacterial pathogens. Journal of Tropical Medicine. 2020 Jun 29;2020.
- Anderson NL. Pet rodents. Saunders Manual of Small Animal Practice. 2006:1881.
- Bedford J, et al. A new twenty-first century science for effective epidemic response. Nature. 2019 Nov;575(7781):130-6.
- Bergen-Cico D, et al. Dog ownership and training reduces post-traumatic stress symptoms and increases self-compassion among veterans: results of a longitudinal control Study. The Journal of Alternative and Complementary Medicine. 2018 Dec 1;24(12):1166-75.
- Bir C, et al. Familiarity and use of veterinary services by US resident dog and cat owners. Vol. 10, Animals. 2020.
- Bjelland AM, et al. Prevalence of Salmonella serovars isolated from reptiles in Norwegian zoos. Acta Veterinaria Scandinavica. 2020 Dec;62(1):1-9.
- Cherry JD. The chronology of the 2002–2003 SARS mini pandemic. Paediatric respiratory reviews. 2004 Dec 1;5(4):262-9.
- Chomel BB, et al. Wildlife, exotic pets, and emerging zoonoses. Emerging infectious diseases. 2007 Jan;13(1):6.
- Chomel BB. Zoonoses. Encyclopedia of Microbiology. 2009:820.
- Christian H, et al. Understanding the relationship between dog ownership and children's physical activity and sedentary behaviour. Pediatric Obesity. 2013 Oct;8(5):392-403.
- Clayton LA, McDermott C. Fish Behavior for the Exotic Pet Practitioner. The Veterinary Clinics of North America. Exotic Animal Practice. 2021 Jan;24(1):211-27.
- Cohen FS. How viruses invade cells. Biophysical journal. 2016 Mar 8;110(5):1028-32.
- Control C for D. Farm Animals | Healthy Pets, Healthy People | CDC [Internet]. 2020. Available from: https://www.cdc.gov/healthypets/pets/farm-animals.html
- Cottam EM, et al. Full sequencing of viral genomes: practical strategies used for the amplification and characterization of foot-and-mouth disease virus. InMolecular Epidemiology of Microorganisms 2009 (pp. 217-230). Humana Press, Totowa, NJ.
- Croft DR, et al. Occupational risks during a monkeypox outbreak, Wisconsin, 2003. Emerging infectious diseases. 2007 Aug;13(8):1150.
- Esch KJ, Petersen CA. Transmission and epidemiology of zoonotic protozoal diseases of companion animals. Clinical microbiology reviews. 2013 Jan;26(1):58.
- Facts P. Pet Population and Ownership Trends in the U . S . 2017. Does the US Have a Population Problem?
- Failloux AB, Moutailler S. Zoonotic aspects of vector-borne infections. Rev Sci Technol. 2015 Apr 1;34(1):175-83.
- Ferrell ST. Amphibian Behavior for the Exotic Pet Practitioner. Veterinary Clinics: Exotic Animal Practice. 2021 Jan;24(1):197-210.
- Gleeson M, Petritz OA. Emerging Infectious Diseases of Rabbits. Veterinary Clinics: Exotic Animal Practice. 2020 May 1;23(2):249-61.
- Harris LM. Ferret wellness management and environmental enrichment. The veterinary clinics of North America. Exotic animal practice. 2015 May;18(2):233.
- Hawkins RD, Williams JM. Childhood attachment to pets: Associations between pet attachment, attitudes to animals, compassion, and humane behaviour. International journal of environmental research and public health. 2017 May;14(5):490.
- Hess L. The changing face of bird and exotic pet practice. Journal of avian medicine and surgery. 2013 Dec;27(4):315-8.
- Hilliard J. Monkey B virus. Human herpesviruses: biology, therapy, and immunoprophylaxis. 2007.
- Hutchison ML, et al. The air-borne distribution of zoonotic agents from livestock waste spreading and microbiological risk to fresh produce from contaminated irrigation sources. J Appl Microbiol. 2008 Sep;105(3):848-57.
- Jennings LB. Potential benefits of pet ownership in health promotion. Journal of Holistic Nursing. 1997 Dec;15(4):358-72.
- Karatepe M. Struggle against typhus in the Caucasian front during the 1st World War. Yeni tip tarihi arastirmalari= The new history of medicine studies. 2002 Jan 1;8:107-62.
- Karlinsky A, Kobak D. The World Mortality Dataset: Tracking excess mortality across countries during the COVID-19 pandemic. medRxiv. 2021 Jan 1.
- Lai S, et al. Global epidemiology of avian influenza A H5N1 virus infection in humans, 1997–2015: a systematic review of individual case data. The Lancet Infectious Diseases. 2016 Jul 1;16(7):e108-18.
- Leligdowicz A, et al. Ebola virus disease and critical illness. Critical Care. 2016 Dec;20(1):1-4.
- Ligon BL. Monkeypox: a review of the history and emergence in the Western hemisphere. InSeminars in pediatric infectious diseases 2004 Oct 1 (Vol. 15, No. 4, pp. 280-287). WB Saunders.
- Lin CN. Impacts on human health caused by zoonoses. Biological toxins and bioterrorism. 2015;1:211.
- Mahalingam S, et al. Hendra virus: an emerging paramyxovirus in Australia. The Lancet infectious diseases. 2012 Oct 1;12(10):799-807.
- Marshall-Pescini S, et al. The role of oxytocin in the dog–owner relationship. Animals. 2019 Oct;9(10):792.
- Martini M, et al. The Spanish Influenza Pandemic: a lesson from history 100 years after 1918. Journal of preventive medicine and hygiene. 2019 Mar;60(1):E64.
- Mendoza-Roldan J, et al. Zoonotic parasites of reptiles: a crawling threat. Trends in parasitology. 2020 May 7.
- Mobaraki K, Ahmadzadeh J. Current epidemiological status of Middle East respiratory syndrome coronavirus in the world from 1.1. 2017 to 17.1. 2018: a cross-sectional study. BMC infectious diseases. 2019 Dec;19(1):1-5.
- Overgaauw PAM, et al. One health perspective on the human-companion animal relationship with emphasis on zoonotic aspects. Vol. 17, International Journal of Environmental Research and Public Health. 2020.
- Petersson M, et al. Oxytocin and cortisol levels in dog owners and their dogs are associated with behavioral patterns: An exploratory study. Frontiers in psychology. 2017 Oct 13;8:1796.
- Polheber JP, Matchock RL. The presence of a dog attenuates cortisol and heart rate in the Trier Social Stress Test compared to human friends. Journal of behavioral medicine. 2014 Oct;37(5):860-7.
- Powell L, et al. Expectations for dog ownership: Perceived physical, mental and psychosocial health consequences among prospective adopters. PLoS One. 2018 Jul 6;13(7):e0200276.
- Qureshi AI, et al. Cat ownership and the Risk of Fatal Cardiovascular Diseases. Results from the Second National Health and Nutrition Examination Study Mortality Follow-up Study. Journal of vascular and interventional neurology. 2009 Jan;2(1):132.
- Raikova SV, Zav'ialov AI. Typhus fever morbidity among the military personnel and civilians in the regions around Volga river during World War I. Voenno-meditsinskii zhurnal. 2013 Jul 1;334(7):56-61.
- Rodrigo-Claverol M, et al. Animal-Assisted Therapy Improves Communication and Mobility among Institutionalized People with Cognitive Impairment. International journal of environmental research and public health. 2020 Jan;17(16):5899.
- Salyer SJ, et al. Prioritizing zoonoses for global health capacity building—themes from One Health zoonotic disease workshops in 7 countries, 2014–2016. Emerging infectious diseases. 2017 Dec;23(Suppl 1):S55.
- Sanjuán R, Domingo-Calap P. Mechanisms of viral mutation. Cellular and molecular life sciences. 2016 Dec;73(23):4433-48.
- Saunders-Hastings PR, Krewski D. Reviewing the history of pandemic influenza: understanding patterns of emergence and transmission. Pathogens. 2016 Dec;5(4):66.
- Shader RI. Zoonotic viruses: the mysterious leap from animals to man. Clinical therapeutics. 2018 Aug;40(8):1225.
- Shariff M. Nipah virus infection: a review. Epidemiology & Infection. 2019;147.
- Simonsen L, et al. Global mortality estimates for the 2009 Influenza Pandemic from the GLaMOR project: a modeling study. PLoS Med. 2013 Nov 26;10(11):e1001558.
- Simpson A. Effect of household pet ownership on infant immune response and subsequent sensitization. Journal of asthma and allergy. 2010;3:131.
- Souza MJ. One health: zoonoses in the exotic animal practice. Veterinary Clinics: Exotic Animal Practice. 2011 Sep 1;14(3):421-6.
- Strathdee SA, et al. What the HIV pandemic experience can teach the United States about the COVID-19 response. Journal of acquired immune deficiency syndromes (1999). 2021 Jan 1;86(1):1.
- Taubenberger JK. The origin and virulence of the 1918 "Spanish" influenza virus. Proceedings of the American Philosophical Society. 2006 Mar;150(1):86.
- Vergles Rataj A, et al. Parasites in pet reptiles. Acta veterinaria scandinavica. 2011;53(33):1-20.
- Villarreal LP. Evolution of viruses. Encyclopedia of Virology. 2008:174.
- Whiley H, et al. A review of Salmonella and squamates (lizards, snakes and amphisbians): implications for public health. Pathogens. 2017 Sep;6(3):38.

SURA YA 11 – KULA, KUNYWA & KUWA IMARA

- Åkerström S, et al. Nitric oxide inhibits the replication cycle of severe acute respiratory syndrome coronavirus. Journal of virology. 2005 Feb;79(3):1966.
- Arshad MS, et al. Coronavirus disease (COVID-19) and immunity booster green foods: A mini review. Food Science & Nutrition. 2020 Aug;8(8):3971-6.
- Asemani Y, et al. Allium vegetables for possible future of cancer treatment. Phytotherapy Research. 2019 Dec;33(12):3019-39.
- Bahrami A, et al. A. Legume intake and risk of nonalcoholic fatty liver disease. Indian Journal of Gastroenterology. 2019 Feb;38(1):55-60.
- Bazzano LA, et al. Legume consumption and risk of coronary heart disease in US men and women: NHANES I Epidemiologic Follow-up Study. Arch Intern Med. 2001;161(21):2573-2578.
- Bazzano LA, et al. Non-soy legume consumption lowers cholesterol levels: a meta-analysis of randomized controlled trials. Nutrition, metabolism and cardiovascular diseases. 2011 Feb 1;21(2):94-103.
- Bendich A. Physiological role of antioxidants in the immune system. Journal of Dairy Science. 1993 Sep 1;76(9):2789-94.
- Borek C. Dietary antioxidants and human cancer. Integrative cancer therapies. 2004 Dec;3(4):333-41.
- Castro-Acosta ML, et al. Berries and anthocyanins: promising functional food ingredients with postprandial glycaemia-lowering effects. Proceedings of the Nutrition Society. 2016 Aug;75(3):342-55.
- Cernava T, et al. Enterobacteriaceae dominate the core microbiome and contribute to the resistome of arugula (Eruca sativa Mill.). Microbiome. 2019 Dec;7(1):1-2.
- Coleman JW. Nitric oxide in immunity and inflammation. International immunopharmacology. 2001 Aug 1;1(8):1397-406.
- Forman HJ, Zhang H, Rinna A. Glutathione: overview of its protective roles, measurement, and biosynthesis. Molecular aspects of medicine. 2009 Feb 1;30(1-2):1-2.
- Fukagawa NK, et al. High-carbohydrate, high-fiber diets increase peripheral insulin sensitivity in healthy young and old adults. The American journal of clinical nutrition. 1990 Sep 1;52(3):524-8.
- Gamba M, et al. Bioactive compounds and nutritional composition of Swiss chard (Beta vulgaris L. var. cicla and flavescens): a systematic review. Critical reviews in food science and nutrition. 2020 Aug 6:1-6.

- Guo S, et al. A review of phytochemistry, metabolite changes, and medicinal uses of the common sunflower seed and sprouts (Helianthus annuus L.). Chemistry Central Journal. 2017 Dec;11(1):1-0.
- Hemilä H. Vitamin C and infections. Nutrients. 2017 Apr;9(4):339.
- Jayachandran M, et al. A critical review on health promoting benefits of edible mushrooms through gut microbiota. International journal of molecular sciences. 2017 Sep;18(9):1934.
- Kajla P, et al. Flaxseed—a potential functional food source. Journal of food science and technology. 2015 Apr;52(4):1857-71.
- Kapusta-Duch J, et al. The beneficial effects of Brassica vegetables on human health. Roczniki Państwowego Zakładu Higieny. 2012;63(4).
- Karaś M, et al. Antioxidant activity of protein hydrolysates from raw and heat-treated yellow string beans (Phaseolus vulgaris L.). Acta Scientiarum Polonorum Technologia Alimentaria. 2014 Dec 30;13(4).
- Kim JK, et al. Comparative analysis of glucosinolates and metabolite profiling of green and red mustard (brassica juncea) hairy roots. 3 Biotech. 2018 Sep;8(9):1-0.
- Kothari D, et al. Allium Flavonols: Health Benefits, Molecular Targets, and Bioavailability. Antioxidants. 2020 Sep;9(9):888.
- Lanza E, et al. High dry bean intake and reduced risk of advanced colorectal adenoma recurrence among participants in the polyp prevention trial. The Journal of nutrition. 2006 Jul 1;136(7):1896-903.
- Leizer C, et al. The composition of hemp seed oil and its potential as an important source of nutrition. Journal of Nutraceuticals, functional & medical foods. 2000 Dec 1;2(4):35-53.
- Li Y, et al. Quercetin, Inflammation and Immunity. Nutrients. 2016;8(3):167. Published 2016 Mar 15. doi:10.3390/nu8030167
- Lovejoy JC. The influence of dietary fat on insulin resistance. Current diabetes reports. 2002 Oct 1;2(5):435-40.
- Luiking YC, et al. Regulation of nitric oxide production in health and disease. Current opinion in clinical nutrition and metabolic care. 2010 Jan;13(1):97.
- Messina V. Nutritional and health benefits of dried beans. The American journal of clinical nutrition. 2014 Jul 1;100(suppl_1):437S-42S.
- Michel JB. Rôle du monoxyde d'azote endothélial dans la régulation de la vasomotricité [Role of endothelial nitric oxide in the regulation of the vasomotor system]. Pathol Biol (Paris). 1998;46(3):181-189.
- Milkowski A, et al. Nutritional epidemiology in the context of nitric oxide biology: A risk–benefit evaluation for dietary nitrite and nitrate. Nitric oxide. 2010 Feb 15;22(2):110-9.
- Mirvish SS. Role of N-nitroso compounds (NOC) and N-nitrosation in etiology of gastric, esophageal, nasopharyngeal and bladder cancer and contribution to cancer of known exposures to NOC. Cancer letters. 1995 Jun 29;93(1):17-48.
- Monk JM, et al. Navy and black bean supplementation primes the colonic mucosal microenvironment to improve gut health. The Journal of nutritional biochemistry. 2017 Nov 1;49:89-100.
- Moreno-Ortega A, et al. Changes in the antioxidant activity and metabolite profile of three onion varieties during the elaboration of 'black onion'. Food chemistry. 2020 May 1;311:125958.
- Moser MA, Chun OK. Vitamin C and heart health: a review based on findings from epidemiologic studies. International journal of molecular sciences. 2016 Aug;17(8):1328.
- Mzoughi Z, et al. Wild edible Swiss chard leaves (Beta vulgaris L. var. cicla): Nutritional, phytochemical composition and biological activities. Food Research International. 2019 May 1;119:612-21.
- Pathak N, et al. Value addition in sesame: A perspective on bioactive components for enhancing utility and profitability. Pharmacognosy reviews. 2014 Jul;8(16):147.
- Robbins RA, Grisham MB. Nitric oxide. The international journal of biochemistry & cell biology. 1997 Jun 1;29(6):857-60.
- Roberts JL, Moreau R. Functional properties of spinach (Spinacia oleracea L.) phytochemicals and bioactives. Food & function. 2016;7(8):3337-53.
- Šamec D, et al. Kale (Brassica oleracea var. acephala) as a superfood: Review of the scientific evidence behind the statement. Critical reviews in food science and nutrition. 2019 Aug 22;59(15):2411-22.
- Sathe SK. Dry bean protein functionality. Critical reviews in biotechnology. 2002 Jan 1;22(2):175-223.
- Suleria HA, et al. Onion: Nature protection against physiological threats. Critical reviews in food science and nutrition. 2015 Jan 2;55(1):50-66.
- Sverdlov AL, et al. Aging of the nitric oxide system: are we as old as our NO?. Journal of the American Heart Association. 2014 Aug 18;3(4):e000973.
- Thompson SV, et al. Bean and rice meals reduce postprandial glycemic response in adults with type 2 diabetes: a cross-over study. Nutrition Journal. 2012 Dec;11(1):1-7.
- Turner TF, et al. Dietary adherence and satisfaction with a bean-based high-fiber weight loss diet: a pilot study. International Scholarly Research Notices. 2013.
- Vega-Gálvez A, et al. Antioxidant, functional properties and health-promoting potential of native South American berries: a review. Journal of the Science of Food and Agriculture. 2021 Jan 30;101(2):364-78.
- Villarreal-Calderón JR, et al. Interplay between the Adaptive Immune System and Insulin Resistance in Weight Loss Induced by Bariatric Surgery. Oxid Med Cell Longev. 2019;2019:3940739. Published 2019 Dec 6.
- Wu G, Meininger CJ. Regulation of nitric oxide synthesis by dietary factors. Annu Rev Nutr. 2002;22:61-86.
- Yu S, et al. A high-sugar diet affects cellular and humoral immune responses in Drosophila. Vol. 368, Experimental Cell Research. 2018. p. 215–24.
- Zhang JJ, et al. Bioactivities and health benefits of mushrooms mainly from China. Molecules. 2016 Jul;21(7):938.

SURA YA 12 – RUHUSU NURU IINGINE NDANI

- Alkozei A, et al. Exposure to blue light increases subsequent functional activation of the prefrontal cortex during performance of a working memory task. Sleep. 2016 Sep 1;39(9):1671-80.
- Allgrove J. Physiology of Calcium, Phosphate, Magnesium and Vitamin D. Endocr Dev. 2015;28:7–32.
- Aranow C. Vitamin D and the immune system. In: Journal of Investigative Medicine. BMJ Publishing Group; 2011. p. 881–6.
- Ash C, et al. Effect of wavelength and beam width on penetration in light-tissue interaction using computational methods. Lasers Med Sci. 2017 Nov;32(8):1909–18.
- Avci P, et al. Low-level laser (light) therapy (LLLT) in skin: Stimulating, healing, restoring. Semin Cutan Med Surg. 2013 Mar;32(1):41–52.
- Bae M, Kim H. Mini-Review on the Roles of Vitamin C, Vitamin D, and Selenium in the Immune System against COVID-19. Vol. 25, Molecules (Basel, Switzerland). NLM (Medline); 2020.
- Bonilla C, et al. Skin pigmentation, sun exposure and vitamin D levels in children of the avon longitudinal study of parents and children. BMC Public Health. 2014 Jun;14(1):1–10.
- Cardwell G, et al. A review of mushrooms as a potential source of dietary vitamin D. Vol. 10, Nutrients. MDPI AG; 2018.
- Cela EM, et al. Immune System Modulation Produced by Ultraviolet Radiation. In: Immunoregulatory Aspects of Immunotherapy. InTech; 2018.
- Chandra P, et al. Treatment of vitamin D deficiency with UV light in patients with malabsorption syndromes: A case series. Photodermatol Photoimmunol Photomed. 2007 Oct;23(5):179–85.
- Chaves ME, et al. Effects of low-power light therapy on wound healing: LASER x LED. Vol. 89, Anais Brasileiros de Dermatologia. Sociedade Brasileira de Dermatologia; 2014. p. 616–23.
- D'Orazio J, et al. UV radiation and the skin. Vol. 14, International Journal of Molecular Sciences. MDPI AG; 2013. p. 12222–48.
- Driller MW, et al. Hunger hormone and sleep responses to the built-in blue-light filter on an electronic device: A pilot study. In: Sleep Science. Brazilian Association of Sleep and Latin American Federation of Sleep Societies; 2019. p. 171–7.
- Eslami H, Jalili M. The role of environmental factors to transmission of SARS-CoV-2 (COVID-19). Vol. 10, AMB Express. Springer; 2020.
- Fahimipour AK, et al. Daylight exposure modulates bacterial communities associated with household dust 06 Biological Sciences 0605 Microbiology. Microbiome. 2018 Oct;6(1):1–13.
- Favero G, et al. Melatonin as an Anti-Inflammatory Agent Modulating Inflammasome Activation. Vol. 2017, International Journal of Endocrinology. Hindawi Limited; 2017.
- Forrest KYZ, Stuhldreher WL. Prevalence and correlates of vitamin D deficiency in US adults. Nutr Res. 2011 Jan;31(1):48–54.
- Garcia-Saenz A, et al. Evaluating the association between artificial light-at-night exposure and breast and prostate cancer risk in Spain (Mcc-spain study). Environ Health Perspect. 2018 Apr;126(4).
- Gwynne PJ, Gallagher MP. Light as a broad-spectrum antimicrobial. Front Microbiol. 2018 Feb;9(FEB).
- Hamblin MR. Mechanisms and applications of the anti-inflammatory effects of photobiomodulation. Vol. 4, AIMS Biophysics. American Institute of Mathematical Sciences; 2017. p. 337–61.
- Hernández JL, et al. Vitamin D Status in Hospitalized Patients with SARS-CoV-2 Infection. J Clin Endocrinol Metab. 2021 Mar;106(3):E1343–53.
- Holick MF. Evidence-based D-bate on health benefits of vitamin D revisited. Dermatoendocrinol. 2012 Apr;4(2):183–90.
- Hu D, et al. Red LED photobiomodulation reduces pain hypersensitivity and improves sensorimotor function following mild T10 hemicontusion spinal cord injury. J Neuroinflammation. 2016 Aug;13(1):1–15.
- Ibrahim MM, et al. Long-lasting antinociceptive effects of green light in acute and chronic pain in rats. Pain. 2017 Feb;158(2):347–60.
- Jniene A, et al. Perception of Sleep Disturbances due to Bedtime Use of Blue Light-Emitting Devices and Its Impact on Habits and Sleep Quality among Young Medical Students. Biomed Res Int. 2019;2019.
- Juzeniene A, Moan J. Beneficial effects of UV radiation other than via vitamin D production. Vol. 4, Dermato-Endocrinology. Taylor & Francis; 2012. p. 109–17.
- Keszler A, et al. Red/near infrared light stimulates release of an endothelium dependent vasodilator and rescues vascular dysfunction in a diabetes model. Free Radic Biol Med. 2017 Dec;113:157–64.
- Kimberly B, James R. P. Amber lenses to block blue light and improve sleep: A randomized trial. Chronobiol Int. 2009 Dec;26(8):1602–12.
- Knoop M, et al. Daylight: What makes the difference? Light Res Technol. 2020 May;52(3):423–42.
- Lee H, et al. Effects of exercise with or without light exposure on sleep quality and hormone reponses. J Exerc Nutr Biochem. 2014 Sep;18(3):293–9.
- Littlejohns TJ, et al. Vitamin D and the risk of dementia and Alzheimer disease. Neurology. 2014 Sep;83(10):920–8.
- MacDonald HM. Contributions of sunlight and diet to vitamin D status. Calcif Tissue Int. 2013 Feb;92(2):163–76.
- Martin LF, et al. Evaluation of green light exposure on headache frequency and quality of life in migraine patients: A preliminary one-way cross-over clinical trial. Cephalalgia. 2021 Feb;41(2):135–47.
- Mayerhöfer TG, Popp J. The electric field standing wave effect in infrared transflection spectroscopy. Spectrochim Acta - Part A Mol Biomol Spectrosc. 2018;191:283–9.
- Mead MN. Benefits of sunlight: a bright spot for human health. Vol. 116, Environmental health perspectives. National Institute of Environmental Health Sciences; 2008. p. A160.
- Minguillon J, et al. Blue lighting accelerates post-stress relaxation: Results of a preliminary study. PLoS One. 2017 Oct;12(10).
- Nair R, Maseeh A. Vitamin D: The sunshine vitamin. Vol. 3, Journal of Pharmacology and Pharmacotherapeutics. Wolters Kluwer -- Medknow Publications; 2012. p. 118–26.
- Nimitphong H, Holick MF. Vitamin D status and sun exposure in Southeast Asia. Dermatoendocrinol. 2013 Jan;5(1):34–7.
- Norman PE, Powell JT. Vitamin D and cardiovascular disease. Vol. 114, Circulation Research. Lippincott Williams and Wilkins; 2014. p. 379–93.
- Parva NR, et al. Prevalence of Vitamin D Deficiency and Associated Risk Factors in the US Population (2011-2012). Cureus. 2018 Jun;10(6).
- Phan TX, et al. Intrinsic photosensitivity enhances motility of T lymphocytes. Sci Rep. 2016 Dec;6(1):1–11.
- Plitnick B, et al. The effects of red and blue light on alertness and mood at night. Light Res Technol. 2010 Dec;42(4):449–58.
- Pugach IZ, Pugach S. Strong correlation between prevalence of severe vitamin D deficiency and population mortality rate from COVID-19 in Europe. Wien Klin Wochenschr. 2021 Apr;133(7-8):403–5.
- Shang YM, et al. White light-emitting diodes (LEDs) at domestic lighting levels and retinal injury in a rat model. Environ Health Perspect. 2014 Dec;122(3):269–76.
- Shen J, Tower J. Effects of light on aging and longevity. Vol. 53, Ageing Research Reviews. Elsevier Ireland Ltd; 2019. p. 100913.
- Szczepanik M. Melatonin and its influence on immune system. Vol. 58, Journal of Physiology and Pharmacology. 2007.
- Tafur J, Mills PJ. Low-intensity light therapy: Exploring the role of redox mechanisms. Vol. 26, Photomedicine and Laser Surgery. Mary Ann Liebert, Inc.; 2008. p. 323–8.
- Tähkämö L, et al. Systematic review of light exposure impact on human circadian rhythm. Vol. 36, Chronobiology International. Taylor and Francis Ltd; 2019. p. 151–70.
- Tarocco A, et al. Melatonin as a master regulator of cell death and inflammation: molecular mechanisms and clinical implications for newborn care. Vol. 10, Cell Death and Disease. Nature Publishing Group; 2019. p. 1–12.
- Tripkovic L, et al. Comparison of vitamin D2and vitamin D3 supplementation in raising serum 25-hydroxyvitamin D status: A systematic review and meta-analysis. Vol. 95, American Journal of Clinical Nutrition. American Society for Nutrition; 2012. p. 1357–64.
- Uccula A, et al. Colors, colored overlays, and reading skills. Vol. 5, Frontiers in Psychology. Frontiers Research Foundation; 2014.
- Wacker M, Holick MF. Sunlight and Vitamin D: A global perspective for health. Vol. 5, Dermato-Endocrinology. Landes Bioscience; 2013. p. 51–108.
- Wang Y, et al. Antimicrobial blue light inactivation of pathogenic microbes: State of the art. Drug Resist Updat. 2017 Nov;33-35:1–22.
- Wunsch A, Matuschka K. A controlled trial to determine the efficacy of red and near-infrared light treatment in patient satisfaction, reduction of fine lines, wrinkles, skin roughness, and intradermal collagen density increase. Photomed Laser Surg. 2014 Feb;32(2):93–100.
- Zhang R, Naughton DP. Vitamin D in health and disease: Current perspectives. Vol. 9, Nutrition Journal. BioMed Central; 2010. p. 1–13.
- Zhao ZC, et al. Research progress about the effect and prevention of blue light on eyes. Vol. 11, International Journal of Ophthalmology. International Journal of Ophthalmology (c/o Editorial Office); 2018. p. 1999–2003.
- Zielinska-Dabkowska KM, et al. LED light sources and their complex set-up for visually and biologically effective illumination for ornamental indoor plants. Sustain. 2019;11(9).

SURA YA 13 – TEMBEA ZAIDI, KAA KIDOGO

- Bird SR, Hawley JA. Update on the effects of physical activity on insulin sensitivity in humans. BMJ open Sport Exerc Med. 2017 Mar;2(1):e000143–e000143.
- Blackstone EA, et al. The health and economic effects of counterfeit drugs. Am Heal drug benefits. 2014 Jun;7(4):216–24.
- Booth FW, et al. Lack of exercise is a major cause of chronic diseases. Compr Physiol. 2012 Apr;2(2):1143–211.
- Chau JY, et al. Daily sitting time and all-cause mortality: a meta-analysis. PLoS One. 2013 Nov;8(11):e80000–e80000.
- Church TS, et al. Trends over 5 decades in U.S. occupation-related physical activity and their associations with obesity. PLoS One. 2011/05/25. 2011;6(5):e19657–e19657.
- Daneshmandi H, et al. Adverse Effects of Prolonged Sitting Behavior on the General Health of Office Workers. J lifestyle Med. 2017/07/31. 2017 Jul;7(2):69–75.
- Dewitt S, et al. Office workers' experiences of attempts to reduce sitting-time: an exploratory, mixed-methods uncontrolled intervention pilot study. BMC Public Health. 2019;19(1):819.
- Dolezal BA, et al. Interrelationship between Sleep and Exercise: A Systematic Review. Adv Prev Med. 2017/03/26. 2017;2017:1364387.
- Ekelund U, et al. Does physical activity attenuate, or even eliminate, the detrimental association of sitting time with mortality? A harmonised meta-analysis of data from more than 1 million men and women. Lancet. 2016;388(10051):1302–10.
- El-Zayat SR, et al. Physiological process of fat loss. Bull Natl Res Cent. 2019;43(1):208.
- Fletcher GF, et al. Exercise Standards for Testing and Training. Circulation. 2001 Oct;104(14):1694–740.
- Galloza J, et al. Benefits of Exercise in the Older Population. Phys Med Rehabil Clin N Am. 2017;28(4):659–69.
- Hackney AC, Koltun KJ. The immune system and overtraining in athletes: clinical implications. Acta Clin Croat. 2012 Dec;51(4):633–41.
- Hadgraft NT, et al. Office workers' objectively assessed total and prolonged sitting time: Individual-level correlates and worksite variations. Prev Med Reports. 2016;4:184–91.
- Hamilton MT, et al. Too Little Exercise and Too Much Sitting: Inactivity Physiology and the Need for New Recommendations on Sedentary Behavior. Curr Cardiovasc Risk Rep. 2008 Jul;2(4):292–8.
- King AC, King DK. Physical activity for an aging population. Public Health Rev. 2010;32(2):401–26.
- Kohn LT, et al. Rapporteur's Report Session I: Origin of the problem: Malcolm Ross. Vol. 52, Regulatory Toxicology and Pharmacology. 2008.
- Kushner AM, et al. The Back Squat Part 2: Targeted Training Techniques to Correct Functional Deficits and Technical Factors that Limit Performance. Strength Cond J. 2015 Apr;37(2):13–60.
- Lai AT, et al. Climate change and human health. J Intern Med Taiwan. 2012;23(5):343–50.
- Lavie CJ, et al. Sedentary Behavior, Exercise, and Cardiovascular Health. Circ Res. 2019 Mar;124(5):799–815.
- Lee I-M, et al. Effect of physical inactivity on major non-communicable diseases worldwide: an analysis of burden of disease and life expectancy. Lancet (London, England). 2012 Jul;380(9838):219–29.
- Ma P, et al. Daily sedentary time and its association with risk for colorectal cancer in adults: A dose-response meta-analysis of prospective cohort studies. Medicine (Baltimore). 2017 Jun;96(22):e7049–e7049.
- Makki K, et al. Adipose tissue in obesity-related inflammation and insulin resistance: cells, cytokines, and chemokines. ISRN Inflamm. 2013 Dec;2013:139239.
- McFee RB. Nosocomial or hospital-acquired infections: an overview. Dis Mon. 2009 Jul;55(7):422–38.
- Myer GD, et al. The back squat: A proposed assessment of functional deficits and technical factors that limit performance. Strength Cond J. 2014 Dec;36(6):4–27.
- Owen N, et al. Too much sitting: the population health science of sedentary behavior. Exerc Sport Sci Rev. 2010 Jul;38(3):105–13.
- Reyes AZ, et al. Anti-inflammatory therapy for COVID-19 infection: the case for colchicine. Ann Rheum Dis. 2021 May;80(5):550 LP - 557.
- Thomas D, Apovian C. Macrophage functions in lean and obese adipose tissue. Metabolism. 2017/04/18. 2017 Jul;72:120–43.
- Thompson PD, et al. Exercise and Acute Cardiovascular Events. Circulation. 2007 May;115(17):2358–68.
- Thompson PD. Exercise Prescription and Proscription for Patients With Coronary Artery Disease. Circulation. 2005 Oct;112(15):2354–63.
- Tian D, Meng J. Exercise for Prevention and Relief of Cardiovascular Disease: Prognoses, Mechanisms, and Approaches. Oxid Med Cell Longev. 2019 Apr;2019:3756750.
- Vena D, et al. The Effect of Electrical Stimulation of the Calf Muscle on Leg Fluid Accumulation over a Long Period of Sitting. Sci Rep. 2017;7(1):6055.
- Warburton DER, et al. Health benefits of physical activity: the evidence. CMAJ. 2006 Mar;174(6):801–9.

SURA YA 14 – PINGA KABISA

- Aditi, Shariff M. Nipah virus infection: A review. Vol. 147, Epidemiology and Infection. Cambridge University Press; 2019.
- Astill J, et al. Detecting and predicting emerging disease in poultry with the implementation of new technologies and big data: A focus on avian influenza virus. Vol. 5, Frontiers in Veterinary Science. Frontiers Media S.A.; 2018. p. 263.
- Bennett CE, et al. The broiler chicken as a signal of a human reconfigured biosphere. R Soc Open Sci. 2018 Dec;5(12).
- Bintsis T. Foodborne pathogens. AIMS Microbiol. 2017;3(3):529–63.
- Campbell TC. Cancer prevention and treatment by wholistic nutrition. Journal of nature and science. 2017 Oct;3(10).
- Daniel CR, et al. Trends in meat consumption in the USA. Public Health Nutr. 2011 Apr;14(4):575–83.
- Davies R, Wales A. Antimicrobial Resistance on Farms: A Review Including Biosecurity and the Potential Role of Disinfectants in Resistance Selection. Vol. 18, Comprehensive Reviews in Food Science and Food Safety. Blackwell Publishing Inc.; 2019. p. 753–74.
- Dewey-Mattia D, et al. Surveillance for Foodborne Disease Outbreaks - United States, 2009-2015. MMWR Surveill Summ. 2018;67(10).
- Edwards CE, et al. Swine acute diarrhea syndrome coronavirus replication in primary human cells reveals potential susceptibility to infection. Proc Natl Acad Sci U S A. 2020 Oct;117(43):26915–25.
- Ganmaa D, Sato A. The possible role of female sex hormones in milk from pregnant cows in the development of breast, ovarian and corpus uteri cancers. Med Hypotheses. 2005;65(6):1028–37.
- https://www.economist.com/international/2019/01/19/how-chicken-became-the-rich-worlds-most-popular-meat
- https://www.sentienceinstitute.org/us-factory-farming-estimates
- Ito T. Wild birds and avian influenza. Journal of the Japanese Society on Poultry Diseases (Japan). 2007.
- Iwami S, et al. Avian flu pandemic: Can we prevent it? J Theor Biol. 2009 Mar;257(1):181–90.

- Jung K, et al. Porcine epidemic diarrhea virus (PEDV): An update on etiology, transmission, pathogenesis, and prevention and control. Vol. 286, Virus Research. Elsevier B.V.; 2020. p. 198045.
- Kahn CM, Line S, editors. The Merck veterinary manual. Kenilworth, NJ: Merck; 2010 Feb.
- Lekagul A, et al. Patterns of antibiotic use in global pig production: A systematic review. Vol. 7, Veterinary and Animal Science. Elsevier B.V.; 2019. p. 100058.
- Luo Y, et al. Broad Cell Tropism of SADS-CoV In Vitro Implies Its Potential Cross-Species Infection Risk. Virologica Sinica. Science Press; 2020. p. 1-5.
- Malekinejad H, Rezabakhsh A. Hormones in dairy foods and their impact on public health- A narrative review article. Iran J Public Health. 2015 Jun;44(6):742-58.
- Manyi-Loh C, et al. Antibiotic use in agriculture and its consequential resistance in environmental sources: Potential public health implications. Vol. 23, Molecules. MDPI AG; 2018.
- National Chicken Council. Per Capita Consumption of Poultry and Livestock, 1965 to Estimated 2021, in Pounds.
- Paxton H, et al. The gait dynamics of the modern broiler chicken: A cautionary tale of selective breeding. J Exp Biol. 2013 Sep;216(17):3237-48.
- Prestinaci F, et al. Antimicrobial resistance: A global multifaceted phenomenon. Vol. 109, Pathogens and Global Health. Maney Publishing; 2015. p. 309-18.
- Rossi J, Garner SA. Industrial Farm Animal Production: A Comprehensive Moral Critique. Vol. 27, Journal of Agricultural and Environmental Ethics. Kluwer Academic Publishers; 2014. p. 479-522.
- Rusu L, et al. Pesticide residues contamination of milk and dairy products. A case study: Bacau district area, Romania. J. Environ. Prot. Ecol. 2016 Jan 1;17:1229-41.
- Scallan E, et al. Foodborne illness acquired in the United States-Major pathogens. Emerg Infect Dis. 2011 Jan;17(1):7-15.
- Shi W, Gao GF. Emerging H5N8 avian influenza viruses. Science. 2021 May 21;372(6544):784-6.
- Viboud C, Simonsen L. Global mortality of 2009 pandemic influenza A H1N1. Vol. 12, The Lancet Infectious Diseases. Elsevier; 2012. p. 651-3.
- Wein Y, et al. Avoiding handling-induced stress in poultry: Use of uniform parameters to accurately determine physiological stress. Poult Sci. 2017 Jan;96(1):65-73.
- Yoon MY, Yoon SS. Disruption of the gut ecosystem by antibiotics. Vol. 59, Yonsei Medical Journal. Yonsei University College of Medicine; 2018. p. 4-12.
- Zuidhof MJ, et al. Growth, efficiency, and yield of commercial broilers from 1957, 1978, and 2005. Poult Sci. 2014 Dec;93(12):2970-82.

SURA YA 15—NADHIFISHA KAAKAA LAKO

- Aguirre AA, et al. Illicit Wildlife Trade, Wet Markets, and COVID-19: Preventing Future Pandemics. World Med Heal Policy. 2020 Sep;12(3):256-65.
- Albrechtsen L, et al. Contrasts in availability and consumption of animal protein in Bioko Island, West Africa: The role of bushmeat. Environ Conserv. 2005;32(4):340-8.
- Aslam S, et al. Major risk factors for leprosy in a non-endemic area of the United States: A case series. IDCases. 2019 May;17:e00557-e00557.
- Bragagnolo C, et al. Hunting in Brazil: What are the options? Perspect Ecol Conserv. 2019;17(2):71-9.
- Campbell TC. Cancer prevention and treatment by wholistic nutrition. Journal of nature and science. 2017 Oct;3(10).
- Chan PKS. Outbreak of Avian Influenza A(H5N1) Virus Infection in Hong Kong in 1997. 2002. p. 58-64.
- Cox PA, Sacks OW. Cycad neurotoxins, consumption of flying foxes, and ALS-PDC disease in Guam. Neurology. 2002 Mar;58(6):956 LP - 959.
- D'Cruze N, et al. What is the true cost of the world's most expensive coffee? Oryx. 2014/03/13. 2014;48(2):170-1.
- da Silva MB, et al. Evidence of zoonotic leprosy in Pará, Brazilian Amazon, and risks associated with human contact or consumption of armadillos. PLoS Negl Trop Dis. 2018;12(6).
- El-Sayed A, Kamel M. Coronaviruses in humans and animals: the role of bats in viral evolution. Environ Sci Pollut Res. 2021;28(16):19589-600.
- Fa JE, et al. Bushmeat Exploitation in Tropical Forests: an Intercontinental Comparison. Conserv Biol. 2002 Feb;16(1):232-7.
- Goldberg TL, et al. Forest fragmentation as cause of bacterial transmission among nonhuman primates, humans, and livestock, Uganda. Emerg Infect Dis. 2008 Sep;14(9):1375-82.
- Han H-J, et al. Evidence for zoonotic origins of Middle East respiratory syndrome coronavirus. J Gen Virol. 2015/11/13. 2016 Feb;97(2):274-80.
- Hayman DTS, et al. Ebola virus antibodies in fruit bats, Ghana, West Africa. Emerg Infect Dis. 2012 Jul;18(7):1207-9.
- Jackson P. Fleshy Traffic, Feverish Borders: Blood, Birds, and Civet Cats in Cities Brimming with Intimate Commodities. 2008. p. 281-96.
- Jia G, et al. Fruit bats as a natural reservoir of zoonotic viruses. Chin Sci Bull. 2003;48(12):1179-82.
- Keenan SW, Elsey RM. The good, the bad, and the unknown: microbial symbioses of the American alligator. Integrative and comparative biology. 2015 Dec 1;55(6):972-85.
- Kerr-Pontes LRS, et al. Socioeconomic, environmental, and behavioural risk factors for leprosy in North-east Brazil: results of a case-control study. Int J Epidemiol. 2006 Aug;35(4):994-1000.
- Kurpiers LA, et al. Bushmeat and emerging infectious diseases: lessons from Africa. InProblematic wildlife 2016 (pp. 507-551). Springer, Cham.
- Leroy EM, et al. Fruit bats as reservoirs of Ebola virus. Nature. 2005;438(7068):575-6.
- Marcone MF. Composition and properties of Indonesian palm civet coffee (Kopi Luwak) and Ethiopian civet coffee. Food Res Int. 2004;37(9):901-12.
- Matos TS, et al. Leprosy in the elderly population and the occurrence of physical disabilities: Is there cause for concern? An Bras Dermatol. 2019/05/09. 2019;94(2):243-5.
- Moreno-Madriñán MJ, Turell M. History of Mosquitoborne Diseases in the United States and Implications for New Pathogens. Emerg Infect Dis. 2018 May;24(5):821-6.
- Naguib MM, et al. Live and Wet Markets: Food Access versus the Risk of Disease Emergence. Trends Microbiol. 2021 May;
- Nevarez JG, et al. Association of West Nile Virus with Lymphohistiocytic Proliferative Cutaneous Lesions in American Alligators. Zoo Wildl Med. 2008 Dec;39(4):562-6.
- Oliveira IVP de M, et al. Armadillos and leprosy: from infection to biological model. Rev Inst Med Trop Sao Paulo. 2019 Sep;61:e44-e44.
- Philippe Gaubert, et al. The Complete Phylogeny of Pangolins: Scaling Up Resources for the Molecular Tracing of the Most Trafficked Mammals on Earth. 2018. p. 247-359.
- Rewar S, Mirdha D. Transmission of Ebola Virus Disease: An Overview. Ann Glob Heal. 2014;80(6):444-51.
- Ripple WJ, et al. Bushmeat hunting and extinction risk to the world's mammals. R Soc Open Sci. 2016;3(10).
- Sharp PM, Hahn BH. Origins of HIV and the AIDS pandemic. Cold Spring Harb Perspect Med. 2011 Sep;1(1):a006841-a006841.
- Sunny B, et al. Maggot Infestation: Various Treatment Modalities. J Am Coll Clin Wound Spec. 2018 Mar;8(1-3):51-3.
- Wang LF, Eaton BT. Bats, civets and the emergence of SARS. Curr Top Microbiol Immunol. 2007;315:325-44.
- Wang Y, et al. Knowledge and attitudes about the use of pangolin scale products in Traditional Chinese Medicine (TCM) within China. People Nat . 2020 Dec;2(4):903-12.
- Wilkie DS, et al. Role of prices and wealth in consumer demand for bushmeat in Gabon, Central Africa. Conserv Biol. 2005;19(1):268-74.
- Zhang T, et al. Probable pangolin origin of SARS-CoV-2 associated with the COVID-19 outbreak. Current biology. 2020 Apr 6;30(7):1346-51.

SURA YA 16 – ULINZI DHIDI YA MARADHI

- Aranow C. Vitamin D and the immune system. Journal of investigative medicine. 2011 Aug 1;59(6):881-6.
- Bennett JM, et al. Inflammation–nature's way to efficiently respond to all types of challenges: implications for understanding and managing "the epidemic" of chronic diseases. Frontiers in Medicine. 2018 Nov 27;5:316.
- Biesalski HK. Vitamin D deficiency and co-morbidities in COVID-19 patients–A fatal relationship?. Nfs Journal. 2020 Aug;20:10.
- Brower V. When the immune system goes on the attack: Thanks to advances in research, it may soon be easier to diagnose autoimmune diseases earlier, but therapy remains a tricky problem. EMBO reports. 2004 Aug;5(8):757-60.
- Clayton E, Munir M. Fundamental Characteristics of Bat Interferon Systems. Frontiers in cellular and infection microbiology. 2020 Dec 11;10:762.
- Cuzzocrea S, et al. Protective effects of N-acetylcysteine on lung injury and red blood cell modification induced by carrageenan in the rat. The FASEB Journal. 2001 May;15(7):1187-200.
- Fajgenbaum DC, June CH. Cytokine storm. New England Journal of Medicine. 2020 Dec 3;383(23):2255-73.
- Gammoh NZ, Rink L. Zinc in infection and inflammation. Nutrients. 2017 Jun;9(6):624.
- García-Sastre A. Ten strategies of interferon evasion by viruses. Cell host & microbe. 2017 Aug 9;22(2):176-84.
- Juybari KB, et al. Melatonin potentials against viral infections including COVID-19: Current evidence and new findings. Virus research. 2020 Aug 5:198108.
- Kimber I, Dearman RJ. Immune responses: adverse versus non-adverse effects. Toxicologic pathology. 2002 Jan;30(1):54-8.
- Le Page C, et al. Interferon activation and innate immunity. Reviews in immunogenetics. 2000 Jan 1;2(3):374-86.
- Lindsay B. The immune system. Nicholson Essays in Biochemistry. 2016 Oct 31;60:275-301.
- Liu Q, et al. Selenium (Se) plays a key role in the biological effects of some viruses: Implications for COVID-19. Environmental research. 2021 May 1;196:110984.
- Mahmudpour M, et al. COVID-19 cytokine storm: The anger of inflammation. Cytokine. 2020 May 30:155151.
- Mescher AL, Neff AW. Regenerative capacity and the developing immune system. Regenerative medicine I. 2005 Dec:39-66.
- Mokhtari V, et al. A review on various uses of N-acetyl cysteine. Cell Journal (Yakhteh). 2017 Apr;19(1):11.
- National Research Council (US) Committee on Research Opportunities in Biology. Opportunities in Biology. Washington (DC): National Academies Press (US); 1989. 7, The Immune System and Infectious Diseases.
- Ng WH, et al. Comorbidities in SARS-CoV-2 patients: a systematic review and meta-analysis. Mbio. 2021 Jan;12(1).
- Nguyen NV, et al. HIV blocks Type I IFN signaling through disruption of STAT1 phosphorylation. Innate immunity. 2018 Nov;24(8):490-500.
- Prather AA, et al. Temporal links between self-reported sleep and antibody responses to the influenza vaccine. International journal of behavioral medicine. 2021 Feb;28(1):151-8.
- Ramsey JM, et al. Atlas of Mexican Triatominae (Reduviidae: Hemiptera) and vector transmission of Chagas disease. Memórias do Instituto Oswaldo Cruz. 2015 May;110(3):339-52.
- Ryabkova VA, et al. Influenza infection, SARS, MERS and COVID-19: Cytokine storm–The common denominator and the lessons to be learned. Clinical Immunology. 2020 Dec 14:108652.
- Shi Z, Puyo CA. N-Acetylcysteine to Combat COVID-19: An Evidence Review. Therapeutics and clinical risk management. 2020;16:1047.
- Spiering MJ. Primer on the immune system. Alcohol research: current reviews. 2015;37(2):171.
- Taefehshokr N, et al. Covid-19: Perspectives on Innate Immune Evasion. Frontiers in immunology. 2020;11.
- Thomson CD, et al. Brazil nuts: an effective way to improve selenium status. The American journal of clinical nutrition. 2008 Feb 1;87(2):379-84.
- Traugott U, Lebon P. Multiple sclerosis: involvement of interferons in lesion pathogenesis. Annals of Neurology: Official Journal of the American Neurological Association and the Child Neurology Society. 1988 Aug;24(2):243-51.
- Zhang YY, et al. The comparative immunological characteristics of SARS-CoV, MERS-CoV, and SARS-CoV-2 coronavirus infections. Frontiers in Immunology. 2020 Aug 14;11:2033.
- Zhao J, et al. Evasion by stealth: inefficient immune activation underlies poor T cell response and severe disease in SARS-CoV-infected mice. PLoS Pathog. 2009 Oct 23;5(10):e1000636.

SURA YA 17 – TOKA KICHWANI MWAKO

- Bailey RR. Goal setting and action planning for health behavior change. American journal of lifestyle medicine. 2019 Nov;13(6):615-8.
- Bernecker K, Job V. Beliefs about willpower moderate the effect of previous day demands on next day's expectations and effective goal striving. Frontiers in Psychology. 2015 Oct 14;6:1496.
- Collazos CA, et al. Evaluating collaborative learning processes using system-based measurement. Educational Technology & Society. 2007 Apr;10(3):257-74.
- De Ridder D, Gillebaart M. Lessons learned from trait self-control in well-being: Making the case for routines and initiation as important components of trait self-control. Health psychology review. 2017 Jan 2;11(1):89-99.
- Feeney BC, Collins NL. Thriving through relationships. Current Opinion in Psychology. 2015 Feb 1;1:22-8.
- Gailliot MT, Baumeister RF. The physiology of willpower: Linking blood glucose to self-control. Personality and social psychology review. 2007 Nov;11(4):303-27.
- Gillebaart M. The 'operational'definition of self-control. Frontiers in psychology. 2018 Jul 18;9:1231.
- Lopez RB, et al. Neural mechanisms of emotion regulation and their role in endocrine and immune functioning: a review with implications for treatment of affective disorders. Neuroscience & Biobehavioral Reviews. 2018 Dec 1;95:508-14.
- Nedley N, Ramirez FE. Emotional Health and Stress Management. In Lifestyle Medicine 2019 Apr 17 (pp. 1003-1017). CRC Press.
- Oscar-Berman M, Marinković K. Alcohol: effects on neurobehavioral functions and the brain. Neuropsychology review. 2007 Sep 1;17(3):239-57.
- Rosen PJ, et al. Social self-control, externalizing behavior, and peer liking among children with ADHD-CT: A mediation model. Social Development. 2014 May;23(2):288-305.
- Snyder MA. Biblical Foundations for Nutrition and an Abundant Life. The Journal of Biblical Foundations of Faith and Learning. 2016;1(1):12.
- Sygit-Kowalkowska E, et al. Samokontrola emocjonalna, radzenie sobie ze stresem a samopoczucie psychofizyczne funkcjonariuszy służby więziennej [Emotional self-control, coping with stress and psycho-physical well-being of prison officers]. Med Pr. 2015;66(3):373-82.

SURA YA 18 – SUGUA MENO YAKO

- Aas JA, et al. Defining the normal bacterial flora of the oral cavity. Journal of clinical microbiology. 2005 Nov;43(11):5721.
- Bergström J. Tobacco smoking and chronic destructive periodontal disease. Odontology. 2004 Sep;92(1):1-8.
- Blasi C. Iodine mouthwashes as deterrents against severe acute respiratory syndrome coronavirus 2 (SARS-CoV-2). Infection Control and Hospital Epidemiology. 2020.
- Deasy MJ, Vogel RI. Female sex hormonal factors in periodontal disease. Annals of dentistry. 1976;35(3):42-6.
- Eagappan AS, et al. Evaluation of salivary nitric oxide level in children with early childhood caries. Dental research journal. 2016 Jul;13(4):338.
- Eke PI, et al. Periodontitis in US Adults: National Health and Nutrition Examination Survey 2009-2014. Vol. 149, Journal of the American Dental Association. 2018. p. 576-588.e6.
- Gagari E, Kabani S. Adverse effects of mouthwash use. A review. Oral surgery, oral medicine, oral pathology, oral radiology, and endodontics. 1995 Oct 1;80(4):432-9.
- Ghapanchi J, et al. In vitro comparison of cytotoxic and antibacterial effects of 16 commercial toothpastes. [Internet]. Vol. 7, Journal of international oral health : JIOH. 2015. p. 39-43.
- Gürgan CA, et al. Short-term side effects of 0.2% alcohol-free chlorhexidine mouthrinse used as an adjunct to non-surgical periodontal treatment: a double-blind clinical study. J Periodontol. 2006;77(3):370-384.
- Hasani Tabatabaei M, et al. Cytotoxicity of the Ingredients of Commonly Used Toothpastes and Mouthwashes on Human Gingival Fibroblasts. Frontiers in Dentistry. 2020.
- Hoo GWS, et al. Fatal large-volume mouthwash ingestion in an adult: A review and the possible role of phenolic compound toxicity. Vol. 18, Journal of Intensive Care Medicine. 2003. p. 150-5.
- Kim J, Amar S. Periodontal disease and systemic conditions: a bidirectional relationship. Odontology. 2006 Sep;94(1):10-21.
- Lai AC, et al. Effectiveness of facemasks to reduce exposure hazards for airborne infections among general populations. Journal of the Royal Society Interface. 2012 May 7;9(70):938-48.
- Lv N, et al. Management of oral medicine emergencies during COVID-19: A study to develop practise guidelines. Journal of Dental Sciences. 2020.
- Marouf N, et al. Association between periodontitis and severity of COVID-19 infection: A case-control study. Journal of clinical periodontology. 2021 Apr 1;48(4):483-91.
- Michaud DS, et al. Periodontal disease, tooth loss, and cancer risk. Vol. 39, Epidemiologic Reviews. 2017. p. 49-58.
- Nazir MA. Prevalence of periodontal disease, its association with systemic diseases and prevention. Int J Health Sci (Qassim). 2017;11(2):72-80.
- Olsen I, Yamazaki K. Can oral bacteria affect the microbiome of the gut?. Journal of oral microbiology. 2019 Jan 1;11(1):1586422.
- Pinzan-Vercelino C, et al. Does the use of face masks during the COVID-19 pandemic impact on oral hygiene habits, oral conditions, reasons to seek dental care and esthetic concerns? Journal of Clinical and Experimental Dentistry. 2021. p. e369-75.
- Roberge RJ, et al. Physiological impact of the N95 filtering facepiece respirator on healthcare workers. Respiratory care. 2010 May 1;55(5):569-77.
- Sachdev R, et al. Is safeguard compromised? Surgical mouth mask harboring hazardous microorganisms in dental practice. Journal of family medicine and primary care. 2020 Feb;9(2):759.
- Sachdev R, et al. Is safeguard compromised? Surgical mouth mask harboring hazardous microorganisms in dental practice. Vol. 9, Journal of Family Medicine and Primary Care. 2020. p. 759.
- Scannapieco FA, Gershovich E. The prevention of periodontal disease–An overview. Periodontology 2000. 2020 Oct;84(1):9-13.
- Schiff T, et al. A clinical investigation of the efficacy of three different treatment regimens for the control of plaque and gingivitis. Vol. 17, Journal of Clinical Dentistry. 2006. p. 138-44.
- Schure NSGRS. Periodontal Disease - StatPearls - NCBI Bookshelf [Internet]. Ncbi. Available from: https://www.ncbi.nlm.nih.gov/books/NBK554590/
- Shang Q, et al. Interaction of oral and toothbrush microbiota affects oral cavity health. Frontiers in cellular and infection microbiology. 2020;10.
- Singh RK, et al. Influence of diet on the gut microbiome and implications for human health. Vol. 15, Journal of Translational Medicine. 2017.
- Smith JD, et al. Effectiveness of N95 respirators versus surgical masks in protecting health care workers from acute respiratory infection: a systematic review and meta-analysis. Cmaj. 2016 May 17;188(8):567-74.
- Tan C, et al. C-reactive protein correlates with computed tomographic findings and predicts severe COVID-19 early. Journal of medical virology. 2020 Jul;92(7):856-62.
- Tartaglia GM, et al. Adverse events associated with home use of mouthrinses: a systematic review. Vol. 10, Therapeutic Advances in Drug Safety. 2019.
- Tenelanda-López D, et al. Eating Habits and Their Relationship to Oral Health. Nutrients. 2020 Sep;12(9):2619.
- Vranic E, et al. Formulation ingredients for toothpastes and mouthwashes. Bosnian journal of basic medical sciences. 2004 Nov;4(4):51.
- Walia M, Saini N. Relationship between periodontal diseases and preterm birth: Recent epidemiological and biological data. International Journal of Applied and Basic Medical Research. 2015 Jan;5(1):2.
- Wang G, et al. C-Reactive Protein Level May Predict the Risk of COVID-19 Aggravation. Open Forum Infect Dis. 2020;7(5):ofaa153. Published 2020 Apr 29.
- Werner CD, Seymour RA. Are alcohol containing mouthwashes safe?. British dental journal. 2009 Nov;207(10):E19-.

SURA YA 19 – REJESHA FURAHA YAKO

- Beamish AJ, et al. What's in a smile? A review of the benefits of the clinician's smile. Vol. 95, Postgraduate Medical Journal. 2019. p. 91-5.
- Beetz A, et al. Psychosocial and psychophysiological effects of human-animal interactions: The possible role of oxytocin. Vol. 3, Frontiers in Psychology. 2012.
- Bennett MP, Lengacher C. Humor and Laughter May Influence Health [Part] IV. Humor and Immune Function.
- Buchowski MS, et al. Energy expenditure of genuine laughter. International journal of obesity. 2007 Jan;31(1):131-7.
- Byosiere SE, et al. Investigating the function of play bows in dog and Wolf Puppies (Canis lupus familiaris, Canis lupus occidentalis). Vol. 11, PLoS ONE. 2016.
- Collard RR. Fear of strangers and play behavior in kittens with varied social experience. Vol. 38, Child development. 1967. p. 877-91.
- Dochtermann NA, Jenkins SH. Behavioural syndromes in Merriam's kangaroo rats (Dipodomys merriami): A test of competing hypotheses. Vol. 274, Proceedings of the Royal Society B: Biological Sciences. 2007. p. 2343-9.
- Fagen RM. Salmonid jumping and playing: Potential cultural and welfare implications. Vol. 7, Animals. 2017.
- Fraser ON, Bugnyar T. The quality of social relationships in ravens. Vol. 79, Animal Behaviour. 2010. p. 927-33.
- Goumas M, et al. Herring gulls respond to human gaze direction. Vol. 15, Biology Letters. 2019.
- Ikeda H, et al. Social object play between captive bottlenose and Risso's dolphins. Vol. 13, PLoS ONE. 2018.
- Kaufmann JH. Field observations of the social behaviour of the eastern grey kangaroo, Macropus giganteus. Animal Behaviour. 1975 Feb 1;23:214-21.
- Ladds Z, et al. Social learning in otters. Vol. 4, Royal Society Open Science. 2017.
- Lee PC, Moss CJ. African elephant play, competence and social complexity. Animal Behavior and Cognition. 2014;1(2):144-56.
- Miller M, Fry WF. The effect of mirthful laughter on the human cardiovascular system. Medical hypotheses. 2009 Nov 1;73(5):636-9.

- Moesta A, Crowell-Davis S. Intercat aggression - General considerations, prevention and treatment. Vol. 39, Tierarztliche Praxis Ausgabe K: Kleintiere - Heimtiere. 2011. p. 97–104.
- Morpurgo B, et al. Aggressive behaviour in immature captive Nile crocodiles, Crocodylus niloticus, in relation to feeding. Vol. 53, Physiology and Behavior. 1993. p. 1157–61.
- O Ogundele M. Behavioural and emotional disorders in childhood: A brief overview for paediatricians [Internet]. Vol. 7, World Journal of Clinical Pediatrics. 2018. p. 9–26. Available from: https://www.ncbi.nlm.nih.gov/pmc/articles/PMC5803568/pdf/WJCP-7-9.pdf
- Pinchover S. The relation between teachers' and children's playfulness: A pilot study. Vol. 8, Frontiers in Psychology. 2017.
- Proyer RT, et al. The positive relationships of playfulness with indicators of health, activity, and physical fitness. Vol. 9, Frontiers in Psychology. 2018.
- Schönfeld P, et al. The effects of daily stress on positive and negative mental health: Mediation through self-efficacy. Vol. 16, International Journal of Clinical and Health Psychology. 2016. p. 1–10.
- Seeman TE. Social ties and health: The benefits of social integration. Annals of epidemiology. 1996 Sep 1;6(5):442-51.
- Serafini G, et al. The psychological impact of COVID-19 on the mental health in the general population. QJM: An International Journal of Medicine. 2020 Aug 1;113(8):531-7.
- Siviy SM. A brain motivated to play: Insights into the neurobiology of playfulness. Vol. 153, Behaviour. 2016. p. 819–44.
- Snyder RJ, et al. Behavioral and Developmental Consequences of Early Rearing Experience for Captive Giant Pandas (Ailuropoda melanoleuca). Vol. 117, Journal of Comparative Psychology. 2003. p. 235–45.
- Tse MM, et al. Humor therapy: relieving chronic pain and enhancing happiness for older adults. Journal of aging research. 2010 Jun 28;2010.
- Umberson D, Karas Montez J. Social Relationships and Health: A Flashpoint for Health Policy. Vol. 51, Journal of Health and Social Behavior. 2010. p. S54–66.
- Yaribeygi H, et al. The impact of stress on body function: A review. Vol. 16, EXCLI Journal. 2017. p. 1057–72.

SURA YA 20 – PAMBANA NA UNENE

- Alperet DJ, et al. Influence of temperate, subtropical, and tropical fruit consumption on risk of type 2 diabetes in an Asian population. The American journal of clinical nutrition. 2017 Mar 1;105(3):736-45.
- Andersen CJ, et al. Impact of obesity and metabolic syndrome on immunity. Advances in Nutrition. 2016 Jan;7(1):66-75.
- Andersen DK. Diabetes and cancer: placing the association in perspective. Current Opinion in Endocrinology, Diabetes and Obesity. 2013 Apr 1;20(2):81-6.
- Carmody RN, et al. Cooking shapes the structure and function of the gut microbiome. Nature microbiology. 2019 Dec;4(12):2052-63.
- Catterson JH, et al. Short-term, intermittent fasting induces long-lasting gut health and TOR-independent lifespan extension. Current Biology. 2018 Jun 4;28(11):1714-24.
- Cercato C, Fonseca FA. Cardiovascular risk and obesity. Diabetology & metabolic syndrome. 2019 Dec;11(1):1-5.
- Chaput JP, Tremblay A. Adequate sleep to improve the treatment of obesity. Cmaj. 2012 Dec 11;184(18):1975-6.
- Chianese R, et al. Impact of dietary fats on brain functions. Current neuropharmacology. 2018 Aug 1;16(7):1059-85.
- Chiu CJ, et al. Association between dietary glycemic index and age-related macular degeneration in nondiabetic participants in the Age-Related Eye Disease Study. The American journal of clinical nutrition. 2007 Jul 1;86(1):180-8.
- Choi YJ, et al. An exploratory study on the effect of daily fruits and vegetable juice on human gut microbiota. Food science and biotechnology. 2018 Oct;27(5):1377-86.
- Chon TJ, et al. Enhancing psychological and physical fitness factors of Korea middle school students by introducing rope skipping. Vol. 47, Iranian Journal of Public Health. 2018. p. 1965–6.
- Clar C, et al. Low glycaemic index diets for the prevention of cardiovascular disease. Cochrane Database of Systematic Reviews. 2017(7).
- de Siqueira JV, et al. Impact of obesity on hospitalizations and mortality, due to COVID-19: a systematic review. Obesity research & clinical practice. 2020 Jul 23.
- Ding C, et al. Lean, but not healthy: the 'metabolically obese, normal-weight' phenotype. Current opinion in clinical nutrition and metabolic care. 2016 Nov 1;19(6):408-17.
- Eldin IM, et al. Preliminary study of the clinical hypoglycemic effects of Allium cepa (red onion) in type 1 and type 2 diabetic patients. Environmental health insights. 2010 Jan;4:EHI-S5540.
- Eleazu CO. The concept of low glycemic index and glycemic load foods as panacea for type 2 diabetes mellitus; prospects, challenges and solutions. African health sciences. 2016 Jul 1;16(2):468-79.
- Evans DR, et al. The Nature of Self-Regulatory Fatigue and "Ego Depletion": Lessons From Physical Fatigue. Vol. 20, Personality and Social Psychology Review. 2016. p. 291–310.
- Golay A, Ybarra J. Link between obesity and type 2 diabetes. Best Pract Res Clin Endocrinol Metab. 2005 Dec;19(4):649-63.
- Heymsfield SB, et al. Why are there race/ethnic differences in adult body mass index–adiposity relationships? A quantitative critical review. Obesity reviews. 2016 Mar;17(3):262-75.
- Hruby A, Hu FB. The Epidemiology of Obesity: A Big Picture. Vol. 33, Pharmacoeconomics. 2015. p. 673–89.
- Iannelli A, et al. Obesity and COVID-19: ACE 2, the missing tile. Obesity Surgery. 2020 Nov;30:4615-7.
- Iglesias Molli AE, et al. Metabolically healthy obese individuals present similar chronic inflammation level but less insulin-resistance than obese individuals with metabolic syndrome. PLoS One. 2017 Dec 28;12(12):e0190528.
- Ilich JZ, et al. Osteosarcopenic obesity syndrome: what is it and how can it be identified and diagnosed?. Current gerontology and geriatrics research. 2016 Oct;2016.
- Jenkins DJ, et al. Effect of legumes as part of a low glycemic index diet on glycemic control and cardiovascular risk factors in type 2 diabetes mellitus: a randomized controlled trial. Archives of internal medicine. 2012 Nov 26;172(21):1653-60.
- Keithley JK, Swanson B. Glucomannan and obesity: a critical review. Alternative therapies in health and medicine. 2005 Nov 1;11(6):30-5.
- Kim DY, et al. Effect of walking exercise on changes in cardiorespiratory fitness, metabolic syndrome markers, and high-molecular-weight adiponectin in obese middle-aged women. Journal of physical therapy science. 2014;26(11):1723-7.
- Kompaniyets L, et al. Body mass index and risk for COVID-19–related hospitalization, intensive care unit admission, invasive mechanical ventilation, and death—united states, march–december 2020. Morbidity and Mortality Weekly Report. 2021 Mar 12;70(10):355.
- Liu AG, et al. A healthy approach to dietary fats: understanding the science and taking action to reduce consumer confusion. Nutrition journal. 2017 Dec;16(1):1-5.
- Lo HC, Wasser SP. Medicinal mushrooms for glycemic control in diabetes mellitus: history, current status, future perspectives, and unsolved problems. International journal of medicinal mushrooms. 2011;13(5).
- Magliano M. Obesity and arthritis. Menopause International. 2008 Dec;14(4):149-54.
- McKay NJ, et al. Increasing water intake influences hunger and food preference, but does not reliably suppress energy intake in adults. Physiology & behavior. 2018 Oct 1;194:15-22.
- Milner JJ, Beck MA. The impact of obesity on the immune response to infection. Proceedings of the Nutrition Society. 2012 May;71(2):298-306.
- Mohammadi-Sartang M, et al. The effect of flaxseed supplementation on body weight and body composition: a systematic review and meta-analysis of 45 randomized placebo-controlled trials. Obesity Reviews. 2017 Sep;18(9):1096-107.
- Moller L, et al. Impact of fasting on growth hormone signaling and action in muscle and fat. The Journal of Clinical Endocrinology & Metabolism. 2009 Mar 1;94(3):965-72.
- Ng M, et al. Global, regional, and national prevalence of overweight and obesity in children and adults during 1980-2013: a systematic analysis for the Global Burden of Disease Study 2013,.. The Lancet. 2014;384(9945):766-81.
- Ntzouvani A, et al. Effects of nut and seed consumption on markers of glucose metabolism in adults with prediabetes: a systematic review of randomised controlled trials. British Journal of Nutrition. 2019 Aug;122(4):361-75.
- Ofei F. Obesity-a preventable disease. Ghana medical journal. 2005 Sep;39(3):98.
- Paoli A, et al. The influence of meal frequency and timing on health in humans: the role of fasting. Nutrients. 2019 Apr;11(4):719.
- Pasquali R, et al. Obesity and infertility. Current Opinion in Endocrinology, Diabetes and Obesity. 2007 Dec 1;14(6):482-7.
- Philippou E, Constantinou M. The influence of glycemic index on cognitive functioning: a systematic review of the evidence. Advances in Nutrition. 2014 Mar;5(2):119-30.
- Popkin BM, et al. Water, hydration, and health. Nutr Rev. 2010 Aug;68(8):439-58.
- Radulian G, et al. Metabolic effects of low glycaemic index diets. Nutrition journal. 2009 Dec;8(1):1-8.
- Rodríguez-Hernández H, et al. Obesity and inflammation: epidemiology, risk factors, and markers of inflammation. International journal of endocrinology. 2013 Oct;2013.
- Slavin JL, Lloyd B. Health benefits of fruits and vegetables. Adv Nutr 2012; 3 (4): 506-516.
- Smith LW, et al. Involvement of nitric oxide synthase in skeletal muscle adaptation to chronic overload. Journal of Applied Physiology. 2002 May 1;92(5):2005-11.
- Templeman I, et al. Intermittent fasting, energy balance and associated health outcomes in adults: study protocol for a randomised controlled trial. Trials. 2018 Dec;19(1):1-1.
- Thornton SN. Increased hydration can be associated with weight loss. Frontiers in nutrition. 2016 Jun 10;3:18.
- Truswell AS. Glycaemic index of foods. European Journal of Clinical Nutrition. 1992 Oct 1;46:S91-101.
- Turati F, et al. Glycemic index, glycemic load and cancer risk: an updated meta-analysis. Nutrients. 2019 Oct;11(10):2342.
- Vogel P, et al. Polyphenols benefits of olive leaf (Olea europaea L) to human health. Nutrición hospitalaria. 2015;31(3):1427-33.
- Wang PY, et al. Higher intake of fruits, vegetables or their fiber reduces the risk of type 2 diabetes: a meta-analysis. J Diabetes Investig 2016; 7: 56-69.
- Weir CB, Jan A. BMI classification percentile and cut off points. StatPearls [Internet]. 2019 Dec 7.
- Who EC. Appropriate body-mass index for Asian populations and its implications for policy and intervention strategies.[see comment][erratum appears in Lancet. 2004 Mar 13; 363 (9412): 902].[Review][31 refs]. Lancet. 2004;363(9403):157-63.
- Zafar MI, et al. Low-glycemic index diets as an intervention for diabetes: a systematic review and meta-analysis. The American journal of clinical nutrition. 2019 Oct 1;110(4):891-902.
- Zaragozano JF, et al. Psyllium fibre and the metabolic control of obese and adolescents. Journal of physiology and biochemistry. 2003;59(3):235-42.
- Zhao QM, et al. Global, regional and national prevalence of overweight and obesity in children and adults 1980-2013: A systematic analysis. Vol. 384, Europe PMC Funders Group Author Manuscript. 2020. p. 766–81.

SURA YA 21 – PUMZIKO DHIDI YA SHAKAWA

- Aronson J, et al. Unhealthy interactions: The role of stereotype threat in health disparities. American journal of public health. 2013 Jan;103(1):50-6.
- Bail CA, et al. A. Exposure to opposing views on social media can increase political polarization. Proceedings of the National Academy of Sciences. 2018 Sep 11;115(37):9216-21.
- Balcetis E, Dunning D. See what you want to see: motivational influences on visual perception. Journal of personality and social psychology. 2006 Oct;91(4):612.
- Bjureberg J, Gross JJ. Regulating road rage. Social and personality psychology compass. 2021 Mar;15(3):e12586.
- Burns D. Feeling Good: The New Mood Therapy. New York, NY: Quill; 2000.
- Caouette JD, Guyer AE. Cognitive distortions mediate depression and affective response to social acceptance and rejection. Journal of affective disorders. 2016 Jan 15;190:792-9.
- Chand SP, et al. Cognitive Behavior Therapy. [Updated 2021 Apr 19]. In: StatPearls [Internet]. Treasure Island (FL): StatPearls Publishing; 2021 Jan
- Cruz N, et al. Explaining away, augmentation, and the assumption of independence. Frontiers in Psychology. 2020;11:2721.
- Festinger L. Cognitive dissonance. Sci Am. 1962 Oct;207:93-102.
- Gilbert P. The evolved basis and adaptive functions of cognitive distortions. British Journal of Medical Psychology. 1998 Dec;71(4):447-63.
- Gregory Jr VL. Cognitive-Behavioral Therapy for Relationship Distress: Meta-analysis of RCTs with Social Work Implications. Journal of Evidence-Based Social Work. 2021 Jan 2;18(1):49-70.
- Harmer B, et al. Suicidal Ideation. 2021 Apr 28. In: StatPearls [Internet]. Treasure Island (FL): StatPearls Publishing; 2021 Jan-. PMID: 33351435.
- Haslam C, et al. Patients' experiences of medication for anxiety and depression: effects on working life. Family Practice. 2004 Apr 1;21(2):204-12.
- Jager-Hyman S, et al. Cognitive distortions and suicide attempts. Cognitive therapy and research. 2014 Aug 1;38(4):369-74.
- Jung N, et al. How emotions affect logical reasoning: evidence from experiments with mood-manipulated participants, spider phobics, and people with exam anxiety. Frontiers in psychology. 2014 Jun 10;5:570.
- Kelly JD. Your Best Life: Perfectionism—The Bane of Happiness. Clinical Orthopaedics and Related Research®. 2015 Oct;473(10):3108-11.
- Laufer O, et al. Behavioral and neural mechanisms of overgeneralization in anxiety. Current Biology. 2016 Mar 21;26(6):713-22.
- Lawler KA, et al. A change of heart: Cardiovascular correlates of forgiveness in response to interpersonal conflict. Journal of behavioral medicine. 2003 Oct;26(5):373-93.
- MacLeod AK, Williams JM. Overgeneralization: An important but non-homogeneous construct. British journal of clinical psychology. 1990 Nov;29(4):443-4.
- Moncrieff J, et al. The psychoactive effects of psychiatric medication: the elephant in the room. Journal of psychoactive drugs. 2013 Nov 1;45(5):409-15.
- Naylor E V., Antonuccio DO, Litt M, Johnson GE, Spogen DR, Williams R, et al. Bibliotherapy as a treatment for depression in primary care. Vol. 17, Journal of Clinical Psychology in Medical Settings. 2010. p. 258–71.
- Özdel K, et al. Measuring cognitive errors using the Cognitive Distortions Scale (CDS): Psychometric properties in clinical and non-clinical samples. PloS one. 2014 Aug 29;9(8):e105956.
- Ready CB, et al. Overgeneralized beliefs, accommodation, and treatment outcome in youth receiving trauma-focused cognitive behavioral therapy for childhood trauma. Behavior therapy. 2015 Sep 1;46(5):671-88.
- Robinson OJ, Vytal K, Cornwell BR, Grillon C. The impact of anxiety upon cognition: perspectives from human threat of shock studies. Vol. 7, Frontiers in Human Neuroscience. 2013.
- Rosner R, et al. Treatment of complicated grief. European journal of psychotraumatology. 2011 Jan 1;2(1):7995.
- Sanivarapu S. Black & white thinking: A cognitive distortion. Indian journal of psychiatry. 2015 Jan;57(1):94.
- Schulz P, Hede V. Alternative and complementary approaches in psychiatry: beliefs versus evidence. Dialogues in clinical neuroscience. 2018 Sep;20(3):207.
- Seligman ME. Authentic happiness: Using the new positive psychology to realize your potential for lasting fulfillment. Simon and Schuster; 2004.
- Seligman ME. Learned helplessness. Annual review of medicine. 1972 Feb;23(1):407-12.
- Staicu ML, Cuţov M. Anger and health risk behaviors. J Med Life. 2010 Oct-Dec;3(4):372-5.
- Stanislawski K. The coping circumplex model: an integrative model of the structure of coping with stress. Frontiers in psychology. 2019 Apr 16;10:694.
- Thomas G, Fletcher GJ. Mind-reading accuracy in intimate relationships: assessing the roles of the relationship, the target, and the judge. Journal of personality and social psychology. 2003 Dec;85(6):1079.
- Tilghman-Osborne C, Cole DA, Felton JW. Inappropriate and excessive guilt: Instrument validation and developmental differences in relation to depression. Vol. 40, Journal of Abnormal Child Psychology. 2012. p. 607–20.
- Velten J, et al. Lifestyle choices and mental health: a longitudinal survey with German and Chinese students. BMC Public Health. 2018 Dec;18(1):1-5.
- Vogeley K, et al. Mind reading: neural mechanisms of theory of mind and self-perspective. Neuroimage. 2001 Jul 1;14(1):170-81.

SURA YA 22 – CHAGUA AMANI

- Andrade C, Radhakrishnan R. Prayer and healing: A medical and scientific perspective on randomized controlled trials. Indian journal of psychiatry. 2009 Oct;51(4):247.
- Belvederi Murri M, et al. Physical exercise in major depression: reducing the mortality gap while improving clinical outcomes. Frontiers in psychiatry. 2019 Jan 10;9:762.
- Brown J, et al. Spirituality and optimism: a holistic approach to component-based, self-management treatment for HIV. Journal of religion and health. 2014 Oct;53(5):1317-28.
- Brown RP, et al. Breathing practices for treatment of psychiatric and stress-related medical conditions. Psychiatric Clinics. 2013 Mar 1;36(1):121-40.
- Conversano C, et al. Optimism and its impact on mental and physical well-being. Clinical Practice & Epidemiology in Mental Health.;6(1):25-9.
- Hecht D. The neural basis of optimism and pessimism. Experimental neurobiology. 2013 Sep;22(3):173.
- Kim ES, et al. Optimism and cause-specific mortality: a prospective cohort study. American journal of epidemiology. 2017 Jan 1;185(1):21-9.
- Koenig HG. Religion, spirituality, and health: The research and clinical implications. International Scholarly Research Network. 2012;2012:278730.
- Lee LO, et al. Optimism is associated with exceptional longevity in 2 epidemiologic cohorts of men and women. Proceedings of the National Academy of Sciences. 2019 Sep 10;116(37):18357-62.
- Maratos A, et al. Music therapy for depression. Cochrane database of systematic reviews. 2008(1).
- Mårtensson B, et al. Bright white light therapy in depression: a critical review of the evidence. Journal of Affective Disorders. 2015 Aug 15;182:1-7.
- Mooventhan A, Nivethitha L. Scientific evidence-based effects of hydrotherapy on various systems of the body. North American journal of medical sciences. 2014 May;6(5):199.
- Nedley N, Ramirez FE. Nedley depression hit hypothesis: identifying depression and its causes. American journal of lifestyle medicine. 2016 Nov;10(6):422-8.
- Räikkönen K, et al. Effects of optimism, pessimism, and trait anxiety on ambulatory blood pressure and mood during everyday life. Journal of personality and social psychology. 1999 Jan;76(1):104.
- Scheier MF, Carver CS. Dispositional optimism and physical health: A long look back, a quick look forward. American Psychologist. 2018 Dec;73(9):1082.
- Segerstrom SC. Optimism and immunity: Do positive thoughts always lead to positive effects? Brain, behavior, and immunity. 2005 May 1;19(3):195-200.
- Sharma S, et al. Reliability and path length analysis of irregular fault tolerant multistage interconnection network. ACM SIGARCH Computer Architecture News. 2019 Apr 6;37(5):16-23.
- Tausk F, et al. Psychoneuroimmunology. Dermatol Ther. 2008 Jan-Feb;21(1):22-31.
- Wesley J. The Journal of John Wesley. CH Kelly; 1903.
- Zhai L, et al. Sleep duration and depression among adults: A meta-analysis of prospective studies. Depression and anxiety. 2015 Sep;32(9):664-70.